Autisme et résilience parentale

Psycho - logiques

Collection fondée par Philippe Brenot
et dirigée par Joël Bernat

Sans exclusives ni frontières, les logiques président au fonctionnement psychique comme à la vie relationnelle. Toutes les pratiques, toutes les écoles ont leur place dans Psycho - logiques.

Dernières parutions

Hervé HUBERT, *Le mental, une production sociale ?* 2026.
Rachel BARTHELEMY, *Le geste vocal et l'enfant autiste, À la recherche du lien perdu*, 2026.
Belin KOCABAS, *Liberté, égalité, plainte à volonté. Fin de la grève du bonheur*, 2026.
Geneviève MANOIS, *Puissance de l'envie*, 2026.
Rubia INFANTI, *Chacun peut devenir parent (même avec une histoire cabossée)*, 2025.
Gaëtane GRANGE-KNOPP, *La maison, ce grand corps vivant, Habiter son intérieur, habiter sa vie*, 2025.
Michel CLAES, *L'adolescence prolongée. Un temps d'accomplissements*, 2025.
Patrick VINCELET, *TDAH, HPI, HPE, zèbre ou enfant ludion. Leurs formes et leur complexité*, 2025.
Patrice CUYNET, Fatma DERBAL, *Le trauma familial face au cambriolage, Le « Chez-Soi » violé,* 2025.
Daniel SCHURMANS, *La folie, sens et souffrance, Essai d'interprétation anthropologique*, 2025.
Christian PELLOIS, *Modéliser en sciences humaines, Conceptions, mesures, analyses statistiques et sens possibles,* 2025.
Alexandra DE TROZ, *Le burn-out sexuel. Du désir épuisé au lien retissé*, 2025.
Aurima DILIENE, *Le mal fait du bien. Contes thérapeutiques pour les adultes,* 2025.
Jean-Yves DE LA CAFFINIERE, *Maîtrise de soi et transcendance sans Dieu*, 2025.

Gloria Douaihy

Autisme et résilience parentale

Étude clinique auprès de parents libanais et accompagnement psychologique face au trouble du spectre autistique de l'enfant

Préface d'Hervé Hubert

L'Harmattan

De la même auteure :

Sexualité et vie consacrée,
L'Harmattan, 2023.

5-7, rue de l'École Polytechnique, 75005 Paris
http://www.editions-harmattan.fr
ISBN : 978-2-336-57074-7
EAN : 9782336570747
Dépôt légal : février 2026

Recherche d'inspiration psychanalytique

Thèse préparée par
Sr Gloria DOUAIHY

Sous la direction de
Pr Nadine ZALAKET et Dr Sahar OBEID

Présentée au Département de Psychologie et Sciences Sociales
À la Faculté des Arts et des Sciences
En vue de l'obtention d'un
Doctorat en Psychologie Clinique

Membres de jury :
Pr Paula KALLAS AZZI, présidente
Pr Viviane LAHOUD, lectrice
Dr Maricella KATRIB, lectrice
Dr Didier MAURO, examinateur

Kaslik-Liban
2023-2024

UNIVERSITÉ
SAINT-ESPRIT DE KASLIK

L'impact, par l'accompagnement psychologique, sur les niveaux de résilience de parents libanais ayant un enfant atteint d'un Trouble du Spectre d'Autisme (TSA)

DÉDICACES

À feu de mon père, de qui j'ai appris à combattre
À feu des fondateurs de la Congrégation des Religieuses de Nazareth
À feu de Josiane MAKHZOUMI, grande amie de Nazareth
À feu de Dr Merhe KATRIB, qui m'a encouragé à prendre ce chemin
À toute personne qui cherche, sans se lasser, à grandir en humanité et en sagesse
À toute personne traumatisée de la violence des guerres de notre monde d'aujourd'hui
À toute personne qui tend la main, pour aider l'autre à se remettre debout, à se reconstruire, et à « naviguer entre les torrents »
À Nada, ma sœur
À Nour, ma filleule
À Berna, ma nièce
À la fondatrice du Club « Les Comédiens de Nazareth -Kfarzeina »
Mlle Evelyne HLEISS

REMERCIEMENTS

Je tiens à remercier la Pr Nadine ZALAKET, qui a dirigé ce travail de doctorat. J'ai profondément apprécié sa disponibilité, et sa grande patience, qui ont été un appui précieux tout au long de ces années de travail.

Je remercie également la Dr Sahar OBEID, codirectrice de cette recherche, pour son amabilité, et ses précieux conseils.

Je remercie tout particulièrement le Dr Hervé Hubert de m'avoir accordé, encore cette fois-ci, une préface accompagnant le produit de ma recherche, et pour m'avoir donné la chance d'échanger avec lui.

Je suis reconnaissante envers le Dr Didier MAURO pour m'avoir accordé sa confiance en acceptant de m'aider à mener à bien ma recherche et pour les longs mois qu'il a consacrés à celle-ci. Son assistance, son soutien, et son encouragement constant, surtout dans les moments difficiles, ont la valeur d'une denrée rare à mes yeux.

J'adresse mes remerciements au North Autism Center *NAC* pour m'avoir donné la chance de pouvoir mener cette recherche sur leur terrain. Merci beaucoup à Mme Sabine SAAD, la directrice de ce centre, pour la qualité de son accueil. Je remercie aussi, tout spécialement Mme Nayla EL-HUSSEINI, psychologue du centre, pour sa collaboration et son aide, qui furent si importantes pour l'accomplissement de cette recherche.

Ma gratitude s'adresse également à celles et ceux qui ont participé aux entretiens

Merci à toutes les personnes qui s'intéressaient à mon travail, et à toutes celles qui étaient là, pour m'aider dans l'organisation logistique, nécessaire à la mise en place pratique en vue de l'élaboration de cette thèse.

Merci à Dr Antoine DOUAIHY et sa bienveillance dans la traduction des entretiens de l'arabe en français.

Merci à mes sœurs, à mes frères et à mes amis

Merci à la famille d'Hector qui m'a accueillie et dont l'amitié a contribué à ma détermination

Maman, ta présence et tes prières me sont d'un grand réconfort.

PRÉFACE

La thèse de Sœur Gloria a pour thème l'accompagnement psychologique des parents de jeunes patients atteints du trouble du spectre autistique (TSA). Le sujet est important et nous avons la chance qu'il soit ici développé d'une manière tout à fait innovante.

Cette innovation est décrite d'emblée dans l'introduction : « Nos objectifs, dans le cadre de cette recherche, consistent, non seulement à étudier les processus résilients chez des parents ayant un enfant souffrant de TSA, mais aussi, à tenter de proposer des modes d'activation de ces processus. Ce, afin de dégager des pistes d'interventions susceptibles de favoriser la formation de tels mécanismes, lorsqu'ils n'adviennent pas spontanément chez certains parents. »

Le pari est ambitieux, mais nous comprenons rapidement qu'il sera pleinement réussi.

En effet, le pari s'intéresse au concret des situations et à leur analyse concrète. La méthode d'analyse concrète des situations concrètes est suffisamment rare pour en souligner ici la pertinence dans les résultats mêmes de la recherche, nous reviendrons sur ce point ultérieurement.

De même, l'objectif de la recherche scientifique se double d'un désir humaniste :

« Notre désir est aussi d'aider des parents rencontrant des difficultés à surmonter, et de lourds problèmes à vivre, et ceci, d'une façon constructive, à partir d'une mobilisation de leurs ressources internes et externes ». Ce désir humaniste est pris là aussi dans sa perspective concrète à partir d'une méthode d'analyse dialectique et interactive.

Cela est fin et subtil, et amène à la réflexion que le point de départ n'est pas psychique, mais est tributaire de la situation sociale ainsi qu'en témoigne la phrase :

« Nous souhaitons aussi contribuer à une prise de conscience : la vulnérabilité des personnes en question, et leurs différentes réactions potentielles face à de telles situations difficiles, avec les risques qui en découlent, plaident d'une manière cruciale pour un accompagnement psychologique ».

La nécessité de l'accompagnement psychologie est ainsi prouvée par les conditions humaines.

La dimension humaniste est balisée par cette démarche concrète de l'accompagnement. Il s'agit en reprenant les propos émis d'« aider à :

- Développer des connaissances scientifiques supplémentaires sur ce sujet, pour les aider à mieux comprendre leur enfant.
- Expérimenter une prise de conscience de leurs propres capacités, afin de pouvoir contribuer à surmonter les souffrances mentales.

- Améliorer les conditions de vie de parents libanais ayant un enfant souffrant de TSA.
- Prendre soin des parents « traumatisés », et essayer d'aider à améliorer leur capacité de résilience. »

Cela implique quelque chose de très important qui conjugue l'implication dans la visée humaniste (qui est trop souvent métaphysique) d'une démarche hautement scientifique.

Cela donne du crédit aux résultats de la thèse qui gagne à être forte du mot accompagnement. Il s'agit d'accompagner la personne et de faire naître chez elle les potentiels émancipateurs dans la méthode même de travail. Il s'agit d'accompagner, comme dans l'accompagnement d'une femme qui accouche. On ne peut accoucher à sa place. Il s'agit ici pour la personne accompagnée d'accoucher d'une connaissance, d'un savoir, éclairant de façon concrète et moderne la maïeutique socratique.

Ainsi en témoigne le propos « Notre but est d'aider le parent ayant un enfant souffrant de TSA à comprendre le sens de tout ce qu'il vit et par conséquent le sens de sa propre vie. Ce, tout en procédant à un travail mental sur lui-même, lui permettant de se reconstruire après le trauma lié à la révélation du fait que son enfant est atteint de TSA. »

Cette phrase amène deux réflexions : tout d'abord, le rôle fondamental de l'histoire, du récit historique fait par la personne. Ainsi, l'histoire explique le vécu de la souffrance dans le mental, le vécu psychologique et non l'inverse. Cela est un renversement fondamental des attitudes classiques tutélaires qui régissent souvent la science psychologique. L'autre réflexion importante est le rôle moteur donné au trauma, au traumatisme. Là se trouve une richesse inouïe de méthode qui fournit le secret de ce qui allie à la fois la recherche scientifique et l'accompagnement thérapeutique. Prendre pour base le trauma humain dans l'analyse de toute situation humaine permet d'aboutir à la phrase clé de l'objectif.

« Pour ce faire, nous avons mis en place un cadre analytique qui permet à la personne une expression libre de ses émotions, de ses angoisses, de ses appréhensions. Ce, tout en lui fournissant les éléments d'élaboration de la compréhension nécessaire. »

Le trauma est le moteur qui initie le drame. Et il peut être fait référence ici à Georges Politzer dans sa « Critique des fondements de la psychologie » en 1928 qui, voyant la psychanalyse freudienne comme une avancée fondamentale vers une psychologie concrète, développe l'idée originale du drame humain comme fondement, drame humain éclairé par le récit de la personne : « Le récit en question est essentiellement un récit significatif, et la psychologie ne s'en occupe que précisément dans la mesure où il éclaire le drame. » D'où la formule lumineuse « l'élément proprement dramatique (…) n'est rien d'autre que la signification ».

Le chapitre 3 donne des illustrations de cette voie de la psychologie concrète à la portée révolutionnaire :

« Dans ce chapitre, nous exposerons le travail d'accompagnement fait durant 3 mois, soit en 25 séances, avec chacune des quatre personnes formant le groupe expérimental.

Pour chacun des quatre cas, représentant le groupe expérimental, nous présenterons les données anamnestiques de la personne. Nous ferons un résumé du déroulement de chaque séance. Nous décrirons également nos observations effectuées tout au long de l'accompagnement des quatre participants. »

Nous sommes ici en présence d'une transformation dans la rencontre humaine avec le parent d'un enfant autiste de la clinique et de la pratique thérapeutique. Il y a un passage vers la dimension concrète qui abolit toute psychologie abstraite.

Ne nous trompons pas ici sur le fondement scientifique de la recherche psychologique : le chercheur a une démarche scientifique qui, bien sûr, ne méconnaît pas les mécanismes abstraits comme logiques. La qualité scientifique mise en avant ici part du concret des situations et se sert de la logique qui a toujours un versant abstrait pour mettre en série les phénomènes humains, les faits sociaux humains que sont les entretiens rapportés et analysés de façon précise et rigoureuse. L'exemple du paragraphe sur l'essentielle anamnèse est un véritable bijou pour analyser l'histoire personnelle dans son rapport au groupe social qu'est la famille.

Ainsi, les formes psychiques deviennent étroitement liées à leurs valeurs : une forme prend valeur, une valeur prend forme. La force de la méthodologie de cette thèse enseigne au-delà de son thème : la pratique se mêle de façon étroite à la théorie et, fait rare, ce commun mêlé est décrit méticuleusement, dans une lumière éclatante.

Docteur Hervé HUBERT
Psychiatre, Pédopsychiatre, chef de service
du centre Georges Politzer (Fondation Elan Retrouvé)
Docteur en psychanalyse,
Docteur en Psychologie.

SOMMAIRE

LISTE DES ABREVIATIONS

Les éléments figurant ci-dessous permettront au lecteur de comprendre le sens des abréviations, acronymes et sigles figurant dans cette thèse.
Ils sont classés par ordre alphabétique, afin de faciliter leur identification

CFTMEA : Classification Française des Troubles Mentaux de l'Enfant et de l'Adolescent
CFTMEA-R : Classification Française des Troubles Mentaux de l'Enfant et de l'Adolescent -Révisée
CIM-10 : Classification Internationale des Maladies -10 révisions
DSM-5 : Manuel diagnostique et statistique des troubles mentaux - Édition 2015
DYS : Appellation française qui regroupe la Dysphasie, la Dyspraxie, la Dyscalculie, la Dyslexie, et la Dysgraphie
NAC : North Autism Center
TED : Troubles Envahissants du Développement
TDAH : Troubles Déficits de l'Attention avec ou sans Hyperactivité
TDI : Troubles du Développement Intellectuel
TSA : Troubles du Spectre d'Autisme

CHAPITRE 1 : INTRODUCTION

« Tout le monde est un génie. Mais si vous jugez un poisson sur ses capacités à grimper à un arbre, il passera sa vie à croire qu'il est stupide. » (Albert EINSTEIN)

Brève introduction

Le sujet de notre recherche doctorale est focalisé sur l'impact que peut avoir l'accompagnement psychologique envers les niveaux de résilience de parents libanais ayant un enfant atteint d'un trouble du spectre d'autisme (TSA).

La première partie de notre travail est consacrée à l'étude approfondie de la littérature scientifique concernant :

- L'autisme
- La résilience
- Le traumatisme et la résilience dans un cadre psychodynamique
- Les différentes formes d'accompagnement possibles pour ces parents : psychologique, psychiatrique, cognitive-comportementale et psychanalytique.

La deuxième partie expose la méthodologie mise en œuvre pour mener cette recherche. Il s'agit d'une étude qualitative et non quantitative. Notre étude a été menée par des entretiens. Nous avons soumis un questionnaire, l'échelle de Traumaq, et le test de Connor-Davidson à huit parents libanais ayant un enfant atteint de TSA, n'ayant pas reçu un accompagnement psychologique auparavant. Ces huit personnes composent notre échantillon de travail.

La troisième partie présente la présentation et l'analyse des résultats de la recherche sur le terrain. Celle-ci fut menée au sein d'un centre pour l'autisme : *Noth Autism* Center (NAC), qui se situe dans notre région, au nord du Liban.

Définition du sujet de la thèse

Pour mener cette recherche, nous avons travaillé en analysant le concept de résilience. Cependant, celui-ci relève de plusieurs acceptations sémantiques distinctes et contradictoires.

Dans la définition de la résilience retenue pour mener cette recherche, figure l'élément traumatique. Nous définissons la résilience comme étant la résistance, le néo-développement du système intrapsychique, la reconstruction d'un sujet face à une déchirure des liens, une déstabilisation, une déstructuration mentale, causée par un élément traumatique.

Nous avons choisi d'observer, chez les parents ayant accepté de participer à l'enquête qualitative, le « Tissage résilient ou Tricot résilient » théorisé par Cyrulnik. Ce potentiel résilient, existant en chacun de nous, pourrait se développer à travers un processus d'interaction entre le sujet et ses compétences psychiques. Ce, en relation avec son environnement, lequel est un vecteur de facteurs et de tuteurs de résilience. Nous adoptons la définition de Lighezzolo et de Tychey (2004) « sur le plan externe, une adaptation aux réalités environnementales et sur le plan interne, une sortie de l'état de sidération traumatique initial, avec une restauration de la capacité d'élaboration mentale ».

Nous sommes conscients que la définition retenue a ses limites, et qu'elle porte un manque de connaissance du monde évolutif dans lequel nous nous retrouvons. Nous prenons en considération l'analyse de Bourbeau (2016) quand il parle du « piège de l'infinie interprétation par lequel aucune vérité (avec un « V » majuscule) n'est possible et que donc toutes les interprétations se valent et s'égalent ».

Généralement, dans les centres qui s'occupent des enfants autistes, la prise en charge est plus centrée sur l'enfant ayant un trouble autistique que sur ses parents. De même, les recherches qui sont menées sur l'autisme sont bien plus orientées sur le trouble en soi, et sur la prise en charge de l'enfant souffrant de ce trouble, que sur les parents.

L'originalité principale de notre étude est que les parents sont au cœur de la recherche. Quel impact pourrait avoir un accompagnement psychologique, d'inspiration psychanalytique, sur la capacité de résilience de parents ayant un enfant atteint de troubles du spectre d'autisme (TSA) ? Telle est la problématique principale à laquelle nous avons concentré nos travaux.

Contexte

Dans une culture résignée et fataliste, les parents traumatisés ayant un enfant atteint de TSA sont sévèrement atteints et cela affecte toute leur vie.

Étant une personne consacrée, appartenant à une congrégation religieuse qui promeut la croissance humaine et spirituelle de toute personne, en particulier la moins favorisée, je ne pourrais pas choisir de rester inactive face à la réalité extrêmement dure des parents qui côtoient le North Autism Center.

Le fait d'aider les parents d'enfants atteints de TSA contribuerait à la réussite de la prise en charge de leurs enfants. Notre projet vise, soit à développer chez les parents les connaissances scientifiques à ce sujet, soit à leur fournir une occasion d'une prise de conscience de leurs propres capacités de représentation du trauma, afin de pouvoir le surmonter et accéder à une résilience. Dans les deux cas, notre objectif est d'améliorer les conditions de vie des parents libanais ayant un enfant souffrant des TSA.

Nous avons conscience des limites de cette étude au niveau de la démonstration scientifique. Notre détermination est d'aider les parents ayant un enfant atteint de TSA à accepter cet enfant dans leur monde et l'aider à se développer, tout en se reconstruisant eux-mêmes, en se libérant, autant que faire se peut, des souffrances liées à leur vécu.

Nous avons conscience que notre étude ne va pas changer les repères scientifiques existants, mais nous désirons qu'elle soit un « complément » à ce qui existe déjà dans le domaine de l'accompagnement des parents ayant un enfant atteint de TSA. En se situant dans une perspective préventive, il nous semble très important, pour la réussite de la prise en charge de l'autiste, de prendre soin, aussi, de ses parents « traumatisés », afin d'essayer d'améliorer leur capacité de résilience. Notre étude pourrait donner naissance à de nouveaux espoirs aux familles concernées.

Nous avons commencé à mener cette recherche en concevant un avant-projet, élaboré en novembre 2019. Une somme d'imprévus et de difficultés est ensuite survenue. Mais cela ne nous a pas découragés. En tant qu'éducatrice et directrice d'établissement scolaire, aller jusqu'au bout est l'une des bases essentielles dans notre manière d'éduquer les jeunes. Comment pourrons-nous prêcher une chose et agir autrement ? En effet, une crise socio-économique et même sécuritaire a frappé notre cher pays qu'est le Liban. À cette crise, est venue s'ajouter l'angoisse due à la pandémie de Coronavirus avec toutes ses conséquences en matière de surcharge de travail et d'actions sociales. La communauté éducative, dont nous sommes responsables (dans les domaines de la pédagogie, de l'accompagnement spirituel et de la gestion), a été fortement touchée par tous ces dangers. Il m'était impossible de faire autre chose que de gérer les urgences du quotidien. Cette situation s'est étalée sur presque deux années consécutives.

Ce n'est qu'au début de l'année 2022 que nous avons repris le travail de la partie théorique en collaboration avec la responsable de notre thèse. Et ce n'est qu'en 2023, que j'ai pu reprendre le contact avec le centre NAC pour faire le choix de l'échantillon à travers la méthode de randonnée, voire tirage au sort. La psychologue du centre, Mme Nayla El-Husseini, a apporté une contribution forte à cette étude. C'est grâce à elle que ces travaux ont gagné en fiabilité et en objectivité, et ce, aussi bien pendant l'échantillonnage que dans la passation des outils de mesure (questionnaire, échelle et test), avant, pendant, et après les entretiens.

Alors que nous écrivons ces pages, nous constatons que nous sommes appelés constamment à essayer d'apporter un certain bien-être, indispensable à l'équilibre de parents ayant un enfant atteint de TSA.

Quatre motivations nous ont poussés à mener cette recherche en vue de tenter de venir en aide à ces parents : tout d'abord, je suis une personne très impliquée auprès des autres avec une constante volonté de bienveillance et, autant que faire se peut, de rendre le monde meilleur. Ensuite, je suis une enseignante, une religieuse, et une directrice d'école. Ces quatre rôles fusionnent et n'ont qu'un seul but : être au service de l'humanité, aussi bien dans un dépassement des aspects mortifères de la vie que dans une recherche permanente d'une vie harmonieuse dans le beau et le bien.

Annonce de la problématique

Avoir un enfant souffrant de troubles du spectre d'autisme est toujours générateur de déstabilisation mentale pour sa famille.

Quelles sont les répercussions du TSA d'un enfant sur la santé biopsychosociale des parents ?

Quelle pourrait être la façon de se projeter dans la vie pour des parents faisant face à une telle situation durable, et surtout incurable ?

Peut-il y avoir un parcours de résilience dans leur vie ? Ou bien risquent-ils de s'enfoncer dans des phénomènes de mal-être dépressif, de « souffrances dans le mental » (pour reprendre les termes du Dr Hervé Hubert) et/ou de troubles psychiques plus graves ?

Serait-il possible qu'ils aient recours, spontanément, à des facteurs protecteurs ou à des facteurs pouvant paraître protecteurs, comme le déni et le refoulement ? Mais ceux-ci ne sont-ils pas des vecteurs nocifs quand ils durent ?

Y a-t-il des moyens d'accompagnement psychologique qui pourraient aider les parents d'enfants autistes à mieux développer leurs capacités de « naviguer dans les torrents » (pour reprendre les termes de Boris Cyrulnik) ?

La résilience est-elle une capacité, ou un processus qui se développe tout au long de la vie ?

Quelles sont les ressources nécessaires à la personne pour vivre cette reconstruction ?

Pour l'instant, nous laissons ces questions largement ouvertes.

Au regard du problème énoncé ci-dessus, la question fondamentale pourrait se poser en ces termes : y a-t-il un accompagnement psychologique qui pourrait aider les parents d'enfants autistes à mieux développer leurs capacités de résilience ? En d'autres termes, dans quelle mesure l'accompagnement psychologique d'inspiration psychanalytique aurait-il une influence sur la capacité de résilience chez des parents ayant un enfant à trouble du spectre de l'autisme ? Telle est la problématique centrale de notre recherche.

Notre problématique se définit donc à travers l'indication de ces deux variables dans notre étude. Nous avons, tout d'abord, la variable indépendante, qui correspond à l'accompagnement psychologique d'inspiration analytique. Puis, nous avons la variable dépendante qu'est la capacité de résilience dans ces quatre niveaux : tolérance au stress, perception de soi, affects positifs et adhérence à une croyance.

En nous appuyant sur la question de départ, énoncée ci-dessus, nous avons élaboré notre hypothèse générale de la sorte : les parents ayant un enfant atteint de TSA, qui suivent un accompagnement psychologique d'inspiration psychanalytique, en comparaison avec ceux qui ne suivent pas d'accompagnement, présenteraient davantage d'améliorations dans leur niveau de résilience par rapport à leur état antérieur (tolérance au stress, perception de soi, affects positifs et adhérence à une croyance).

De cette hypothèse découlent quatre hypothèses opérationnelles :

- *Première hypothèse opérationnelle : l'impact de l'accompagnement psychologique d'inspiration psychanalytique sur la tolérance au stress.* Des parents libanais ayant un enfant atteint de TSA, qui suivent un accompagnement psychologique d'inspiration psychanalytique, présenteraient une meilleure tolérance au stress par rapport à leur état antérieur, en comparaison aux parents qui ne suivent aucun accompagnement.

- *Deuxième hypothèse opérationnelle : l'impact de l'accompagnement psychologique d'inspiration psychanalytique sur la perception de soi.* Des parents libanais ayant un enfant atteint de TSA, qui suivent un accompagnement psychologique d'inspiration psychanalytique, présenteraient une meilleure perception de soi par rapport à leur état antérieur, en comparaison avec les parents qui ne suivent aucun accompagnement.
- *Troisième hypothèse opérationnelle : l'impact de l'accompagnement psychologique d'inspiration psychanalytique sur les affects.* Des parents libanais ayant un enfant atteint de TSA, qui suivent un accompagnement psychologique d'inspiration psychanalytique, présenteraient un niveau d'affects positifs plus élevé par rapport à leur état antérieur, en comparaison avec les parents qui ne suivent aucun accompagnement.
- *Quatrième hypothèse opérationnelle : l'impact de l'accompagnement psychologique d'inspiration psychanalytique sur l'adhérence à une croyance ou une conviction (religieuse, philosophique, éthique, politique, existentielle, etc.).* Des parents libanais ayant un enfant atteint de TSA, qui suivent un accompagnement psychologique d'inspiration psychanalytique, présenteraient un déblocage de leur adhérence à une croyance par rapport à leur état antérieur, en comparaison avec les parents qui ne suivent aucun accompagnement.

Présentation de la méthodologie

Il nous est d'abord apparu fondamental d'étudier les ouvrages existants portant sur les deux domaines principaux faisant l'objet de notre recherche : l'autisme et la résilience, ainsi que le traumatisme et la résilience dans un cadre psychodynamique avec l'accompagnement psychologique.

Ce premier moment, dense, nous a demandé un temps extrêmement conséquent, car, en même temps, nous avons comparé les thèses des différents auteurs, afin de les analyser.

Puis, nous avons entrepris les préparations des outils nécessaires à l'enquête de terrain. Des outils standardisés sont utilisés avant et après l'intervention pour atteindre nos objectifs :

- Un questionnaire pour construire l'anamnèse
- L'échelle Traumaq pour mesurer le traumatisme
- Le test de Connor-Davidson pour évaluer le niveau de résilience

Ensuite, nous avons enquêté afin d'identifier les parents pouvant accepter de procéder à cette étude qualitative.

Les huit parents formant la totalité de notre échantillon n'ayant pas eu un accompagnement psychologique auparavant sont divisés en deux groupes.

Dans le groupe témoin comme dans le groupe expérimental, il y a 4 parents : deux pères et deux mères.

Seuls les 4 parents du groupe expérimental ont été accompagnés. Il s'agit d'un accompagnement psychologique semi-directif, destiné à pouvoir mesurer les quatre composantes de résilience étudiées. Ce mode d'accompagnement s'est effectué dans une ambiance de bienveillance et de contenance bien précise, qui a permis aux parents de parler en toute sécurité. Il a été d'une durée de trois mois (fin mai 2023 -début septembre 2023). La fréquence des séances a été limitée à deux fois par semaine. La séance était de 45 minutes. Ce mode d'accompagnement a compris les étapes suivantes :

1 Accueil : Dans l'accueil, le psychologue se montre disposé à accueillir le parent ; de son histoire / anamnèse, il lui fait sentir que tout peut être dit sans aucune forme de jugement. En d'autres termes, il assure au parent un cadre sécurisant qui lui permet de s'exprimer librement et en toute confidentialité.

2 Le psychologue a la responsabilité d'offrir au parent un espace de parole et d'écoute neutre où les émotions, les angoisses et les appréhensions pourront être exprimées librement (Bernaud, Lhotellier et al., 2015). Il maintient le contact en écoutant activement le parent, avec une oreille professionnelle et attentive (écoute psychanalytique). Le psychologue éprouve une attitude de neutralité bienveillante envers ce que dit le parent et l'expression de son vécu.

3 Interprétation : Le psychologue interprète le vécu du parent (rêve, lapsus, actes manqués, etc.) en vue de donner un nouveau sens au TSA de l'enfant. Le psychologue aide le parent à faire une prise de conscience de son vécu.

4 Réflexion : Le psychologue réfléchit sur ce qui a été dit pour procéder à une interpellation de l'accompagnement. Le parent fait la liaison entre les différents éléments de sa vie : réfléchir sur lui-même, construire ses propres réponses, et essayer de trouver des pistes de solution, etc. Cette étape aide le parent à faire une auto-évaluation et à prendre conscience de ce qu'il vit, ce, afin de donner sens à ce vécu. Une importance particulière est donnée à cette étape de restitution, là où l'évaluation est pensée dans une perspective de développement personnel.

Le rythme des séances est de deux fois par semaine, sur une durée de trois mois. La séance est formée de 50 minutes. Après de longues réflexions avec les différents spécialistes qui ont encadré ce travail, nous avons pris la décision de payer les personnes accompagnées. Comme nous le savons tous, c'est l'accompagné qui paye d'habitude et non l'accompagnateur.

Il est vrai que notre travail d'accompagnement a porté ses effets positifs sur la vie personnelle et familiale de chaque parent. Cependant, comme nous nous sommes engagés à respecter les bases éthiques et humaines, nous avons alors décidé de leur assurer le transport et de leur accorder une modeste somme d'argent de 250 euros, à chacun.

Leur participation est le cœur qui a donné vie à notre recherche.

Objectif et Organisation des travaux de recherche

Dans le cadre de cette recherche, nos objectifs consistent non seulement à étudier les processus résilients chez des parents ayant un enfant souffrant de TSA, mais aussi à tenter de proposer des modes d'activation de ces processus. Ce, afin de dégager des pistes d'interventions susceptibles de favoriser la formation de tels mécanismes, lorsqu'ils n'adviennent pas spontanément chez certains parents.

Notre désir est aussi d'aider des parents rencontrant des difficultés à surmonter, et de lourds problèmes à vivre, et ceci, d'une façon constructive, à partir d'une mobilisation de leurs ressources internes et externes.

Nous souhaitons aussi contribuer à une prise de conscience : la vulnérabilité des personnes en question, et leurs différentes réactions potentielles face à de telles situations difficiles, avec les risques qui en découlent, plaidant d'une manière cruciale pour un accompagnement psychologique.

Cet accompagnement, renforcé dans de telles conditions, remet en scène toute l'histoire des parents. Ceci met en évidence le besoin d'une recherche qualitative comme celle dont cette thèse est un élément. Nos travaux n'apporteront peut-être pas, à la société et au monde, des solutions innovantes à des problèmes universels ni des résolutions de graves problèmes sociaux. Cependant, nous nous sommes investis avec beaucoup de sérieux et d'engagement, pour être aux côtés de personnes souffrantes, laissées à elles-mêmes, et tourmentées par l'ampleur de ce handicap difficile pour leur enfant qu'est le TSA.

Nous avons tenté de les aider à :

- Développer des connaissances scientifiques supplémentaires sur ce sujet, pour les aider à mieux comprendre leur enfant.
- Expérimenter une prise de conscience de leurs propres capacités, afin de pouvoir contribuer à surmonter les souffrances mentales.
- Améliorer leurs conditions de vie
- Prendre soin des parents « traumatisés », et les aider à améliorer leur capacité de résilience.

CHAPITRE 2 : REVUE DE LITTÉRATURE

SECTION 1 : L'autisme et les troubles du spectre d'autisme (TSA)

Introduction

Sur le plan étymologique, autisme vient du mot allemand autismus. Ce concept a été conçu par le psychiatre suisse Eugen Bleuler (1857-1939). Il est dérivé du mot grec autos (soi, soi-même) et du suffixe latin ismus, désignant un courant de pensée.

Le terme autisme est proposé dès le début du XXe siècle par Bleuler (1911) pour désigner chez des adultes (notamment schizophrènes) le repli sur soi, l'isolement dans un monde intérieur, associé à une perte du contact avec la réalité. L'autisme était alors considéré comme un symptôme lié à des psychoses de l'adulte. Des années plus tard, le terme d'autisme sera transposé aux enfants pour ne plus décrire un symptôme, mais pour dépeindre un syndrome dans lequel le repli sur soi accompagne le développement.

Attendue que par symptôme, la définition la plus admise est celle d'un signe révélateur de pathologies physiques ou mentales, le syndrome se référant à une accumulation, un ensemble de symptômes.

L'histoire de l'autisme, telle que nous la connaissons aujourd'hui, débute dans les années 1940 avec les travaux du psychiatre américain Léo Kanner et du pédopsychiatre autrichien Hans Asperger. Il est important de retracer les grandes lignes de cette histoire de l'autisme, d'aborder ses origines et son évolution jusqu'à nos jours.

Une base documentaire pour notre recherche ayant été l'histoire de l'autisme, présentée sur ce pôle de l'Internet (Google-mpdf-Histoire de l'autisme). Nous en reprenons différents éléments.

Histoire de l'autisme et origines du concept avec Léo Kanner et Hans Asperger

Le commencement de l'histoire de l'autisme, en tant que définition d'un trouble comportemental, a eu lieu avec Kanner et Asperger, en 1943. En effet, la première fois que l'autisme a été décrit avec des caractéristiques, qui ressemblent en partie à celles en vigueur de nos jours, c'est lorsque Leo Kanner publie son article « Autistic disturbances of affective contact » ou « Les perturbations autistiques des contacts affectifs ».

Depuis 1938, des enfants dont les comportements diffèrent radicalement de leurs pairs attiraient son attention, dit-il. Sur ce, il a débuté une étude sur un échantillon de 11 enfants, dont 8 garçons et 3 filles, ayant tous moins de 11 ans. Dans son article, il ajoute pour dire que certains de ces enfants ont été vus comme ayant un retard mental ou une schizophrénie.

« Les enfants autistes naissent avec une incapacité innée à créer le contact affectif habituellement fourni de manière biologique avec autrui, de la même manière que d'autres enfants viennent au monde avec des handicaps physiques ou intellectuels innés. » (Sigman & Capps, 2001), conclut Kanner.

La description de Kanner, concernant ces 11 enfants souffrant d'autisme, était centrée sur leur isolement social, leur comportement répétitif, leurs efforts compulsifs pour préserver un ordre établi. Nous le voyons dans son article attribuer l'intense préoccupation de ces enfants pour l'ordre au « désir d'immuabilité » (Sigman & Capps, 2001, p. 9).

Selon Kanner, les caractéristiques du comportement de ces enfants forment un syndrome unique jusqu'à présent non signalé. Il considère que ces enfants sont en grande difficulté pour développer des relations. Ils arrivent à interagir plus facilement avec les objets qu'avec les êtres humains. Il note encore que le langage est non acquis ou acquis avec difficulté. Il a relevé aussi leur besoin de l'absence de changement. Il note aussi que l'ensemble de ces signes particuliers apparaît durant les deux premières années de la vie de l'enfant.

L'histoire de l'autisme montre qu'en parallèle aux travaux de Leo Kanner, un autre psychiatre mène des recherches sur l'autisme : Hans Asperger. Bien que ces deux psychiatres ne se soient jamais rencontrés, leurs observations et leurs travaux respectifs sont très proches. Il publie en 1944 son article « Autistic psychopathy in childhood ». L'étude de Hans Asperger décrit quatre garçons : Fritz, Haarro, Ernst et Helmut. En étudiant le schéma de comportement de ces enfants, il constate que leur intelligence est caractérisée par des pics de compétences dans des domaines spécifiques, qu'il nomme déjà à l'époque « specila interests ».

Dans sa description clinique, Asperger met en avant les points positifs des personnes autistes : leur intelligence, leur manière originale de résoudre certains problèmes, leurs intérêts spécifiques, leur goût pour l'art et la philosophie. Il identifie également des caractéristiques qui sont encore aujourd'hui présentes dans les critères diagnostiques, comme l'absence ou la faiblesse des contacts visuels. Nous pouvons dire que les descriptions fines de ces enfants faites par l'un ou par l'autre vont marquer l'histoire de l'autisme. (Comprendre l'autisme, n. d.)

Étant l'un des premiers chercheurs à identifier et à décrire les caractéristiques du syndrome Asperger, l'une des formes de l'autisme, qui porte son nom jusqu'à ce jour, il écrit : « Les personnes autistes ont souvent des qualités remarquables, telles qu'une grande capacité de concentration, d'honnêteté, de persévérance et d'attention aux détails. Elles peuvent apporter beaucoup à la société si elles sont acceptées et soutenues dans leurs différences. » (Wandesk, n. d.).

Cette citation semble résumer la vision positive de Hans Asperger envers les personnes ayant un trouble d'autisme. Elle relève aussi sa reconnaissance des capacités existantes, même en puissance, chez ces personnes, et qui pourront par la suite être développées et mobilisées par l'entourage.

Depuis Kanner et Asperger, les définitions de l'autisme ainsi que les théories explicatives de ce syndrome se sont succédé, reflétant l'évolution scientifique et les nouvelles approches de ce handicap.

Évolution de la classification de l'autisme infantile

Dans les classifications internationales, jusque très récemment, le syndrome d'Asperger était une sous-catégorie distincte de l'autisme (Organisation mondiale de la santé [OMS], 1993), puis avec le DSM-5, qui est la classification la plus récente, le syndrome disparaît au profit du spectre de l'autisme qui précise simplement « avec ou sans retard mental » (American Psychiatric Association [APA], 2013a). À signaler que cette disparition du syndrome d'Asperger des classifications a entraîné un débat important entre les chercheurs.

En novembre 2023, la Délégation interministérielle à la stratégie nationale 2023-2027, liée au gouvernement français, insère l'autisme dans les troubles du neurodéveloppement (TND). À l'autisme s'associent fréquemment dans le TND les troubles Dys[1], le TDAH[2] et le TDI[3] (ministère du Travail, de la Santé et des Solidarités, 2023).

Les troubles du neurodéveloppement

Selon la stratégie nationale 2023-2027, « les troubles du neurodéveloppement sont caractérisés par des difficultés significatives dans le développement de plusieurs fonctions du cerveau (fonctions cognitives) telles que la socialisation, la communication, la motricité, l'attention, le raisonnement, la mémoire ou encore les apprentissages » (ministère du Travail de la Santé et des Solidarités, 2023).

Ainsi, nous pouvons dire que l'autisme ou les troubles du spectre d'autisme sont en lien, en quelque sorte, avec les troubles du développement d'ordre neurologique. Les deux troubles touchent les plans affectif, social, comportemental, et cognitif.

L'observation du terrain montre « une tendance à la hausse de personnes concernées par les TND dans tous les pays développés avec, en particulier, une augmentation de la prévalence de l'autisme et du TDAH depuis une vingtaine d'années (ministère du Travail, de la Santé et des Solidarités, 2023). Les raisons de ces augmentations ne sont pas encore toutes connues ». Le texte ajoute que l'environnement joue certes un rôle important dans cette multiplication des chiffres figurant ci-dessous :

---

[1] Appellation française qui regroupe la dysphasie, la dysgraphie, la dyslexie, la dyscalculie, et la dyspraxie.

[2] Trouble déficit de l'attention avec ou sans hyperactivité.

[3] Trouble du développement intellectuel.

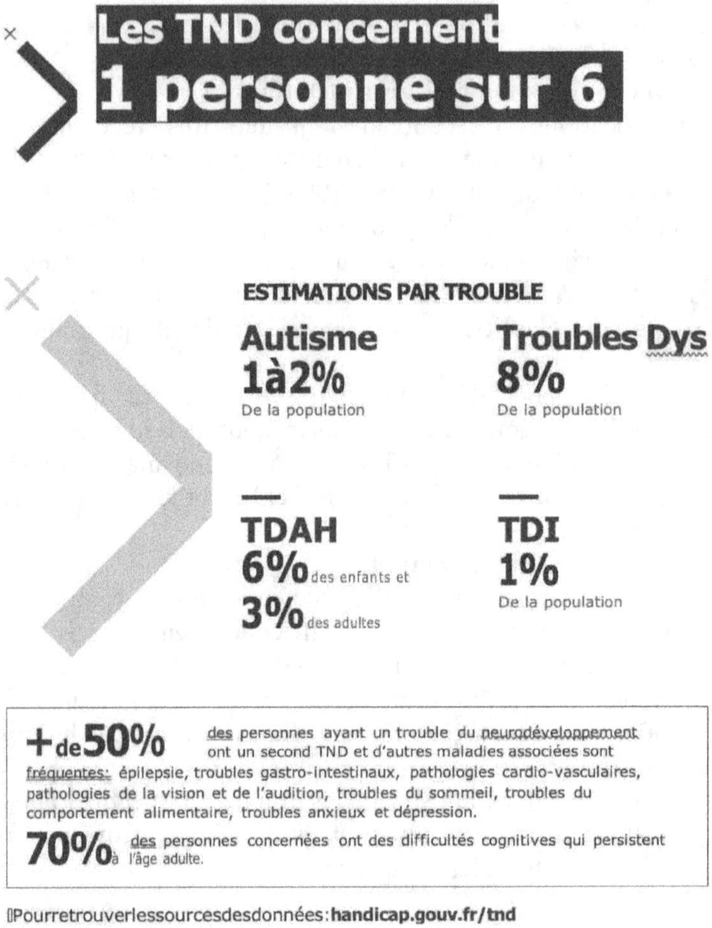

D'autres chercheurs, comme Lemay, regroupent l'autisme en cinq grandes formes (Lemay, 2004) :

- L'autisme profond type Kanner
- Les formes les plus légères d'autisme
- Le syndrome d'Asperger
- L'autisme atypique avec envahissement par l'imaginaire
- Les psychoses désintégratives (classées dans la rubrique TED par le DSM-IV).

À ces cinq formes, le DSM-V ajoute le Trouble du Spectre d'Autisme (TSA). Il mentionne : « Les sujets ayant, selon le DSM-IV, un diagnostic bien établi de trouble autistique, de syndrome d'Asperger ou de trouble envahissant du développement non spécifié doivent recevoir un diagnostic de trouble du spectre de l'autisme. » (APA, 2013b).

À signaler que cette approche catégorielle donne lieu à la disparition de la prise en considération du syndrome d'Asperger.

Définition du TSA

Étymologiquement, nous l'avons vu, le terme « autisme » vient du grec autos qui signifie « soi-même ». Il désigne un état de développement exagéré de la vie intérieure, et la perte de tout contact avec la réalité (Ferrari, 1999). Cette définition laisse entendre que le sujet refuse, volontairement ou involontairement, tout contact et qu'il fuit le monde extérieur.

En 1911, Bleuler, psychiatre suisse, contemporain de Freud, « invente le néologisme « autisme » pour qualifier le repli sur soi propre aux schizophrènes. Il veut se démarquer de la notion freudienne d'autoérotisme, formule qui donne à son sens une trop grande place à la sexualité dans la déviance psychique. D'« autoérotisme », il fera par contraction « autisme », évacuant la dimension de l'« éros » (Berger, 2014).

L'absence de la notion du sens de la réalité, dans la vie d'une personne souffrant d'autisme, la prédominance de la vie intérieure et l'enfermement sévère sur soi laissent entendre un détachement du principe de la vie, des pulsions, des désirs, des plaisirs, de l'éros, de la libido, cette énergie qui permet de mener la vie dans sa plénitude.

En effet, Alerini (2011), dans son article intitulé « L'autisme : symptôme de l'antipsychanalyse ? », confirme que l'autisme a été créé au sein de la psychanalyse et que, malheureusement, la médecine, la politique et les sciences le font retourner contre elle. « L'antipsychanalyse a toujours existé, mais elle a pris la tournure menaçante et persécutrice contemporaine en grande partie à partir des conflits nés avec l'autisme de l'enfant » (Alerini, 2011).

Berger (2014) considère l'autisme, entendu aujourd'hui comme pathologie, loin d'être « une fatalité ou une défaillance irrémédiablement inscrite dans les lois du corps d'un individu ». Elle le voit comme un phénomène évolutif, dont les mécanismes s'enclenchent au début de la vie. C'est pourquoi nous l'entendons parler moins de « l'autisme », au singulier, en tant que synonyme de « fermeture totale », qui évoque une impasse dans les situations et renvoie à l'image d'un enfermement sur soi menant à un imaginaire flou et lointain.

L'auteure préfère employer des mots qui enferment moins, comme « autismes » au pluriel, « syndrome autistique », « manifestations autistiques » ou « état autistique ». Elle considère l'autisme comme « une simple manifestation, celle d'une souffrance profonde dans la manière d'être au monde, propre à chaque histoire [...] l'autisme qualifie un continuum de déviances, de la plus faible à la plus forte, de la plus supportable, masquable à la plus excluante […] l'autisme est une pathologie qui demande qu'on ne s'arrête pas aux apparences » (Berger, 2014).

Selon Berger, oser franchir les frontières du monde inconnu des personnes autistes, sans mépris ni pitié, pourrait aider la personne elle-même et aussi ses parents à se sentir plus en sécurité et à commencer à se construire, même si ce n'est pas à la manière des autres, mais au moins cela les aidera à trouver leur place dans ce monde.

Pour Ferrari, l'autisme doit être conçu comme « un trouble envahissant du développement (TED) entravant, chez le petit enfant, la mise en place des grandes fonctions psychologiques et générant une série de handicaps liés à cette perturbation du développement » (Ferrari, 1999, p. 9).

Nous le voyons définir le trouble du spectre autistique (TSA) comme un « ensemble de traits de personnalité et de comportement qui constitueraient un noyau génotypique du trouble autistique. Les manifestations cliniques de ce noyau pourraient s'échelonner d'une forme grave (autisme) jusqu'à des formes plus discrètes et plus légères (dont les manifestations sont insuffisamment sévères pour entrer dans le cadre vrai de l'autisme) » (Ferrari, 1999, p. 17).

L'évolution de ce trouble est vaste et pourrait toucher tous les aspects de la personnalité ou tous les volets de la vie psychique. Un diagnostic précoce est très important pour une prise en charge éducative et thérapeutique plus efficace.

Épidémiologie de l'autisme

L'autisme n'est pas une maladie. C'est un trouble neurodéveloppemental. Cela signifie que, durant la grossesse, il y a des modifications dans la construction du cerveau du fœtus, et que les enfants naissent autistes, c'est-à-dire avec un cerveau qui fonctionne différemment.

Dans son article, susmentionné, Léo Kanner évoque d'emblée une origine génétique de l'autisme, notamment du fait de la survenue très précoce de ces troubles (Comprendre l'Autisme, n. d.). Cependant, lorsqu'il évoque le milieu familial, il décrit aussi, souvent, une sorte de froideur et de distance des parents. Celle-ci pourrait être interprétée sociologiquement par le fait que les 11 enfants étudiés par Kanner appartenaient plutôt à des familles aisées, qui confiaient leurs enfants à la nourrice et, par conséquent, ils avaient une façon plus distante d'exprimer leurs sentiments, et peut-être même des relations psychoaffectives modérées avec leurs enfants.

Cette interprétation de Kanner a donné naissance à deux courants qui se sont affrontés durant des décennies : l'un qui attribue l'autisme à des causes génétiques, l'autre qui implique le milieu familial. Le courant issu de la biologie recherchait des causes génétiques ou neuro-développementales à l'autisme. Tandis que l'autre, celui de la psychanalyse, pense que les causes de l'autisme s'inscrivent dans une carence affective du milieu familial.

Il faut avouer que ce deuxième courant, qui a dominé pour longtemps en France, a fait beaucoup de mal aux personnes autistes ainsi qu'à leur famille, en particulier la mère (Rogé, 2015). Ce courant considérait que c'est cette distance émotionnelle qui expliquerait que l'enfant développe une carence affective et une impossibilité de se lier à l'autre.

Bruno Bettelheim, psychologue américain d'origine autrichienne, pousse au plus loin cette théorie dans son ouvrage « The empty fortress », 1967, où il essaie de démontrer que l'autisme est dû à un déni de l'existence de l'enfant par ses parents.

Une des conséquences dramatiques de la diffusion de cette idéologie est que les enfants pouvaient être retirés à leur famille pour recevoir des tentatives de soins avec des méthodes éducatives, dont certaines ont été reconnues aujourd'hui comme étant des actes de maltraitance avérés (Rogé, 2015).

De nos jours, grâce aux progrès des neurosciences et de la recherche sur l'autisme, les théories citées ci-dessus ont été révoquées pour leur manque de fondement scientifique. En 2012, la Haute Autorité de Santé (HAS), qui est une structure d'Autorité Publique Indépendante (API), a désavoué certaines théories psychanalytiques dans sa publication des Recommandations des Bonnes Pratiques Professionnelles (RBPP) sur l'autisme et autres troubles envahissants du développement (Haute Autorité De Santé, 2012).

Les troubles du spectre d'autisme ont donné lieu à une grande quantité de recherches dans les domaines des sciences génétiques, cognitives, biochimiques, neurologiques, neurophysiologiques, neuropsychologi-ques, biomédicales et dans les champs biologiques et psychologiques. Ce, afin de trouver des explications pour l'apparition de ce handicap. Ces chercheurs « sont animés par le désir de trouver un support, voire une étiologie somatobiologique à l'autisme » (Ferrari, 1999, p. 27).

Selon Ferrari (1999), toutes ces recherches n'ont pas réussi à mettre en évidence qu'il y ait une ou plusieurs causes précises qui ont déclenché ce trouble, dans l'un ou l'autre des domaines scientifiques cités ci-dessus.

En effet, de ce temps-là, la mise en évidence des anomalies génétiques et neurobiologiques n'était pas possible. Aujourd'hui, à ces facteurs, vient s'ajouter une liste multifactorielle, non exhaustive, de l'étiologie de ce syndrome, telle que des facteurs biologiques, environnementaux, cognitifs et psychologiques.

Critères diagnostiques du TSA

Les classifications modernes des différentes formes de l'autisme aident à relever les principaux traits de celui-ci. Il est évident qu'aucune de ces classifications n'a été à l'abri des critiques. Chacune, d'entre elles, a été revisitée et remaniée par les chercheurs scientifiques de ces domaines.

Les débats empiriques et théoriques ont conduit à la coexistence de plusieurs échelles ou descriptions de critères diagnostiques : Classification Internationale des Maladies d'origine anglaise, CIM-10 (OMS, 1990) ;

Manuel Diagnostique et Statistique des troubles mentaux, classification d'origine américaine dans ses éditions successives (American Psychiatric Association : DSM-III, 1980 ; DSM-IV, 1994 ; DSM-V, 2013) ; Classification Française des Troubles Mentaux de l'Enfant et de l'Adolescent : CFTMEA-R.

Dans le DSM-IV-TR (APA, 2000), l'autisme fait partie de la rubrique TED, c'est-à-dire les troubles envahissants du développement, lequel est caractérisé par des déficits sévères, et une altération envahissante de plusieurs secteurs comme :

- La capacité d'interaction sociale réciproque
- La capacité de communication
- La présence de comportements, d'intérêts et d'activités stéréotypés, avec imagination pauvre et symbolisme déficitaire

Ces troubles apparaissent habituellement au cours des premières années de la vie. Ils sont souvent associés à un certain degré de retard mental et ils sont parfois associés à des affections médicales générales (anomalies chromosomiques, maladies infectieuses congénitales, etc.).

Cette classification a été révisée dans le DSM-V (APA, 2013a) (voir annexe A). Trois modifications ont eu lieu. Nous remarquons, tout d'abord, la disparition du terme TED (Troubles Envahissants du Développement) et l'insertion du terme TSA (Troubles du Spectre Autistique). Une autre modification importante concerne les domaines touchés par le trouble, passant de trois domaines à deux. Les personnes qui n'entreraient pas dans les nouveaux critères des TSA feront partie d'une autre catégorie appelée « Trouble de la Communication Sociale » (voir annexe B).

Les symptômes doivent se présenter lors de la petite enfance, mais ne peuvent parfois devenir apparents que lorsque les exigences sociales dépassent les limites de l'individu. Alors que dans le DSM-IV-TR, le délai est présent avant l'âge de 3 ans dans au moins une des catégories suivantes : interaction sociale, langage utilisé dans la communication sociale, jeu symbolique ou imaginatif.

Dans le DSM-V, l'autisme ne concerne plus qu'une seule catégorie diagnostique : celle des Troubles du Spectre Autistique (TSA). Il existe plusieurs niveaux de sévérité (voir annexe C). Entre autres, le syndrome d'Asperger n'est plus distinct des autres troubles autistiques et figure dans les TSA.

Dans la CIM-10 (OMS, 1990), les TED sont classés dans les Troubles du Développement Psychologique. Les TED (F84) sont un groupe de troubles caractérisés par : des altérations qualitatives des interactions sociales réciproques, des altérations qualitatives des modalités de communication, ainsi que par un répertoire d'intérêts et d'activités restreint, stéréotypé et répétitif.

Dans la dernière révision de la CFTMEA (Mises, 1987) en 2000, les termes « troubles envahissants du développement » et « psychoses précoces » sont considérés comme équivalents. La psychose précoce de l'enfant est différenciée des psychoses d'apparition tardive, incluant la schizophrénie de l'enfant.

La CFTMEA-R est une classification utilisée en France et dans certains pays européens. Elle ne donne pas de critères diagnostiques des différents TED, mais seulement une brève description. Comme son nom l'indique, elle est spécifique à l'enfant et à l'adolescent, et n'a pas de correspondance chez l'adulte.

Selon Golse et Delion (2013), toutes ces classifications sont le résultat d'un consensus professionnel et sont susceptibles d'être révisées, afin de tenir compte de l'évolution permanente des connaissances, d'où la naissance du concept du Trouble du Spectre Autistique (voir annexe D).

Pagès (2017), dans son article « Les psychoses infantiles », distingue trois formes de psychoses infantiles : les psychoses symbiotiques, les psychoses précoces à expression déficitaire, les dysharmonies évolutives de structure psychotique. Selon Pagès (2017), la désorganisation apparaît vers la deuxième année de la petite enfance, à la suite d'un événement minime vécu comme traumatisant.

La psychose, définie comme un trouble de la personnalité de l'enfant, entraîne des défaillances majeures dans l'organisation de son Moi et de son appareil psychique, ainsi que dans l'organisation de sa relation au monde et aux autres.

Golse (2013) considère que ces psychoses infantiles ont plusieurs points en commun. Il cite, entre autres, « l'existence de traits de la série psychotique, comportant une menace de rupture avec le réel, des affects d'une extrême crudité avec tendance au débordement de la pensée, des angoisses massives et une prédominance d'une relation duelle » (Golse, 2013, p. 47).

Selon Golse, le bien-fondé de tous les facteurs cités ci-dessus, expliquant ces Troubles du Spectre Autistique, ainsi que l'estimation de leur évolution et l'ensemble des thérapies associées restent aléatoires.

Fonctionnement des personnes avec TSA

Lemay (2004) considère que l'autisme n'est pas un syndrome tout à fait linéaire, mais qu'il est évolutif. « Dans une même journée, et à plus forte raison sur une observation de plusieurs semaines, les signes varient dans leur intensité et laissent parfois au sujet des temps d'ouverture sur le monde extérieur [...] le sujet ayant tendance à ritualiser ses gestes et son discours en fonction de points de repère spatio-temporels précis, il peut s'enfermer dans un schème particulier par rapport à une situation donnée et ne pas le faire par rapport à un autre cadre. Au cours de notre existence, des transformations surgissent... Des signes que nous pouvons considérer comme négatifs changent d'aspect... D'autres, que nous qualifions de positifs, se transforment… Ainsi, l'évitement du regard si fréquent chez les jeunes enfants est plutôt rare chez les adolescents » (Lemay, 2004, p. 201-202).

Selon Lemay (2004), plusieurs facteurs interviennent dans l'évolution de l'autisme. Nous le voyons soulever l'importance du temps, de l'espace, du contexte et du cadre dans l'apparition de certains signes et leur intensité d'un jour à l'autre, d'un cadre à l'autre, d'un contexte à l'autre.

Nombreuses sont les variables responsables de l'apparition de certaines manifestations sans d'autres (Lemay, 2004, p. 204). Nous citons :

- L'âge où les premiers symptômes sont apparus. Plus la symptomatologie est précoce, plus les altérations sont sévères.
- L'âge où nous observons l'enfant. Les processus maturatifs ouvrent des voies d'expression nouvelles.
- Les capacités intellectuelles. Plus le quotient d'intelligence (QI) est bas, plus la transmission du matériel se limite au domaine sensori-moteur.
- L'existence ou non du langage et d'autres modes de symbolisme, comme le jeu, le graphisme, etc.
- Les émotions, la présence ou l'absence de l'anxiété.
- L'association éventuelle de troubles médicaux, tels que la sclérose tubéreuse de Bourneville, X fragile, épilepsie, maladies métaboliques, handicap sensoriel surajouté (surdité ou cécité), syndrome de Gilles, autres anomalies chromosomiques.

Avec des mots simples et beaucoup de tendresse, Buten (2001) retrace, dans ce qui suit, le vécu des enfants présentant une pathologie autistique marquée. Par l'intermédiaire de son roman, nous le voyons prêter une attention particulière à ces enfants, une remarquable bientraitance qui nous invitent à respecter le rythme et la manière de leur vie.

« On est tous différents. On ne bouge pas pareil, on ne s'assied pas pareil, on ne se parle pas pareil ; on n'a pas le même air. Tous, on est différent. Et puis, un jour, on rencontre quelqu'un qui est encore plus différent que tous les autres. Un enfant, par exemple. Des enfants comme ça, si différents de tous les autres qu'on croirait qu'ils viennent d'une autre planète, il y en a. […]

Les enfants autistes que j'ai rencontrés, j'ai pensé qu'ils chantonnaient une musique à eux, qu'ils faisaient des bruits et c'était leur langue à eux, qu'ils se balançaient et c'était leur danse à eux. Étrange, comme s'ils venaient d'un pays différent, voire d'une planète lointaine. Mais justement non. Ce qui est bien c'est qu'ils sont de chez nous. On les a sous la main. Ils ont forcément des choses à nous apprendre, même quand ce qu'ils font nous effare. Faut savoir en profiter » (Buten, *2001).*

À travers sa description bienveillante à chaque détail, l'auteur a voulu retirer le caractère dramatique et même dénoncer les idées fausses que nous pouvons avoir d'enfants autistes. Cependant, il ne nie pas la reconnaissance de la souffrance psychique et des risques qui accompagnent ces souffrances.

Mais au contraire, il relève la nécessité d'un dépistage précoce, afin d'assurer une prise en charge convenable et efficace.

L'attention distinguée, avec laquelle Buten décrit les enfants ayant un trouble autistique, nous pousse à reprendre, avec Delion (2002), la métaphore de Descartes, concernant la théorie de la création continuée : « Si, par inadvertance, Dieu oubliait le monde un seul instant, il serait anéanti. »

Le langage et la communication

Pour aborder la question du langage chez l'enfant autiste, nous devons nous arrêter sur le sujet des prémices du langage, qui relèvent le désir de l'enfant de communiquer avec son entourage en ayant recours à des gestes, puis à certains symboles (Lemay, 2004).

L'utilisation du « je », une des conditions particulières à l'apprentissage du langage, est souvent absente. Il dit : « Quand on interroge la mère ou le père sur les formes de communication qui auraient dû apparaître, on se rend vite compte que ce mutisme est révélateur de troubles plus anciens [...] Il peut arriver que le nourrisson réponde réellement aux sollicitations en modifiant sa trame mélodique, mais il s'agit d'une imitation écholalique immédiate sans valeur d'échanges véritables » (Lemay, 2004, p. 401).

L'enfant autiste n'appelle pas l'adulte pour dire ce dont il a besoin. Le fait qu'il ne vocalise pas ne lui permet pas de se débrouiller tout seul. Nous le voyons entraîner la main ou le corps de l'adulte (parent, partenaire, soignant, éducateur ou autre) vers l'objet souhaité ou pour réaliser son action.

Les manifestations du trouble du spectre autistique pourraient, selon Ferrari, inclure « des troubles sévères de l'apprentissage du langage écrit, de la reconnaissance et du décodage des émotions (alexithymie) et d'une façon plus générale certains troubles verbaux et non verbaux de la communication » (Ferrari, 1999, p. 17).

Aux troubles du langage verbal, viennent s'ajouter des troubles du langage écrit. Malheureusement, ces troubles-ci n'aident pas au développement de la communication chez l'enfant autiste.

Les troubles de communication se présentent de multiples manières, allant de l'absence totale de langage verbal à un langage verbal limité, dans les meilleurs des cas. Les enfants qui développent un langage n'ont souvent pas d'anomalies de phonologie, mais de rythme, d'intonation et de volume. « L'enfant n'utilise pas d'autres modes de communication (gestes, mimiques) qui lui permettraient de compenser le problème de langage » (Rogé, 2015, p. 36).

Les troubles du langage sont quasiment présents dans l'autisme et ont un rôle majeur dans le manque de contact de l'enfant avec son entourage. « Environ, un tiers des enfants n'acquièrent aucun langage verbal. » (Lozinski & Guilé, 2009). Rogé semble moins optimiste que Lozinski puisqu'elle estime que 50 % des personnes atteintes de troubles du spectre d'autisme n'atteignent jamais le niveau de l'expression verbale (Rogé, 2015).

Un retard de l'acquisition du langage, quand il est présent, est mis en évidence. Il comporte plusieurs anomalies, comme l'écholalie immédiate (l'enfant répète une question qui lui est posée au lieu d'y répondre) et l'écholalie différée (l'enfant répète des mots qui ont capté son attention dans un autre contexte où ils n'ont plus de sens) (Rogé, 2015).

L'enfant autiste n'engage pas ou peu de conversations à caractère social, même s'il pratique une expression verbale. « Il a du mal à soutenir une conversation qui ne concerne pas directement ses propres intérêts [...] les conduites d'imitation à caractère social se mettent difficilement en place, les jeux symboliques de « faire semblant » sont absents ou apparaissent tardivement [...] avec un aspect plutôt répétitif et peu créatif » (Rogé, 2015).

L'enfant souffrant d'autisme se montre moins capable de développer certaines activités, vu la complexité des troubles cliniquement observés chez lui. Ces troubles entravent les compétences de l'enfant. Elles restent limitées et peu fonctionnelles. Même ses tentatives artistiques, quand elles sont possibles, semblent être embaumées du caractère répétitif et stéréotypé qui marque ses mouvements.

Le démantèlement

Le démantèlement est un mécanisme envisagé par Meltzer (1980) et complété par Danon-Boileau (2002). Il est un enchaînement de phénomènes bien crucial dans l'autisme. L'autiste investit l'espace de façon unie ou bidimensionnelle, selon la théorie de Meltzer. « Le démantèlement est un mécanisme de défense du Moi observable et quantifiable signant l'évolution de l'intersubjectivité de l'enfant autiste avec le thérapeute » (Barrer, 2020).

Le fonctionnement psychique rencontré chez l'enfant autiste manifeste une grande diversité. Aux troubles relatifs au domaine de la communication, vient s'ajouter la question du développement de la symbolisation lors de la thérapie et de la prise en charge de l'enfant autiste.

Dans un cadre clinique de psychanalyse, Barabé (2004) témoigne de ses observations d'adulte autiste, que celui-ci soit intéressé par les objets ou parties d'objet « qui vont lui procurer des sensations de surface et semble annuler les autres dans un mouvement hallucinatoire négatif.

L'autiste passe, par exemple, beaucoup de temps à plaquer son buste sur des tables ou sur des instruments dans un collage adhésif caractéristique des états autistiques. Cette adhésivité lui permet de faire face à des angoisses primitives d'écoulement ou de vidage en recherchant les limites de son corps par des contacts de surface qui font bord tel un coffrage » (Barabé, 2004).

Winnicott (1975) décrit ces angoisses primitives dans son article sur la crainte de l'effondrement. Ce mécanisme défensif, qui consiste à adhérer à une surface dure, est également développé par Tustin (1989). Il s'agit d'une défense contre tout ce qui n'est pas lui, contre l'autre, trop menaçant pour lui. Pour Tustin, le bébé normal est prédestiné à être en relation avec l'autre, dans une intersubjectivité innée.

Pour éviter de se sentir à distance de son objet d'amour, l'enfant autiste se pense confondu avec l'autre et refuse tout ce qui pourrait créer un écart. Nous les voyons alors utiliser le démantèlement de leurs perceptions fragmentaires du monde pour faire obstacle au flux de sensations angoissantes. Certains auteurs, tels que Mahler, parlent d'« un déplacement massif de la vie pulsionnelle vers un objet inanimé » (Mahler, 1973, p. 73).

Le démantèlement, acte de détruire une structure dure, est pour l'autiste une manière de se défendre contre l'angoisse procurée par des situations sensorielles non rassurantes pour lui. Par cet acte, l'enfant autiste cherche à annuler la relation avec autrui et empêcher que des histoires se développent.

Selon Barrer (2020), le concept de démantèlement sensoriel dans l'autisme est « mis en évidence en psychothérapie d'inspiration psychanalytique de l'enfant autiste » (Barrer, 2020).

Les fonctions sensorielles

La sensorialité, elle aussi, comporte plusieurs anomalies qui apparaissent bien avant l'âge de 6 ans. Le fonctionnement sensoriel fluctue entre des réactions atténuées, des réponses exagérées, accompagnées de réactions d'évitement, allant vers des conduites entraînant une autostimulation par rapport à des sources extérieures.

L'enfant autiste « sélectionne, dans ce qui l'entoure, des objets aux qualités tactiles subjectivement douces et plaisantes dans une indifférence quant à l'aspect animé, inanimé, humain ou inerte [...] Pour le choix de ses vêtements, par exemple, il malaxe le tissu avec ses paumes, avant de le porter contre son visage et, si les sensations lui conviennent, il y enfouit sa joue, dans un petit gémissement de plaisir » (Barabé & Davidse, 2004).

La texture des vêtements est alors le critère du choix. Si l'enveloppe représentée par les vêtements peut être vécue comme un bon contenant, selon le concept de Moi-peau (Anzieu, 1985), elle ne l'était pas pour lui. Il ne ressent ses vêtements que par leurs qualités de surface, parfois persécutrices, avant même de pouvoir les vivre comme bon contenant.

Rogé (2015) observe chez certains enfants des réponses dominées par l'hyporéactivité, et chez d'autres des réponses d'hyperréactivité. À remarquer que ces deux types de fonctionnement peuvent exister chez une même personne.

Le fonctionnement sensoriel des enfants avec TSA varie entre une réactivité particulière aux différentes stimulations sensorielles de type d'hyporéactivité, d'hyperréactivité ou de recherche de stimulations sensorielles.

Chez certaines personnes avec TSA, la perception visuelle du mouvement humain, et l'exploration visuelle sont particulières. Ceci pourrait influencer plusieurs comportements, comme les interactions sociales, le décodage des mimiques faciales, et les émotions d'autrui.

Le fonctionnement perceptif

Pour éviter de mettre le même sens sous les mêmes termes, Lemay (2004) a séparé son analyse sur le fonctionnement sensoriel de celle concernant le fonctionnement perceptif. Pour lui, ce sont deux opérations qui se complètent, mais sont différentes. Il explique la sensation comme un fait de conscience immédiate, qui provient de la modification d'un appareil sensoriel, tandis que la perception est conçue comme le processus qui organise ces sensations, les associe, les interprète, afin de donner lieu aux représentations : images ou souvenirs.

« Les autistes sont capables de faire des discriminations entre expressions faciales [...] Ils comprennent moins bien les gestes de communication et cette difficulté, sensible dans l'enfance, persiste à l'âge adulte [...] Des troubles sont enregistrés au niveau des réponses d'orientation, de comportements d'attentions aux signaux sociaux, des stratégies d'exploration et d'analyse des informations » (Rogé, 2015, pp. 108-114).

Des anomalies dans le secteur auditif et visuel sont notées avec une intensité variable entre les personnes autistes, et ne dépendent pas d'une altération des organes sensoriels eux-mêmes. Avec le temps, ces troubles pourraient se transformer quantitativement et qualitativement.

Le défaut de la théorie de l'esprit

Dès 1985, Baron-Cohen a parlé d'un trouble spécifique au niveau de la construction d'une « théorie de l'esprit » qui prend corps à partir « d'un modèle de développement dans lequel les interactions sociales sont fortement influencées par les capacités de représentation des états mentaux » (Baron-Cohen, 1991). Il s'agit, dans la théorie de l'esprit, d'une capacité à attribuer des états mentaux à soi-même et aux autres.

En d'autres termes, les personnes autistes sont dans l'incapacité de reconnaître ou de comprendre les sentiments et les affects d'autrui. Ces personnes sont incapables de se représenter que les autres peuvent avoir des pensées différentes des leurs, d'où leur manque d'empathie, et la non-compréhension des métaphores. Ainsi, nous les voyons incapables, dans la plupart des fois, de montrer aux autres ce qui les intéresse.

Ce trouble permettrait d'expliquer, d'un côté, leur comportement social anormal, leur manque d'interaction avec le monde, et, de l'autre, le trouble du langage. Cette absence de théorie de l'esprit serait donc responsable des difficultés d'attention conjointe, de l'aptitude à la communication par le regard, ou du jeu de faire semblant.

Frith (1991) dit, concernant le défaut de la théorie de l'esprit, « Le fil conducteur est l'incapacité de regrouper l'information pour en déduire des idées cohérentes et pourvues de sens. ». Ce déficit cognitif serait alors à l'origine de certains symptômes de l'autisme, comme des difficultés de l'attention, du peu de la communication, de l'évitement du regard, excepté les actions répétitives.

Les fonctions motrices et troubles du comportement

Golse et Delion (2013) parlent d'anomalies du développement psychomoteur chez l'autiste, comme l'hypotonie, la dystonie, le mauvais contrôle postural et la perte temporaire des acquisitions. Ils remarquent que certains sujets autistes présentent des difficultés au niveau de la motricité fine et de la grande motricité, alors que d'autres n'en souffrent pas.

Sur le plan clinique, Rogé (2015) décrit « certains enfants porteurs d'autisme [qui] présentent des capacités exceptionnelles au niveau de l'équilibre, de la motricité globale ou d'activités de motricité fine. Pour d'autres, les coordinations sont anormales et les performances pauvres. »

En ce qui concerne le développement moteur, nous remarquons que certains sujets ayant des troubles d'autisme présentent des difficultés au niveau de la motricité fine (utiliser les doigts et les mains pour faire des mouvements précis, par exemple : tenir un crayon, écrire, tracer, enfiler, coller, colorier, dessiner, prendre de petits objets entre ses doigts) et de la grande motricité (par exemple, être capable de ramper, sauter sur un pied, sauter à pieds joints en bas d'une chaise, lancer un ballon dans une boîte, marcher sur une poutre), alors que d'autres n'en souffrent pas.

Le schéma corporel est la cause première de tous ces troubles et de bien d'autres. L'image du corps, chez l'enfant souffrant de TSA, est perturbée. Nous le voyons confondre souvent la main gauche avec la main droite, le haut du bas, l'avant de l'arrière.

Damasio et Maurer (1978) ont soulevé la question de « troubles neurologiques à l'origine de ces manifestations motrices [...] existant chez les patients qui présentent des lésions des lobes frontaux, des ganglions de la base et du thalamus. »

Quant aux troubles du comportement, Golse et Delion (2013, p. 106) en citent plusieurs comme : « le retrait et l'indifférence au monde extérieur, l'absence d'intérêt pour les jouets, l'inactivité et le ralentissement, les comportements répétitifs, les mouvements stéréotypés, le maniement étrange des objets, des cris avec colère et auto-agressivité. »

Il est possible de noter des particularités frappantes au niveau des mouvements et du contact chez les enfants ayant un TSA. Ils ont tendance à passer de longs moments à repositionner, par exemple les objets à la périphérie de leur champ visuel. Des difficultés de comportement viennent s'ajouter aux stéréotypies pouvant apparaître dans plusieurs domaines, tels que : l'alimentation, l'automutilation, la destruction, l'agressivité physique.

Les fonctions émotionnelles

Les particularités de l'exploration du visage montrent que les autistes sont peu sensibles au sens global de l'expression émotionnelle, et qu'ils portent parfois leur attention sur un élément peu pertinent de la situation (Weeks et al., 1987 ; Hobson et al., 1988 ; Ozonoff et al., 1991). En abordant la question de l'expression, Rogé (2015) considère que les mimiques faciales, le regard, les gestes, et les vocalisations sont liés aux anomalies du fonctionnement émotionnel.

Bien que le retrait et l'indifférence ne soient pas absents chez les enfants autistes, nous remarquons que l'attachement est bien présent chez eux, et que la séparation pourrait déclencher des réactions de détresse chez certains (Sigmun & Mundy, 1989).

« Les enfants atteints d'autisme entrent plus souvent en interaction avec les personnes qu'ils connaissent ; ils présentent des réactions orientées vers leurs parents [...] cependant, ils ne peuvent pas présenter les comportements qui consistent à suivre les adultes et aller à leur rencontre [...] pour cela, nous les voyons avec des comportements déviants, allant de l'indifférence sociale à des réactions excessives d'agrippement » (Rogé, 2015, p. 108-114).

L'affectivité est l'un des fondements de la vie psychique. Elle est constituée d'une multitude d'états d'âme et de toutes les réactions plongées dans l'inconscient. Elle est en lien étroit avec les pensées. L'enfant ayant un Trouble du Spectre d'Autisme est capable de manifester des émotions, sans pour autant être capable de les exprimer d'une manière adaptée.

Pour conclure, nous pourrons remarquer que le fonctionnement des personnes ayant des troubles du spectre autistique semble être hybride et hétérogène. Par conséquent, et face à ce tableau clinique bien lourd, et si difficile à cerner, les parents d'enfants ayant un TSA auront de quoi s'inquiéter pour l'avenir. À l'angoisse engendrée par le diagnostic, vient s'ajouter le poids de l'inquiétude dans la tête des parents. « Comment allons-nous faire pour l'aider ? Comment notre enfant va-t-il se débrouiller dans la vie ? Qui va prendre soin de lui après notre départ ? Va-t-il pouvoir se marier ? Serait-il capable de trouver une profession ? Etc. »

SECTION 2 : La résilience

Introduction

Dans ce chapitre, nous allons nous arrêter sur l'origine du concept de résilience et son importance en détaillant les différentes notions ayant aidé à son émergence, comme le risque, la vulnérabilité et l'invulnérabilité. Il nous semble important d'essayer de faire un survol rapide de la littérature concernant la résilience, et de retracer son évolution, en nous arrêtant sur l'étymologie du mot et ses multiples définitions.

Nous allons voir le rôle de l'interaction de l'individu avec son entourage, et ceci en développant les facteurs qui facilitent ce processus, et en décrivant l'impact du tuteur dans la mobilisation des ressources internes de sujets qui ont pu « rebondir » à la suite d'un traumatisme.

Cette partie concerne aussi les domaines, les aspects, et les limites de la notion de résilience.

Finalement, nous proposerons une conclusion de notre approche du concept de résilience dans la littérature spécialisée.

Origine et évolution du concept de résilience (risque, vulnérabilité, invulnérabilité)

Le terme de résilience est extrêmement employé dans les médias, à n'importe quel propos, très souvent de façon inappropriée. C'est devenu un cliché du vocabulaire journalistique, souvent très éloigné du sens du terme en ce qui concerne les souffrances dans le mental.

Nous allons essayer, dans ce qui suit, de retrouver les traces de l'origine ainsi que l'évolution du concept, et ceci pour aider à mieux comprendre en quoi consiste la résilience.

Cyrulnik (2012) attribue la conception du mot résilience à Werner tandis que la première personne à avoir employé le terme de résilience en psychologie, en 1969, pour qualifier « les personnes qui ne se laissent pas abattre » (Laplanche & Pontalis, 1996), est le psychiatre et psychanalyste britannique Bowlby.

Si la recherche sur la résilience est récente et remonte au début des années 1970, il semble que ce thème existe depuis bien longtemps. Vanistandael (1994) déclare que ce concept est « sans doute aussi vieux que l'humanité ». Michallet (2010) dit que les chercheurs se sont longuement intéressés à l'étude « portant sur l'expérience des individus faisant face à l'adversité, ayant subi des traumatismes ou ayant survécu à des situations extrêmes » sans nécessairement la nommer par le terme de résilience.

En explorant le champ de recherche sur la résilience, nous découvrons qu'il existe à son origine trois notions ayant contribué à son émergence, qui sont -le risque, -la vulnérabilité et -l'invulnérabilité.

1.1.1. Le risque et la naissance de la vulnérabilité
1.1.2. De la vulnérabilité à l'invulnérabilité
1.1.3. L'invulnérabilité et la naissance de la résilience

Le risque et la naissance de la vulnérabilité

Historiquement, la notion moderne du risque est apparue en France au XVIIe siècle, en même temps que s'est développée la théorie mathématique des probabilités (INERIS, 2021). L'une des premières analyses importantes de la notion de risque est faite par le sociologue allemand Beck (1986), dans son ouvrage « La société du risque ». Selon Beck, le progrès qui active le développement des sociétés industrielles depuis le XIXe siècle est estimé comme source de richesses, mais aussi cause de menaces, de dangers, d'atteintes à la santé et à la sécurité. Beck considérait ces multiples notions comme des composantes du concept de « risque ». À noter que le risque n'est pas forcément un synonyme de danger. Le risque est associé à une idée d'incertitude et de potentialité de danger. Or, avec le danger, nous sommes pleinement dans l'évidence de ce que le risque représente.

Avant d'intéresser les sciences sociales et humaines, et en particulier la psychologie clinique, la question du risque et l'apparition de maladies pouvant y être rattachées sont un domaine qui a fait travailler les médecins et les chercheurs en médecine. Ce sont Soule et Joël (1999) qui démontrent que, de cette recherche-là, va apparaître une nouvelle préoccupation : la prévention.

Anaut (2007) considère qu'il existe un croisement entre facteurs de risque et facteurs de protection et/ou de prévention dans l'émergence de la résilience. Elle définit les facteurs de risque comme étant « les éléments susceptibles de compromettre l'adaptation sociale et psychique de l'enfant », tandis que le risque d'inadaptation sociale est défini comme « un événement ou une condition organique ou environnementale qui augmente la probabilité pour l'enfant de développer des problèmes émotifs ou de comportement » (Anaut, 2007, p. 331).

En effet, l'entourage de la personne pourrait éventuellement lui porter des ressources positives, voire protectrices, qui lui permettent de se reconstruire et de se remettre debout devant une situation délétère.

Les facteurs de risque qui concernent la famille sont répertoriés de la sorte : « la précarité économique et la pauvreté, l'insalubrité du logement, les troubles mentaux (comme la déficience mentale, la maladie invalidante, l'immaturité, etc.) Le risque est relié à l'inadéquation des attitudes éducatives parentales, à la mésentente chronique et aux conflits familiaux, à la violence intrafamiliale, à la maltraitance et aux abus, à la sous-scolarisation parentale ou encore à la fratrie nombreuse » (Anaut, 2007, p. 331).

Ces facteurs pourront soit déclencher soit empêcher le processus de résilience chez une personne confrontée à une situation traumatique. Nous ne pouvons pas oublier non plus le rôle important des ressources individuelles de la personne dont elle dispose dans le développement de la résilience.

De la vulnérabilité à l'invulnérabilité

Selon Fortin et Bigras (2000), l'invulnérabilité réfère à l'idée que « la constitution de certains enfants est si forte qu'elle ne peut céder à des événements stressants, quels qu'ils soient ». Selon Garmezy (1993), invulnérable signifie « incapable d'être blessé », « ne risque pas de se faire blesser physiquement » et « ne peut pas être agressé. »

À la suite d'une épreuve traumatique, les capacités de résilience de la personne pourraient être activées soit spontanément par l'individu, soit par l'intervention d'un soutien de son entourage.

Dans le cadre clinique, des études intéressantes ont été menées, il y a bien longtemps, par (Anthony et al. 1982) sur les facteurs de risque et de vulnérabilité. Pour eux, les éléments de fragilité familiale prédisposaient à la non -adaptation de l'enfant et à l'apparition de troubles comportementaux et de perturbations psychologiques, voire relevant de la psychiatrie.

Par sa métaphore des trois poupées, Anthony (1974) montre que « la personnalité de chacun s'exprime différemment en réponse à une agression identique. Ainsi, la poupée en verre, la poupée de chiffon et celle de plastique ne réagiront pas de manière identique à un même coup de marteau ».

Une même personne peut se montrer très résistante à certains traumatismes, et beaucoup moins résistante à d'autres. De plus, un même événement n'aura pas le même effet sur différentes personnes.

« Cette résistance ou cette vulnérabilité dépend aussi des caractéristiques de l'environnement, qui peuvent agir comme facteurs de protection, de risque ou d'aggravation » (Anthony, 1974). Les milieux physique et psychologique provoquent alors un risque ; la vulnérabilité et l'invulnérabilité sont désormais un effet déterminant de l'exposition à ces risques. Ainsi, « la maîtrise est une force induite chez l'individu qui les conduit à éprouver sans cesse sa force contre celle de son environnement et à s'affirmer même dans les circonstances catastrophiques » (Anthony, 1974). En d'autres termes, nous voyons Anthony introduire ici l'idée que ce sont bien les risques qui permettent à l'individu de développer ses potentialités.

Cette perspective tend à montrer que les réponses d'une personne face au danger et à l'adversité seraient soit succomber à l'adversité et donc la vulnérabilité, soit surmonter cette adversité en activant les facteurs de protection, et donc l'invulnérabilité, voire la résilience. Nous voyons Anthony ajouter, dans le même ouvrage, que certains facteurs protecteurs vont atténuer les risques, alors que d'autres vont les multiplier. En d'autres termes, les facteurs de protection ne sont pas nécessairement des facteurs de résilience.

Les recherches sur la résilience proposent d'autres analyses dans cette acception linéaire et causale. Elles envisagent le risque et la vulnérabilité d'un côté, et les modes de protection et l'invulnérabilité (voire la résilience) d'un autre côté. Rutter (1993) critique la notion d'invulnérabilité : « le concept semble impliquer que l'invulnérabilité est une caractéristique intrinsèque de l'individu ». Ce modèle d'invulnérabilité, si attrayant, semble-t-il, ne peut guère s'appliquer à tous les individus. Il induit une certaine fixité, ce qui contredit parfaitement les théories de la psychologie clinique, qui, elle, respecte le développement perpétuel de la personne humaine ainsi que ses périodes critiques, la notion du temps et la possibilité du changement, le cycle de la vie.

Il n'y a pas que les ressources internes qui définissent la vulnérabilité ou l'invulnérabilité chez l'individu, mais il faut tenir compte aussi de l'importance du soutien de l'environnement extérieur. Avec ce que nous venons de citer comme éléments de santé mentale, nous concluons avec Rutter qu'il serait faux de dire qu'une personne invulnérable le demeurerait tout au long de sa vie, ou bien qu'une personne vulnérable le resterait toujours.

Ainsi, nous pouvons dire avec Manciaux (2005) que la résilience n'est pas l'absence de risque ni la protection totale et définitive. Elle serait le résultat de l'interaction entre facteurs de risques et facteurs de protection variés.

L'invulnérabilité et la naissance de la résilience

Certains domaines de protection peuvent atténuer le risque de la vulnérabilité. Anaut (2007), parle de trois facteurs qui aident la personne traumatisée à passer de la vulnérabilité à l'invulnérabilité, voire à la résilience. Elle cite les facteurs individuels, les facteurs du contexte familial, et les facteurs socio-environnementaux.

- Parmi les caractéristiques individuelles, nous trouvons : la capacité de résolution de problèmes liée à l'efficience intellectuelle, la compétence langagière, le tempérament optimiste, la capacité à nouer des amitiés et des relations sociales positives, une bonne estime de soi, la tendance à l'anticipation et la capacité à se projeter dans l'avenir, la croyance en ses capacités et en son efficacité, l'attribution interne, l'engagement dans des activités, et enfin le sens de l'humour.
- Parmi les facteurs de protection d'ordre psychoaffectif liés à la famille, nous citons : une relation affective intime et positive avec au moins une personne de la famille (un parent, un grand-parent, un membre de la fratrie, etc.), une relation parentale efficace (avec au moins un parent) basée sur la chaleur affective, l'encadrement éducatif et des attentes élevées, la possibilité de nouer des relations chaleureuses avec la famille élargie (oncles, cousins, tantes, etc.)
- Parmi les facteurs issus du contexte social et environnemental, nous désignons : les facteurs de risque familiaux et environnementaux, les facteurs communautaires ou sociaux, avoir des contacts ou des relations avec des modèles adultes positifs qui peuvent offrir au sujet un modèle d'étayage, le soutien social de certains groupes communautaires. Par ailleurs, l'accès à une bonne qualité éducative et la rencontre avec de bons éducateurs pourraient offrir au sujet des pôles identificatoires positifs pouvant suppléer les inadéquations parentales. À cela, ajoutons une bonne insertion professionnelle.

Cette citation de séries de facteurs pourrait nous induire dans une certaine fixité sans nous fournir un cadre explicatif. Pour cela, nous tenons à dire avec Brown (1982) que la façon de détecter l'invulnérabilité ou la vulnérabilité n'est pas aussi simple, et ne peut guère s'appliquer à tous les individus. Ce n'est que par l'étude des personnes confrontées à de nombreux facteurs de risque, mais qui ne s'effondrent pas, que nous pouvons « identifier les forces qui les ont aidées », et ainsi désigner les facteurs qui « engendrent l'invulnérabilité ». Nous pouvons conclure avec Michallet (2010) en disant que « l'invulnérabilité n'est pas la résilience, car, pour qu'il y ait résilience, il faut au préalable avoir été touché et déstabilisé par un événement. »

Émergence du concept de résilience

Comme nous venons de voir, la vulnérabilité et l'invulnérabilité semblent être des modèles insuffisants pour comprendre pourquoi un certain individu exposé à un haut risque ne succombe pas à la pathologie. Les chercheurs se sont alors mis à se demander, d'après Michaud (1999, p. 827), « quels étaient les facteurs qui permettaient à un individu donné de maîtriser une situation de stress et d'en éviter ainsi les conséquences néfastes du point de vue de la santé et du bien-être. »

Ils ont commencé à étudier les compétences de ces personnes, leurs capacités à faire face au stress, et à minimiser les affects négatifs, leur perception positive d'eux-mêmes, mises en place parmi d'autres dans le processus d'adaptation. C'est alors qu'ils ont regroupé l'ensemble de ces facteurs de protection sous le terme de résilience.

C'est avec Anthony, dans son livre « L'enfant vulnérable », que nous voyons apparaître, probablement pour la première fois, la notion de résilience dans cet ouvrage publié en 1982. Nous le voyons introduire cette notion dans cet ouvrage de référence sur la résilience. Il la distingue notamment des notions de vulnérabilité et de risque. Le premier congrès mondial sur la résilience affirme que l'étude scientifique de la résilience a débuté au cours des années 1960-1970, mais ne s'est véritablement développée qu'au cours des deux dernières décennies, plus particulièrement depuis le début du XXI siècle, et ceci dans les pays anglo-saxons en premier lieu.

Anthony évoque aussi les enfants délinquants de la guerre du Vietnam. Ceux-ci ont été un point d'intérêt pour plusieurs spécialistes dans le domaine de la psychologie, de la psychiatrie, de la neurologie, sans oublier les domaines sociaux et médicaux. Les neuroscientifiques ont remarqué que, lorsque les enfants ne se sont pas entourés d'affection, et qu'ils ne jouissent pas d'hygiène mentale, leur cerveau peut s'atrophier.

En psychologie, Werner a proposé la métaphore du mot résilience utilisée dans le lexique français. Ce terme, propre à l'agriculture, décrit un sol résilient, capable de faire renaître la vie après une mort provoquée par un incendie ou une inondation. Comme nous l'avons mentionné plus haut, le glissement de la métaphore du principe de résilience, du domaine de l'agriculture au domaine de la psychologie, a vu le jour en 1989 lors de l'analyse par Werner des données empiriques de sa recherche longitudinale, qui ne portait pas initialement sur la résilience.

Il nous semble important de reprendre brièvement cette métaphore qui a permis à Werner de s'investir dans une expérience d'éducation à Hawaï, portant sur 698 enfants laissés à eux-mêmes de la naissance à l'âge adulte, et démunis de la moindre attention sur l'île de Kauai. Cette recherche dura une trentaine d'années (de 1955 à 1985). La surprise de l'équipe accompagnant cette population, c'est qu'un tiers de ces enfants à risque n'ont pas connu de troubles particuliers pendant leur enfance, et sont devenus des adultes heureux et compétents. De plus, un nombre considérable de ces enfants à haut risque, ayant connu des problèmes durant leur enfance, ont été capables de se reconstruire à l'adolescence et à l'âge adulte.

Cette recherche montre que ce n'est pas parce que des personnes se développent dans des environnements particulièrement défavorables que cela va entraîner la survenue de troubles et de pathologies. L'environnement familial et communautaire aurait une influence sur la résilience des enfants.

Selon Michallet, un grand nombre de ces enfants ont évolué favorablement aux soins des accompagnateurs. Il montre dans son article que, malgré un sombre pronostic, la famille ou la communauté, qui entoure la personne qui vit des réalités difficiles, pourrait jouer un rôle de réadaptation auprès d'elle en l'aidant à devenir un adulte équilibré, présentant des traits de caractère en commun, tels que le sens de l'autonomie, une bonne estime de soi, un sentiment de cohérence, des dispositions sociales positives, et un contrôle interne.

Étymologie du mot résilience

Ce n'est qu'en 1932 que l'adjectif résilient a été intégré dans le dictionnaire Larousse. La résilience, ici, est un terme propre à la physique pour décrire l'énergie absorbée par un corps à la suite d'une déformation. « À l'origine, le concept de résilience était uniquement associé à la physique et à l'ingénierie » (Michallet, 2010). Ce mot français s'est bien développé aux États-Unis avant son introduction en France dans le domaine de la psychologie à partir des années 90. Ce terme de physique, désignant d'abord la résistance d'un matériau aux chocs, a été largement appliqué au champ de la psychologie dans les pays anglo-saxons. Le mot anglais « resiliency » (Cyrulnik, 2001) unit les idées d'élasticité, de ressort, de ressource et de bonne humeur.

Cyrulnik et Elkaïm (2010) déclarent que le concept de résilience provient de la mesure de la résistance des matériaux. « Il s'agit de la capacité pour une barre de métal à retrouver son état initial après avoir subi un choc ». Le champ sémantique de la résilience s'est ensuite étendu à d'autres domaines, tels que la biologie, la psychologie, l'économie, les sciences sociales, l'écologie et bien d'autres domaines. « Du point de vue étymologique, le mot résilience est composé du préfixe latin re, qui indique un mouvement en arrière, et salir, qui signifie sauter » (Michallet, 2010). Cette origine latine lui donne alors plusieurs sens, comme sauter en arrière, reculer, s'éloigner de, éviter, se retirer sur soi, se réduire ou se replier.

Résilier signifie, notamment en droit, mettre fin à un contrat, à un engagement. Anaut (2003) précise que « la résiliation se situe donc dans le processus de désengagement ». Selon Michallet, ce mouvement de recul, c'est pour « mieux sauter », pour « rejaillir », pour « rebondir » comme le disent si bien les Anglo-saxons, et pour « se reconstruire après un choc », comme l'explique Tisseron. Pour Gianfrancesco (1999), resilio comporte deux conceptions : « celle de contraction, de retour sur soi, et celle de rebondissement, de mouvement dynamique vers l'avant ».

Ce mouvement à double tranchant, qui consiste à revenir en arrière et à sauter en avant, est inhérent au processus de résilience. « Pour qu'il y ait résilience, il faut au préalable avoir été touché et déstabilisé par un événement. » (Michallet, 2010).

La résilience a été médiatisée en France par Cyrulnik. Celui-ci parle de l'origine de cette notion dans son article intitulé « le principe de résilience, ou comment guérir de ses traumatismes et de ses blessures ». Cette notion de résilience, utilisée en psychologie, renvoie à « un ensemble de processus qui consiste pour un individu à surmonter un traumatisme psychologique afin de se reconstruire » (Youmatter, 2019). Comme nous l'avons vu précédemment, ce terme a vu le jour dans le domaine de la psychologie avec Werner (1989), puis s'est développé avec différents spécialistes de la recherche sur le risque et son rôle dans la construction de la résilience.

Ce retour à l'étymologie nous permet de préciser que la résilience est une capacité de résistance impliquant de mettre fin à quelque chose et nécessitant un retour sur soi-même, résistance à laquelle s'ajoute un caractère dynamique permettant de dépasser le choc initial.

Définitions de la résilience

La notion de résilience, nous semble-t-il, a plusieurs ramifications, car « elle propose une approche multidimensionnelle » (Theis, 2006). Depuis une trentaine d'années, les chercheurs qui travaillent dans ce champ définissent la résilience selon deux approches différentes : approche descriptive et approche conceptuelle ou théorique. L'approche descriptive se fait selon leurs observations du terrain, tandis que l'approche conceptuelle se réalise en essayant de comparer la résilience avec d'autres concepts théoriques, tels que le coping, la stratégie de l'ajustement, l'adaptation, la résistance, la résonance et autres. Les différentes approches de la résilience ne sont pas pour l'instant notre sujet d'étude. Nous avons choisi de présenter ici quelques définitions de la résilience qui portent des éléments importants pour notre recherche.

La résilience est-elle une caractéristique de l'individu ?

Selon Cyrulnik (1999), éthologue, psychiatre et psychanalyste, la résilience est « l'art de naviguer dans les torrents ». La résilience, c'est renaître de sa souffrance, c'est réapprendre à vivre après un grand malheur. Elle est une reconstruction après un traumatisme ravageur, après une profonde souffrance. On a été détruit par un trauma. Ou bien on se laisse faire, on est dominé par le passé et, dans ce cas-là, on reste détruit, ou bien on se remet à reconstruire une autre manière de vivre. Être résilient, c'est être capable de se développer en dépit de l'adversité. La résilience est « la capacité à réussir, à vivre et à se développer positivement, de manière socialement acceptable, en dépit du stress ou d'une adversité qui comporte normalement le risque grave d'une issue négative » (Cyrulnik, 1999, p. 8). Normalement, face au malheur et à des situations stressantes, l'individu mobilise ses ressources personnelles et communautaires (au cas où elles existent) pour adopter des attitudes positives lui permettant d'envisager le deuil ou la perte en question.

Par définition, et selon les partisans de la psychanalyse, la résilience est conçue comme un processus, un ensemble de phénomènes harmonisés, où le sujet se faufile dans un contexte affectif, social et culturel. La résilience, répétons-le, « c'est l'art de naviguer entre les torrents » (Cyrulnik, 1999, p. 8). C'est la capacité de transformer un malheur en bonheur. Par quelles armes ? « J'ai appris à transformer le malheur en épreuve. Si l'un fait baisser la tête, l'autre la relève » (Cyrulnik, 1999, p. 9) explique Enjolet.

Cyrulnik (1999) parle de la résilience comme d'« une capacité non pas inhérente au sujet, mais issue d'une confrontation à un terrain hostile, donc comme une compétence qui se construit sur la possibilité de transformer une situation traumatique en une épreuve de laquelle pourrait surgir quelque chose de beau ou de bon, malgré le malheur ». Une mise à l'œuvre de processus adaptatifs s'installe après la perturbation engendrée par des situations à risque.

Quant à Anaut (2012), elle décrit la résilience comme « métaphore poétique quand elle suggère l'aptitude à rebondir au-delà des drames, image réductrice quand elle évoque la solidité de celui qui surmonte les épreuves ». En plus d'être une métaphore et une image, la résilience est également un processus « à partir duquel une personne ou un groupe manifeste sa capacité à se développer bien, à continuer à se projeter dans l'avenir en présence d'éléments déstabilisants, de conditions de vie difficiles, de traumatismes sévères et/ou répétés » (Anaut, 2012). La résilience ne signifie pas l'acceptation du traumatisme vécu ou son dépassement, mais il s'agit d'une évolution positive permettant certaines stratégies adaptatives.

À partir de son expérience clinique « avec des enfants et des jeunes maltraités en famille ou en institution et victimes de différentes modalités d'agression sexuelle » (Manciaux, 2015), Manciaux considère la résilience comme « un autre regard qui ne réduit pas l'autre à sa souffrance pour les victimes, à leurs crimes pour les agresseurs, et qui cherche, au-delà de ces réalités, les ressources, au moins potentielles, pour un autre destin » (Manciaux, 2015, p. 382). Nous le voyons définir la résilience comme « la capacité d'une personne ou d'un groupe à se développer bien, à continuer à se projeter dans l'avenir, en présence d'événements déstabilisants, de conditions de vie difficiles, de traumatismes parfois sévères » (Manciaux, 2015, p. 382). Manciaux rejoint Cyrulnik et Anaut, dans le fait de mettre l'accent sur la résilience comme un concept dynamique donnant lieu à un processus adaptatif face au traumatisme.

Les définitions citées ci-dessus s'appuient sur l'aspect dynamique de la résilience, et mettent l'accent sur les notions de résistance, de résonance et de reconstruction. D'autres chercheurs, comme Rutter, se sont rendu compte que la résilience n'est pas une simple caractéristique de l'individu, mais qu'elle est le résultat de son interaction avec l'environnement. Les définitions qui suivent insistent sur la notion d'interaction. Les auteurs cités ci-dessous considèrent la résilience comme un processus. Il ne nous est pas paru important d'opérer une distinction entre les deux courants, car il nous semble que toutes les définitions se complètent. Les unes mettent en évidence le rôle du traumatisme ou d'une situation déstabilisante qui a eu lieu au départ. Les autres parlent moins de cette épreuve ayant un effet traumatique. Nous y reviendrons plus loin dans une partie consacrée au thème du traumatisme et à sa relation avec la résilience.

La résilience est-elle un résultat ou un processus ?

Rutter a mené une recherche qui a duré 10 ans sur l'île de Wight (de 1964 à 1974) avec des familles de Londres. Cette étude portait sur la prévalence des troubles mentaux chez des enfants de 9 à 12 ans issus de familles très précaires, considérées comme à risque (délinquance, criminalité paternelle, familles nombreuses, discorde conjugale, troubles psychiatriques chez la mère, et enfin placement de l'enfant en institution ou en famille d'accueil).

Cet éminent chercheur met l'accent sur la complexité de ce phénomène qu'est la résilience. Il a proposé la définition suivante : « la résilience est caractérisée par un ensemble de processus sociaux et intrapsychiques qui permettent d'avoir une vie saine dans un milieu malsain. Elle se réalise au cours du temps, selon des combinaisons hasardeuses entre les attributs de l'enfant et le contexte familial, social et culturel » (Anaut, 2015).

Comme nous l'avons vu, un peu plus haut (avec Manciaux, Cyrulnik et Anaut), la résilience ne pourrait pas se limiter à une capacité ou à un potentiel existant au préalable chez la personne humaine.

Rutter poursuit sa pensée en disant que : « La résilience n'est pas une caractéristique de l'individu au sens strict du terme, mais de la personne en interaction avec son environnement humain. Nous pouvons donc concevoir la résilience à partir de l'individu, puis en cercles concentriques toujours plus vaste, jusqu'à l'ensemble de la société » (Vanistandael & Lecomte, 2000, p. 159).

La volonté du sujet de faire face aux événements traumatisants ne suffit pas à elle-même. Nous voyons Rutter mettre l'accent sur le rôle primordial du soutien provenant de l'entourage familial, communautaire et social dans la réalisation de la résilience comme processus, qui vient compléter la volonté du sujet de faire face aux événements traumatisants.

Guedney (1998) parle des déterminants précoces de la résilience. Il pense que « La résilience est donc bien un processus complexe, un résultat, l'effet d'une interaction entre l'individu et son environnement. L'aspect-clef de cette relation, c'est bien, semble-t-il, la capacité d'être en relation avec l'autre : on n'est pas résilient face à tout et n'importe quoi, et on ne l'est en tout cas pas tout seul, sans être en relation ».

À son tour, Guedney relève l'importance d'un réseau de soutien social autour de la personne traumatisée, exposée à de grandes épreuves. Il ne va pas de soi qu'une personne se remette debout toute seule devant toute situation stressante. Par conséquent, son interaction avec l'environnement qui l'entoure pourrait lui assurer des facteurs de protection contre les effets négatifs du traumatisme.

Comme le précise bien Anaut (2003), « Les observations de cette étude ont contribué à poser les bases d'une analyse du fonctionnement de la résilience, en soulignant la dynamique du processus résilient, son évolution au cours du développement du sujet et sa variabilité dans le temps et en fonction des sujets ».

La résilience serait alors le résultat d'une recherche continue de l'équilibre entre les facteurs de risque, la vulnérabilité, et les facteurs de protection.

Cyrulnik (2002) considère que « La résilience constitue un processus naturel où ce que nous sommes à un moment donné doit obligatoirement se tricoter avec ses milieux écologiques, affectifs et verbaux. Qu'un seul milieu défaille et tout s'effondrera. Qu'un seul point d'appui soit offert et la construction reprendra ».

Les ressources dont disposent les milieux qui entourent la personne en difficulté et son mode de relation avec son contexte favorisent un meilleur développement des processus de deuil et de résilience.

Selon Fonagy et al. (1994), la résilience est « un ensemble de processus sociaux et intrapsychiques, lesquels prennent place à travers le temps et en fonction des combinaisons des différents attributs de l'enfant, de la famille et des environnements sociaux et culturels ». Ainsi, nous comprenons la résilience comme un processus d'aménagement entre le risque et les facteurs protecteurs qui viennent faire face au risque et évitent d'y succomber.

Anaut et Cyrulnik (2014) rappellent que « la résilience est un processus non réductible à un état, qui s'étaye sur des ressources individuelles du sujet, mais contextualisées avec celles de l'écosystème psychoaffectif et social dans lequel il évolue ».

Nous citons avec eux :

- L'importance des interactions précoces au cours des premières années, avant l'acquisition de la parole.
- Le fonctionnement des familles qui peuvent faciliter le processus de la résilience ou l'entraver
- Les structures sociales, comme l'école, les institutions éducatives, soignantes et culturelles qui engendrent des développements résilients ou les empêchent.

En effet, le processus de résilience est fortement lié à l'histoire personnelle de la personne, aux relations nouées dans sa première enfance, au fonctionnement de la famille dans laquelle elle a grandi, et aux structures du contexte social dans lequel elle se trouve.

Fonagy et al. (1994) ont démontré que « la qualité des expériences d'attachement n'améliore pas seulement le développement des structures physiologiques et des fonctions psychiques, mais également la capacité d'interpréter ses propres émotions et celles des autres et, par conséquent, de donner du sens aux expériences réalisées ou aux situations vécues afin d'y réagir adéquatement ».

La réalisation du travail de deuil, étape importante dans le processus de la résilience, est intrinsèquement liée aux premières expériences d'attachement vécues par la personne.

Les liens d'attachement, étudiés en premier par Bowlby, ont une grande influence dans la construction de la vie psychique de l'individu. Ils permettent à la personne de créer des relations sécurisantes avec l'autre, de lui faire confiance, et de trouver chez lui sécurité et affection. Selon Michallet (2010), « cette sécurité psychique de base permettrait à l'individu de faire face, dans la suite de son développement et de sa vie, à des épreuves ou à des traumatismes, de s'y adapter, de les surmonter et de profiter de ces événements pour acquérir de nouvelles capacités ou de réaliser de nouveaux apprentissages ».

Anaut (2019), psychologue clinicienne et professeure à l'université Lyon–II, considère la résilience comme « un processus plus qu'une capacité ». Face à un drame intime, la personne en question met en jeu « des compétences pour que s'opèrent une reconstruction psychique et sociale et la reprise d'un nouveau développement », ajoute-t-elle (Anaut, 2019). Nous la voyons souligner l'existence de deux grandes phases sur le chemin de résilience : la préservation de « l'effraction psychique » afin de contenir l'angoisse, et les émotions mortifères, et « la quête de sens » afin de sublimer le trauma.

Nous nous contenterons, pour l'instant, de cette petite description de la résilience comme processus, car nous allons développer ultérieurement le rôle des mécanismes de défense dans l'élaboration d'une telle dynamique de reconstruction après une épreuve de la vie.

Peut-on parler de personnalité résiliente ?

Si nous parlons d'une « personnalité résiliente », ceci implique qu'il existe des personnalités non résilientes. Cependant, nous entendons bien Cyrulnik (1999), promoteur de ce concept en France, lui-même dire que « nous sommes tous des résilients, puisqu'aucun d'entre nous n'aura eu la chance d'ignorer la souffrance ».

De toute la littérature que nous venons de présenter ci-dessus, nous retenons que la résilience n'est jamais acquise une fois pour toutes. Elle ne correspond donc pas à un type précis de personnalité. De plus, « si réelle qu'elle puisse être, la résilience ne met pas à l'abri des rechutes et n'est pas dénuée de possibles effets pervers, comme la banalisation, la confusion, la récupération, l'in-compréhension et rejet » (Manciaux, 2005). Comme le dit bien Manciaux (2005), « à chaque instant, la résilience met en jeu l'interaction entre l'individu lui-même et son entourage, entre les empreintes de son vécu antérieur et le contexte du moment en matière politique, économique, sociale, humaine ».

Au-delà de son contexte social et de ses ressources personnelles, le processus de résilience dépendra aussi de l'inconscient individuel et de l'inconscient collectif et de la personne humaine. Les représentations de l'inconscient collectif, fondement de la psyché, conditionnent notre manière de faire face aux épreuves difficiles.

Anaut (2015) parle de la difficulté rencontrée par certains scientifiques à démontrer qu'il existe un trait de personnalité spécifique déterminant la résilience chez l'individu. « Cette impossibilité de vérifier l'existence d'une personnalité résiliente contribue à renforcer l'hypothèse d'un potentiel de résilience présent chez tous les sujets, quelle que soit leur personnalité ». Il existe éventuellement certains traits de personnalité, qui participeront à la mise en jeu de la résilience, comme la sociabilité, l'empathie et l'extraversion, ajoute-t-elle.

Les deux chercheurs Wolin (Steven & Sybil, 1993) retiennent sept caractéristiques présentes dans le fonctionnement résilient. Selon eux, « le soi résilient (resilient-self) est composé des traits suivants : la perspicacité, l'indépendance, l'aptitude aux relations, l'initiative, la créativité, l'humour et la moralité ». Ces caractéristiques sont considérées comme de simples facteurs qui protègent l'individu face à l'adversité. Les observations cliniques montrent que la résilience, chez un individu, n'est pas acquise une fois pour toutes, mais qu'elle correspond à un mode de fonctionnement évolutif et non statique.

La définition retenue

Il est nécessaire pour tout chercheur de se positionner face à une multitude infinie de définitions de la résilience, et de tenter d'en retenir une seule pour son travail. C'est sur cette définition retenue que notre réflexion va porter.

Dans la définition que nous allons retenir, il doit y avoir l'élément traumatique. Elle porte, d'une part, sur l'impact du traumatisme, sur l'agonie psychique et/ou l'effraction du système intrapsychique, et sur la déchirure des liens. D'autre part, elle parle de la résistance, de la reprise du développement, en interaction du sujet avec son environnement. Et aussi de la reconstruction des liens et du tricot ou du tissage résilient, qui débute dès la naissance, et se poursuit tout au long de la vie. Pour nous, la résilience ne se réduit pas à une simple résonance, ou une adaptation qui protège face à des événements adverses passagers. Cependant, nous croyons qu'un cumul d'événements de vie négatifs pourrait avoir un impact de traumatisme sur le sujet, surtout quand ces événements dépassent son seuil de tolérance.

Nous sommes en accord avec Bourbeau (2016) quand il parle du « piège de l'infinie interprétation par lequel aucune vérité (avec un « V » majuscule) n'est possible et que donc toutes les interprétations se valent et s'égalent ». Sur ce, notre objectif ne serait pas de chercher une théorie générale de la résilience, mais plutôt d'adopter des « vérités plusieurs (avec un « v » minuscule) ». Nous sommes conscients que la définition retenue a ses limites, et qu'elle porte un manque de connaissance du monde évolutif, dans lequel nous nous retrouvons.

Nous voulons insister, avec de Tichey et Lighezzolo (2004), sur la notion de temporalité. Nous entendons par cela que le traumatisme subi n'engendre pas d'effondrement durable, que ce soit sur le plan psychique, comportemental ou somatique. Ces deux auteurs posent la question suivante : « comment résister en restant normal ? ». En d'autres termes, comment résister sans tomber dans une décompensation, voire en passant de la normalité à la pathologie.

Nous tenons à la notion du « Tissage résilient ou Tricot résilient » dont parle Cyrulnik, et au développement du potentiel résilient qui existe en chacun de nous. Ce développement n'est autre qu'un processus d'interaction entre le sujet, ses compétences psychiques, et son environnement procureur de facteurs et de tuteurs de résilience.

Notre définition tient compte de la réalité externe, de l'interaction continue entre les ressources internes du sujet (ses capacités, son fonctionnement intrapsychique) et ses ressources externes (environnement familial, social, etc.).

Enfin, nous sommes entièrement d'accord avec les chercheurs qui pensent que le traumatisme ne peut être entièrement dépassé et qu'il laissera des marques de vulnérabilité. Nous choisissons d'observer le « Tricot résilient » comme étant « sur le plan externe une adaptation aux réalités environnementales et sur le plan interne une sortie de l'état de sidération traumatique initial, avec une restauration de la capacité d'élaboration mentale » (de Tichey et Lighezzolo, 2004). Ce travail d'élaboration du traumatisme est nécessaire pour faire la liaison entre représentations et affects.

Domaines ou contexte de résilience et ses limites dans un cadre psychopathologique

Le champ de la résilience est bien vaste. Les chercheurs parlent de la résilience dans plusieurs domaines. Luthar considère qu'il est important de chercher à définir la résilience, mais que la compréhension de cette définition reste incomplète si nous ne prenons pas en considération « les domaines spécifiques dans lesquels les sujets se sont adaptés avec succès » (Anaut, 2015, p. 127). Pour Anaut (2015, p. 128), chaque domaine de la résilience est lié à des compétences adaptatives différentes des autres. Par exemple, « la résilience sociale sera liée à l'évaluation de compétences sociales adéquates ; la résilience scolaire à la mise en évidence de compétences adaptatives dans le domaine cognitif et scolaire et la résilience émotionnelle sera associée à un certain bien-être psychologique ou à l'absence de perturbations psychologiques ».

Nous pouvons dire que le sujet pourrait être résilient dans un domaine, sans être nécessairement capable d'opérer un processus de résilience dans d'autres domaines.

En nous rappelant les différents critères de résilience qui peuvent exister, De Tychey (2001) s'arrête sur les chances de la réalisation de la résilience chez l'enfant ou chez l'adolescent qui ne sont pas les mêmes chez l'adulte ou la personne âgée. Cette réflexion vient appuyer ce que nous avons précédemment dit, à savoir que la résilience est le fruit d'un fonctionnement intrapsychique en interaction avec l'environnement.

« L'approche de la résilience par domaines est très pertinente dans la clinique et l'étude de cas » (Anaut, 2015). Cette réflexion faite par Anaut vient appuyer notre choix de consacrer une place aux domaines de la résilience dans la partie théorique de notre présente recherche, qui contient des études de cas. Nous avons choisi de parler, dans ce qui suit et, selon l'ordre alphabétique, de : la résilience affective, la résilience anthropologique, la résilience artistique, la résilience culturelle, la résilience écologique, la résilience familiale, la résilience de l'informatique, la résilience juridique, la résilience professionnelle, la résilience psychologique, la résilience scolaire et la résilience socio-économique. Ensuite, nous nous focaliserons sur les limites de la résilience en général, et en particulier dans le cadre psychopathologique.

La résilience affective

Comme nous l'avons exposé, la construction de la résilience dépend de multiples facteurs. Pour Anaut, le processus de résilience « résulte du maillage complexe entre des aptitudes individuelles (psychiques, cognitives, comportementales) et des compétences psychoaffectives familiales » (Cyrunlik & Jorland, 2012). Au dire d'Anaut, ces compétences affectives acquises durant l'enfance constituent une sorte de « réservoir de protections qui vont aider [le sujet en danger] à se préserver de la désorganisation psychique et à renouer avec la chaîne développementale » (Cyrunlik & Jorland, 2012, p. 65). Ces compétences psychoaffectives familiales et individuelles font partie intégrante d'une série de facteurs qui donnent naissance à la résilience.

Cyrulnik (2015), Anaut (2015) et bien d'autres auteurs de la résilience ont montré l'importance de la relation à l'autre dans l'élaboration du processus de résilience. « Ce tissu relationnel peut permettre de trouver des étayages extérieurs qui vont renforcer les ressources internes et parfois remédier aux défaillances personnelles, lorsque les ressources internes s'épuisent et trouvent leurs limites » (Cyrunlik & Jorland, 2012, p. 66). Ainsi, nous pouvons estimer l'influence des liens affectifs, noués durant l'enfance, et la considération des attaches affectives dans la construction de la résilience après les traumatismes.

Nous nous sommes arrêtés sur les liens affectifs instaurés durant l'enfance, selon la théorie de Bowlby et de ses successeurs, en nous interrogeant sur la résilience comme résultat, ou comme processus. De plus, nous allons développer cette théorie de l'attachement en abordant les facteurs de la résilience. Nous allons également tenter de montrer comment ces liens affectifs évoluent au fil du temps et comment ils peuvent servir de base à un néo développement en contribuant à la résilience sous diverses formes.

En effet, il nous semble judicieux de parler de l'importance de la création des liens affectifs durant les périodes de vie, et, en particulier, de celle qui déclenche des bouleversements physiques et psychiques. Notamment lors de l'adolescence, des crises de l'âge adulte ou encore du vieillissement, de telles « expériences nouvelles de liens affectifs ou un travail d'élaboration psychothérapique peuvent provoquer la mise en jeu d'un processus de résilience ou aider à son aboutissement » (Cyrunlik & Jorland, 2012).

Dans le même ouvrage, Anaut s'interroge, non seulement sur l'impact des premiers liens affectifs tissés avec des membres de la sphère familiale, mais aussi sur l'effet des liens affectifs et des relations de confiance nouées plus tard avec des personnes en dehors du groupe familial « qui peuvent contribuer à aider le sujet blessé dans son cheminement résilient » (Cyrunlik & Jorland, 2012).

Les nouvelles observations cliniques réfutent le déterminisme attribué auparavant aux premiers liens d'attachement mère-enfant. Les récentes recherches nous mènent à reconsidérer « la question du multidéterminisme dans l'établissement des liens d'attachement et leur évolution possible au cours du développement des individus » (Cyrunlik & Jorland, 2012). Les liens affectifs précoces pourront faciliter, ou non, la résilience du sujet face à un traumatisme futur. Cependant, « il ne faut pas les considérer de manière déterministe sur le devenir des sujets. Ils peuvent évoluer au fil du développement et des aléas de la vie familiale et relationnelle des sujets » (Cyrunlik & Jorland, 2012).

Au dire d'Anaut, même si l'enfant a eu la malchance d'avoir une relation insécurisante avec sa mère, il pourra trouver, à travers des expériences affectives secondaires vécues ultérieurement au cours de sa vie, « un noyau de sécurité sur lequel le sujet pourra trouver des bases d'un fonctionnement résilient » (Cyrunlik & Jorland, 2012). Ces nouveaux liens contribuent à réactiver « les graines de sécurité » introuvables dans la petite enfance. Ainsi, selon Anaut, lorsque les attachements précoces sont défaillants ou inopérants, la construction de liens d'attachements structurants alternatifs, source de support face aux traumatismes rencontrés au cours de la vie, est toujours possible.

« Le récit des individus résilients fait fréquemment état de l'importance du soutien d'un tiers bénéfique, d'un ami confident, d'une personne qui les a soutenus en leur offrant une écoute, une aide, ou en leur proposant un modèle [...] Ces rencontres, signifiantes dans le cheminement psychoaffectif, montrent l'importance du lien structurant dans le processus de résilience. Elles constituent pour les personnes en détresse des pôles d'étayage qui vont les aider à surmonter l'adversité [...] à supporter les souffrances et à les dépasser. C'est la croyance en l'autre qui renforce la confiance en soi et aide le sujet à construire un nouveau type de développement » (Cyrunlik & Jorland, 2012), disait Cyrulnik.

L'empathie offerte par un tiers ami, existant dans la vie d'une personne traumatisée, pourrait l'aider à fortifier sa faculté de se préserver psychiquement contre l'adversité.

Nous clôturons notre analyse de cette sélection de la littérature sur la résilience affective en disant avec Anaut (2012) que le soutien affectif joue un rôle principal dans le cheminement de la résilience. Il aide à la contenance des affects négatifs, puis, en seconde étape, il sert d'étayage en vue d'un développement nouveau. Ce fonctionnement de protection contre les effets négatifs du traumatisme aide le sujet agressé à relativiser les conséquences néfastes, et à se projeter dans l'avenir.

La résilience anthropologique

Dans le cadre des études menées par la Chaire de recherche du Canada sur l'identité culturelle des métis du Canada (2004-2014), par le biais du concept de résilience comme outil de différenciation identitaire, Gérard et Gagnon (2017) ont considéré que la résilience « fait aujourd'hui référence à un ressort psychologique et à une aptitude individuelle et sociale consistant à se reconstruire et à continuer de se développer de façon optimale malgré des conditions environnementales ou sociales traumatiques ».

Ces deux chercheurs analysent la résilience d'un individu et celle d'une communauté d'individus comme « la persistance d'une vitalité et par la poursuite de leur développement en contexte d'adversité. Elle dénote une stratégie déployant l'action, et dans ce sens est intimement liée aux stratégies identitaires et au concept d'agencéité » (Gérard & Gagnon, 2017).

Selon Ortner (2006), « le concept d'agencéité œuvre principalement dans le domaine des pratiques et des interactions sociales et se montre particulièrement utile dans l'étude des facteurs permettant aux individus en situation de domination à large échelle (esclavage, colonialisme, racisme) de continuer à soutenir une vie significative et culturelle, en marge du pouvoir ».

La pratique de la concentration sur le positif aide la personne en difficulté à prendre mentalement le dessus sur le négatif. Repenser la norme imposée aide à la mobilisation des capacités individuelles et communautaires pour faire face à la souffrance ou à l'injustice procurées par son pouvoir.

Nous les voyons adopter la définition de Michallet (2009) qui explique la résilience en ces termes : « Pour qu'il y ait résilience, il faut au préalable avoir été touché et déstabilisé par un évènement. Il faut y avoir été, jusqu'à un certain point, et, dans un premier temps, vulnérable, puis, avoir cherché et réussi à s'adapter et à croître à travers les contraintes induites par cet événement ».

Selon Gérard et Gagnon (2017), la notion de résilience en anthropologie se distingue de la notion anglo-saxonne de « coping » développée par Lazarus et Folkman (1984), et de celles de « sense of coherence » et d'« empowerment ».

Selon Bonnano (2004), le coping est défini comme la capacité de gérer le stress et se différencie de la résilience, essentiellement par « la notion de croissance et de rebondissement ».

Les concepts de résilience, de coping, de sentiment de cohérence et d'empowerment sont bien liés les uns aux autres. Ils s'articulent aussi avec le système de valeurs de la personne humaine, avec son milieu de vie, avec son comportement et aussi bien évidemment avec ses capacités psychiques et physiques.

Par ailleurs, le « sense of coherence » correspond, selon Michallet (2009), à « une orientation dispositionnelle pouvant aider à prévenir une destruction, une rupture, lors de situations très stressantes » (Gérard & Gagnon, 2017). Le sentiment de cohérence est considéré alors comme une disposition intérieure qui protège le système psychique de l'individu contre toute détérioration possible.

Par ailleurs, l'« empowerment » est une notion présentée par Michallet (2009) comme « un processus par lequel une personne qui se trouve dans de conditions de vie plus ou moins incapacitantes développe [...] le sentiment qu'il lui est possible d'exercer un plus grand contrôle sur les aspects de la réalité psychologique et sociale »] (Gérard & Gagnon, 2017).

En se basant sur des études tenant compte à la fois des outils quantitatifs (comme les échelles de mesure), qualitatifs (tels que les récits et les groupes de paroles), et comparatifs, Gérard et Gagnon (2017) ont repéré trois processus participant à la résilience anthropologique, résistance, adaptation et reconstruction :

- Dans la phase de résistance, l'individu (ou la communauté) se confronte à l'adversité, et supporte les altérations produites par le choc.
- Dans la phase de l'adaptation, les individus produisent un ajustement aux modifications du nouveau contexte. Ceci ne se fait pas sans renoncements.
- Dans la phase de rebond orienté vers une reconstruction, les individus récupèrent ce qui a été abandonné durant les processus de résistance et d'adaptation.

Cependant, la comparaison des modalités de résilience utilisées par les communautés, faisant l'objet de cette recherche, a montré clairement qu'« une résilience réussie ne se mesure pas tant par la reconstruction de ce qui a été perdu que par la capacité des individus à poursuivre leur combat » (Gérard & Gagnon, 2017). Les métis n'ont pas tous réussi à obtenir la reconnaissance de leur identité. Néanmoins, leur maintien dans cette dynamique des trois processus de résistance, adaptation et reconstruction, est un témoignage d'une profonde résilience anthropologique.

La résilience artistique

Dans une interview, Cyrulnik dit : « si je regarde une œuvre d'art, je la fais vivre et ce sentiment codifie ce que je regarde. L'art permet de se rapprocher de l'âme en tant que processus graduel qui se construit au gré des rencontres et interactions avec les autres. Sans cette altérité, l'art n'est pas possible, ne peut exister. C'est pour cela qu'un bébé seul ne peut avoir accès à l'art, car il n'est pas capable de métamorphoser ce qu'il voit et ce qu'il ressent. Il n'est pas capable de transformer l'horreur du réel en merveille, par exemple. Il suffit de penser à tous ces tableaux des grands maîtres où les massacres peints et représentés sont souvent qualifiés de beaux. C'est cela la résilience que permettent les œuvres d'art. Celles-ci permettent la transformation de la souffrance en beauté. La représentation permet de métamorphoser en production artistique une blessure qui a été bien réelle… Regardez dans les musées, la plupart des œuvres d'art sont des victoires contre le malheur. Je pense aux tableaux de Picasso, aux œuvres qui représentent les batailles sanglantes, un Christ en croix qui ressuscite, ce sont des œuvres d'art qui transforment la souffrance en bonheur ».

Selon Cyrulnik (1999) donc, l'art et la créativité sont deux facteurs protecteurs participant à la résilience. La résilience permet d'« inventer une stratégie de retour à la vie, et de partager de manière inédite et surprenante nos secrets les plus intimes. La vie apporte réparation à la vie, et c'est bien cela qu'apporte l'art en tant que facteur de résilience ».

Il considère que l'une des fonctions du théâtre grec serait « la mise à distance », à travers la représentation, d'où la nécessité de « retravailler la représentation d'un malheur en en faisant un récit, une image ».

Nous allons développer ultérieurement le rôle de l'art dans le processus de résilience en abordant les mécanismes de défense, en particulier liés à la créativité artistique.

La résilience familiale

Au dire d'Anaut (2015), les études sur la résilience, à ses débuts, s'intéressaient à l'observation de la personne en soi. « Cependant, étant donné l'importance de l'interaction de l'individu avec son environnement affectif et social…, des applications sur le terrain se sont intéressées aux caractéristiques susceptibles de contribuer à la résilience du groupe familial ».

Les structures et les modes relationnels varient d'une famille à une autre. L'émergence de la résilience est fortement liée aux étayages familiaux. De plus, les comportements du groupe familial vis-à-vis d'un sujet traumatisé jouent un rôle déterminant dans la stimulation ou la non-stimulation du processus de résilience.

Certains auteurs, comme Pourtois et Desmet (2000), ont mis en avant l'influence du contexte familial, sa configuration, et ses modes de fonctionnement, notamment éducatifs, dans le développement d'une résilience individuelle.

Selon Anaut (2015), les caractéristiques des familles dites résilientes sont nombreuses. Elle cite : « la stabilité et la cohésion familiales, la souplesse vis-à-vis du changement, la résistance au stress, la communication, les rituels et les célébrations ». Face aux catastrophes, la famille, qui est capable de considérer les événements traumatogènes comme une « expérience partagée » et une occasion pour établir des liens plus solides avec la collectivité, facilite le processus de résilience de chacun de ses membres, ajoute-t-elle.

Anaut (2015) explique, par ailleurs, que le processus de résilience familiale dépend de plusieurs facteurs, tels que le contexte et les particularités de l'adversité, de la période de développement traversée par la famille, et des ressources de la famille au moment du traumatisme.

Delage (2012) distingue entre résilience dans la famille, résilience familiale, et résilience des familles. Selon lui, la résilience dans la famille est la version familiale du « tuteur de résilience ».

En d'autres termes, nous parlons de résilience dans la famille, quand la famille mobilise ses ressources et « aide l'un des siens psychiquement blessé à se dégager en partie de ses souffrances et à s'engager lui-même dans un processus de résilience » (Cyrulnik & Jorland, 2012). Tandis que la résilience familiale engage l'ensemble familial dans un processus de résilience groupale. « Elle implique le maintien ou la restauration d'un bien-être pour chacun et la reprise, ou la poursuite, d'un cycle de vie pour la famille » (Cyrulnik & Jorland, 2012), face à un traumatisme qui advient dans la vie de tout le groupe familial, explique-t-il.

Quant à la résilience des familles, elle est considérée par les auteurs anglo-saxons comme « plus orientée vers un travail de bientraitance et la mise en place de facteurs de protection, vers un travail sur le traumatisme » (Delage, 2012). Cette dernière figure de résilience familiale met l'accent sur les capacités de surmonter le stress, et les ressources adaptatives des familles défavorisées, appartenant à des contextes socioéconomiques bien démunis.

Selon Delage (2012), cette « résilience adaptative » a eu lieu par exemple chez les victimes du tremblement de terre d'Haïti, les victimes du tsunami au Japon et les populations défavorisées des favelas au Brésil.

L'étude clinique de la résilience familiale montre que les réactions familiales se font sur trois niveaux : individuel, interpersonnel et groupal. Selon Delage (2012), elle présente plusieurs caractéristiques :

- « Une catastrophe privée concernant une famille dans sa singularité et conduisant à un travail thérapeutique spécifique.
- Une catastrophe collective concernant un nombre plus ou moins élevé de victimes et conduisant à la mise en place de dispositifs d'aides dans les suites immédiates des drames.
- L'ensemble d'une population, d'une communauté soumise à des conditions adverses d'existence et susceptible de faire l'objet d'interventions socio-éducatives à visée préventive ».

Quel que soit le type de la catastrophe survenue dans la famille, le traumatisme provoque une déchirure de l'intime familial et impose un lâcher-prise du contrôle, un abandon « du pilotage automatique pour adopter d'autres modalités de fonctionnement par des stratégies adaptatives » (Delage, 2012).

Ainsi, la résilience n'est plus un état. Delage définit la résilience comme « un processus qui inscrit des mécanismes dans la durée, toujours susceptibles de connaître des arrêts, des reprises, des changements au fil du temps, en fonction des événements vécus, des personnes rencontrées, du contexte environnemental, social et historique » (Delage, 2012).

Face à toute situation stressante, les émotions négatives augmentent, pouvant créer un blocage cognitif. Selon Delage, seule « une vie cognitive narrative » capable de libérer la parole permet un travail d'élaboration, de transformation de l'expérience vécue, et de mise en sens. À ce raisonnement, Cyrulnik (2010) ajoute d'autres déterminants spécifiques à la résilience familiale, comme le changement perpétuel de l'environnement socioculturel dans lequel se trouve la famille, ainsi que l'évolution de chaque membre de la famille avec l'âge, et au gré de ses rencontres.

La résilience écologique

En écologie, « la résilience exprime d'une part la capacité de récupération ou de régénération d'un organisme d'une population, et d'autre part, l'aptitude d'un écosystème à se remettre plus ou moins vite d'une perturbation » (Koninckx & Teneau, 2010).

Dans le domaine des systèmes écologiques, Pimm (1984), considère la résilience comme « le temps mis par le système pour retourner dans un voisinage de l'équilibre après avoir été éloigné de cet équilibre par une perturbation ». Selon Martin (2005), cette définition est une pure transposition de l'idée d'équilibre des forces, de la physique au monde naturel. Néanmoins, cette mathématicienne adopte son contenu, et affirme que la résilience, en écologie, mesure le temps de retour à l'équilibre d'un système après une perturbation.

La résilience informatique

Selon Koninckx et Teneau (2010), la résilience en informatique concerne « la qualité d'un système qui lui permet de fonctionner en dépit d'anomalies liées aux défauts d'un ou plusieurs éléments constitutifs ».

Face à un problème inattendu dans le domaine de l'informatique (par exemple, des attaques de hackers, interruption soudaine d'internet, etc.), la résilience serait de prévenir les attaques, d'être capable de sauvegarder les données informatiques ou de les récupérer rapidement et de continuer les activités par le biais de moyens substitutifs.

Wandesk (n. d.) définit la résilience informatique comme « la capacité d'une entreprise ou d'une organisation à assurer la continuité de son système d'informatique, même en cas de panne matérielle, de surcharge d'activité, de piratage informatique ou de tout autre incident. La résilience informatique. Il s'agit de s'adapter à toutes les situations, qu'elles soient fréquentes ou inattendues ». Elle réduit les perturbations de l'activité en cours (commerciale, hospitalière, scolaire, aérienne, etc.).

Wandesk (n. d.), société d'infogérance à Paris, considère la résilience informatique comme l'acte de « reprendre, reconstruire et remettre en route un système informatique après une panne ou un sinistre ». Elle développe les différents enjeux de la résilience informatique :

- Minimiser la perte de productivité.
- Assurer un bon fonctionnement de la productivité de l'entreprise en cas de problème.
- Se protéger contre le vol de données.
- Activer le travail collaboratif et l'accès aux données en permanence.
- Être capable de réagir à une attaque.

La résilience informatique suppose une organisation multifactorielle qui aiderait à réagir d'une manière efficace face aux événements inattendus et à des perturbations de l'activité faite à travers le système informatique.

Boddaert (2017) a abordé le sujet de la sécurité informatique comme étant « une problématique qui doit plus s'entendre sous l'angle de la résilience que celui de la certitude ». L'auteur considère cette résilience comme une stratégie de protection des systèmes. En parlant de la résilience informatique, il la définit ainsi : « La résilience est la capacité pour une organisation à se recomposer après un événement désastreux, comme la graine qui assure la présence d'une plante après un incendie » (Boddaert, 2017).

Les spécialistes, responsables du développement des logiciels, ont intérêt à se former à la méthode utilisée par les cybercriminels afin de pouvoir faire face à leurs éventuelles attaques.

Selon Boddaert (2017), les données informatiques les plus confidentielles ne sont jamais à l'abri d'une erreur humaine (oubli d'un mot de passe, connexion non sécurisée, utilisation du terminal par un tiers, etc.). Vouloir maîtriser l'ensemble des accès aux données n'est plus possible, vu l'évolution rapide des problématiques de sécurité informatique et puisqu'aucun technicien n'est capable d'assurer la fiabilité totale d'un système. Pour cela, il est nécessaire de sensibiliser à la sécurité numérique, et de « rester dans une démarche positive en insistant sur les gains en termes de sécurité des données aussi bien professionnelles que personnelles ».

Face à l'évolution rapide du monde de l'informatique, et avec l'arrivée de l'internet mobile, adopter la stratégie de sécurisation n'est plus simple et devient moins fiable. Ce chercheur en informatique conseille aux entreprises de passer de la stratégie de résistance à une stratégie de résilience. La stratégie de résilience suppose que les entreprises soient entourées d'équipes professionnelles, capables de faire une récupération efficace des données endommagées et qu'elles « intègrent leur environnement technique dans un écosystème de partenaires permettant de partager la tâche de la fiabilité de l'infrastructure » (Boddaert, 2017).

La résilience juridique

« L'inefficacité des systèmes traditionnels de justice est liée à l'insatisfaction des victimes » (Ionescu, 2016). Selon Tomita (2016), l'emprisonnement n'empêche pas la récidive, et la prison pourrait être une « école de la criminalité » qui forme les personnes incarcérées les plus qualifiées et parfois les plus traumatisées. Selon cette auteure, le système pénitentiaire pose nombre de problèmes. Le renforcement des peines, selon elle, n'a pas été la solution pour accroître la sécurité des communautés.

Nous voyons le droit de s'orienter davantage vers les sciences sociales, et d'utiliser les connaissances d'autres disciplines, comme la psychologie, la psychiatrie, la sociologie, et la réadaptation, afin de mériter sa définition comme « l'art du bien et du juste » (Ionescu, 2016) établie par les juristes romains. Carns et al. (2002) considèrent que l'étude de la « restauration du crime » ne se penche pas seulement sur le coupable et sur la victime, mais aussi sur la communauté.

D'après les analyses de Tomita, la naissance du concept de résilience juridique a eu lieu en Roumanie. Après quarante ans d'antilibéralisme et la fin du despotisme du Parti communiste roumain, la communauté scientifique a eu pour première préoccupation d'aider les adolescents à haut risque de délinquance. Ce, lors de la communication de Specto, faite à Timisoara en mai 2012, et une conférence donnée à l'Académie roumaine. Ces deux événements ont eu lieu en octobre de la même année, et ont été le point de départ de plusieurs nouvelles approches du concept de la résilience juridique. C'est lors de la conférence de Bucarest qu'Ionescu (2016) « a montré qu'à l'interface du droit et des disciplines qui s'occupent de l'activité psychique normale et pathologique se situent la justice thérapeutique, la justice restauratrice et la résilience ».

Les multiples défis liés à la restauration psychique et émotionnelle de la victime et de l'agresseur ont été la cause directe de ce rapprochement entre le droit et la psychologie, et constituent les prémices des recherches sur la résilience juridique. Tomita (2016) considère que l'aide des parents, et l'aide sociale, en tant que facteurs de protection, aident les jeunes délinquants à mettre fin à la conduite délictueuse, et d'entrer dans un processus de résilience assistée. Ce sont des facteurs de protection (Ionescu, 2016).

La résilience professionnelle

En 2001, Manciaux (2001) dit : « Le réflexe de tous ceux qui entendent, pour la première fois, parler de résilience est d'aller en chercher le sens dans le dictionnaire, au risque d'être déçus : ils n'y trouvent qu'une définition faisant référence à la résistance des matériaux aux chocs [...] avec un certain retard, la résilience commence à susciter un vif intérêt dans les milieux professionnels ».

En parlant de la résilience avec un regard qui fait vivre, Manciaux (2001) met en avant sa singularité. « C'est à la fois la résistance à la destruction et la construction d'une existence valant d'être vécue ». Être au chômage, se retrouver sans travail, ou même rencontrer des difficultés au travail, sont des problèmes qui sembleraient simples pour certains. Cependant, le défaut des problèmes simples, d'après Cyrulnik (2005), « c'est qu'ils font oublier qu'un coup du sort est avant tout un événement mental. C'est pourquoi il faut distinguer le coup qui arrive dans le monde réel et la représentation de ce coup qui s'élabore dans le monde psychique. Les coups les plus délabrants ne sont pas toujours les plus spectaculaires ».

Dans son livre « le murmure des fantômes », Cyrulnik nous apporte un regard positif sur l'approche des fracas infantiles, en montrant que rien n'est fatal. Nous le voyons considérer que toute déchirure traumatique vécue dans l'enfance pourrait évoluer d'une manière positive, à travers le tissage de nouveaux liens affectifs et sociaux, devenus des moyens de retour à la vie.

Selon Colombat et al. (2014), des statistiques ont été faites sur l'épuisement professionnel dans le domaine médical, et en particulier, des soins oncologiques. Les résultats furent les suivants :

- 39 % des soignants présentent un score élevé dans au moins une des trois dimensions du syndrome de burnout.
- En France, 53 % des internes présentent au moins un critère d'épuisement professionnel
- En Europe, 71 % des oncologues de moins de 40 ans rapportent un symptôme de burnout.
- Aux États-Unis, 35 à 60 % des oncologues présentent un burnout.

Prévenir le déclenchement de l'épuisement professionnel a attiré l'intérêt de plusieurs chercheurs de différentes disciplines. Car les conséquences de cet enjeu sont bien nuisibles, à la fois pour les personnes, et pour les organisations. Nous savons tous que, chaque fois que la qualité de vie du sujet est amoindrie, sa productivité sera affectée. Bouterfas et al. (2016) écrivent que « L'épuisement professionnel résulte d'une interaction entre le milieu professionnel et l'individu [...] L'épuisement émotionnel affecte les relations entre les collègues, les clients et les patients qui peuvent se dégrader ».

L'épuisement professionnel, ou ce que nous appelons burnout, provient d'un stress psychique et/ou d'une pénibilité physique qui semblent (pour la personne concernée) ne pas s'arrêter. Il est le résultat d'un déséquilibre entre les exigences du travail et les ressources dont dispose l'individu.

En 2005, l'Organisation Mondiale de la Santé (OMS) (2005) définit le syndrome de l'épuisement professionnel (SdEP) comme « un sentiment de fatigue intense, de perte de contrôle et d'incapacité à aboutir à des résultats concrets au travail ». Selon Colombat et al. (2014), le burnout est tridimensionnel et présente plusieurs symptômes. Parmi les symptômes du burnout, ils citent : des troubles cognitifs (troubles de la concentration, attention, mémorisation, etc.), des troubles affectifs (perte de l'estime de soi, irritabilité, repli, agressivité, rigidité psychique, etc.), des troubles comportementaux (absentéisme, conduites addictives, automédication, conduites à risque, risque suicidaire, etc.), et des troubles psychosomatiques (céphalées, fatigue, troubles du sommeil, etc.).

Quant aux dimensions du burnout, Colombat (2014) cite :

- Épuisement émotionnel.
- Déshumanisation de la relation à l'autre.
- Perte de sens de l'accomplissement de soi au travail.

Devant ces épreuves psychologiques subies par les travailleurs, les psychologues et les psychiatres se sont mobilisés. Ils ont mis en place des moyens de prévention, mais aussi offert un soutien aux personnes touchées, afin qu'elles puissent surmonter le choc, se remettre debout et continuer de se développer malgré les difficultés vécues, parfois considérées comme traumatisantes.

Cusin (2012) pense que cette résilience professionnelle « relève d'un processus dynamique et complexe d'interactions entre l'acteur et son environnement. Ce n'est donc pas une simple capacité à détenir… la résilience ne se construit pas d'une façon instantanée. Elle possède une épaisseur temporelle, sans doute nécessaire à son élaboration et à sa maturation ».

Selon Cusin (2012), la résilience dans le domaine professionnel porte sur trois dimensions : l'absorption du choc qui permet de ne pas s'effondrer, le renouvellement qui permet de s'inventer de nouveaux futurs, et l'appropriation qui permet de devenir plus fort de ses expériences. Il souligne que, dans certaines situations, « la personne peut choisir d'étouffer ce souvenir douloureux plutôt que de s'engager dans une démarche d'autoréflexion, ce qui peut la conduire à répéter certaines erreurs à l'avenir ».

La résilience psychologique

Pour définir la résilience psychologique, De Tychey et Lighezzolo (2012) se sont appuyés sur la définition d'inspiration psychanalytique de la normalité selon Bergeret, qui dit : « Le véritable bien portant n'est pas simplement quelqu'un qui se déclare comme tel, ni surtout un malade qui s'ignore, mais un sujet conservant en lui autant de fixations conflictuelles que bien des gens. Il n'aurait pas rencontré sur sa route des difficultés internes et externes supérieures à son équipement affectif, héréditaire ou acquis, à ses facultés personnelles défensives ou adaptatives, et il se permettrait un jeu assez souple de ses besoins pulsionnels, de ses processus primaires et secondaires sur des plans tout aussi personnels que sociaux, en tenant un juste compte de la réalité et en se réservant le droit de se comporter de façon apparemment aberrante dans des circonstances exceptionnellement anormales. »

Ainsi, la décompensation, synonyme de pathologie, renvoie à la rupture de l'équilibre et, par conséquent, à la rupture de résilience psychologique. Cette désorganisation se manifeste dans la durée « par des symptômes pouvant prendre une forme mentale (angoisse, dépression ou délire, etc.), somatique (maladie, souffrance au niveau du corps) ou comportementale (passage à l'acte auto ou hétéroagressif, accident provoqué, etc.) » (Cyrunlik & Jorland, 2012).

D'après Jorland (2012), le soutien affectif aide à réparer les dégâts provoqués par l'événement traumatique.

Selon De Tychey et Lighezzolo (2012), cette définition de la normalité et, par conséquent, de la résilience psychologique ne semble pas complète, puisqu'elle n'aborde pas « la nature des épreuves que le sujet traverse et auxquelles il doit résister pour poursuivre son développement [...] la nature du traumatisme qui doit être présent pour autoriser le terme de résilience ».

Selon Tychey et Lighezzolo (2012), certains chercheurs français ont une conception pessimiste de la nature humaine. Ils pensent qu'il y a toujours un prix à payer pour être résilient et que la normalité construite par le sujet résilient pourrait n'être qu'une pseudo-résilience.

Selon ces chercheurs, la restauration psychique n'est jamais complète, et le clivage survenu lors du traumatisme n'est jamais levé. D'autres cliniciens français, comme De Tychey et Lighezzolo (2012), pensent que le choc psychique dû au traumatisme pourrait être temporaire. Rien n'empêche un travail d'élaboration mentale. Le partage des représentations du traumatisme, exprimé à un tiers, permettrait la mentalisation, et par la suite la mise en place d'un processus de résilience.

De la même manière que Lighezzolo et De Tychey, Cyrulnik et Lecomte (2012), soulignent la fonction positive des mécanismes de défense lorsqu'ils sont utilisés d'une manière souple, et s'interrogent sur « le prix psychologique à payer pour être résilient ». Ce n'est pas la nature des mécanismes de défense qui fait défaut, « mais leur caractère souple ou rigide qui signe la démarcation entre normal et pathologique » (Cyrulnik & Jorland, 2012).

Comme nous l'avons vu, tout ce qui a été exprimé sur le processus de résilience montre que toute reprise de socialisation adaptative à la réalité externe dépend de plusieurs dimensions, tout autant intrapsychiques qu'environnementales. De Tychey et Lighezzolo (2012) mettent l'accent sur le fonctionnement mental après un évènement traumatique.

« Au cours de la phase post-traumatique immédiate, l'atténuation des perturbations initiales (comportementales, somatiques ou mentales) apparaît étroitement liée à la mise en œuvre des mécanismes de défense opérants, c'est-à-dire utilisés d'une façon souple et variée, permettant d'encaisser les agressions et les souffrances en opérant comme un filtre, les atténuant. Capacité de sublimation, formation réactionnelle, classiquement considérées comme matures et hautement adaptatives... d'autres modes de défense considérés par le DSM-IV comme immatures et inadaptés, tels que le clivage, le déni ou la projection » (Cyrunlik & Jorland, 2012).

Ces deux chercheurs donnent à la consolidation de l'engagement dans un processus de résilience la place la plus importante. Cette consolidation se fait à travers un travail d'élaboration mentale.

Cette opération « consiste en une mise en mots des affects de souffrance associés aux représentations traumatiques en les liant à des représentations partageables avec un tiers » (Cyrulnik & Jorland, 2012). Selon Lighezzolo et De Tychey (2012), elle permet au sujet agressé de renforcer son estime de soi et de reconstruire l'idéal de son moi, qui a été altéré par le traumatisme, afin de structurer de nouvelles identifications grâce à un lien affectif étayant, passant par une rencontre significative avec un tuteur de résilience.

La résilience scolaire

Nombreux sont les auteurs qui ont étudié les liens qui s'établissent entre la résilience et l'école. Parmi eux, nous citons : Pourtois, Desmet, Bouteyre, Morel, Lescarret, Bentolila, Anaut, Antunes, Englander, Fontaine, Deslandes, Debarbieux, Dierkens, Mercier et bien d'autres. Nous allons nous limiter ici à trois piliers importants dans ce domaine : l'influence des attitudes parentales sur la résilience scolaire, le rôle de l'humour sur la résilience à l'école et les enseignants comme tuteurs de résilience.

Avant de nous lancer dans le développement de certains piliers de résilience scolaire cités ci-dessus, il nous semble important d'analyser les études menées par Pourtois et Desmet (2012) concernant le rôle de l'éducation en soi comme cadre favorable à la mise en place de la résilience. Selon ces deux chercheurs, l'éducation joue un rôle déterminant dans « l'élaboration de la structure identitaire du sujet, en lui fournissant quantité d'expériences qui vont alimenter […] son monde vécu » (Pourtois & Cyrulnik, 2007).

Nous les voyons se référer ensuite à la théorie des scripts et des schémas en psychologie cognitive, pour montrer que les scripts sont « des informations mémorisées puis reconstruites permettant d'appréhender ce qui a été vécu » (Pourtois & Cyrulnik, 2007). Ils approfondissent cette analyse en expliquant que ce travail de mémorisation et de reconstruction, qui se fait automatiquement pendant la scolarité, donne plus de chance à la personne ayant subi un choc psychologique de faire une mentalisation et une représentation du traumatisme. Ainsi, l'éducation se présente comme un moyen de réparation du traumatisme.

Face aux résultats scolaires de l'adolescent, les attitudes parentales ont une influence de haut niveau sur l'estime de soi de celui-ci, et sur la perception de compétence, comme le disent Fontaine et Antunes (2007). Ces œuvres considèrent la résilience scolaire « comme un processus dynamique d'adaptation qui peut être activé à partir de situations de la vie quotidienne. Processus qui permet à l'élève de dépasser les situations d'échec ou les périodes difficiles, en renforçant la confiance et l'estime de soi ». En s'appuyant sur les études d'Olson et al. (2003), ils disent que l'appui des parents, leur encouragement, et la confiance qu'ils montrent dans les capacités de l'enfant, sont de bons annonciateurs de la résilience et de l'estime de soi, en particulier à l'âge de l'adolescence. Par contre, si les difficultés scolaires ou les mauvais résultats scolaires d'un enfant sont estimés par les parents comme indicateur d'une faible intelligence de leur enfant, l'estime de soi de ce dernier, et sa confiance en lui seront bien vulnérables face à toute situation d'échec, concluent Fontaine et Antunes (2007).

Si la famille apparaît comme un puissant facteur de résilience ou de non-résilience, les attitudes des enseignants jouent aussi un rôle fondamental dans la capacité de l'enfant à développer un parcours résilient ou pas. Englander (2007) s'est intéressée à étudier comment les enseignants peuvent aider à résoudre ce problème inquiétant, surtout que « en France, un élève sur six est en échec scolaire à l'école primaire ». Il appert que les enseignants jouent un rôle fondamental dans la résilience scolaire, surtout que « nombreux sont les enfants qui souffrent de défaillances familiales » (Englander, 2007) dues à de multiples traumatismes. Pour cette chercheuse, l'enfant qui retrouve la sécurité affective au sein de l'école est un enfant heureux et autonome, et, par conséquent, il est un enfant capable de surmonter les frustrations plus facilement que celui qui n'a pas eu la même chance.

Selon Englander (2007), l'objectif de la formation des enseignants ne doit pas se limiter uniquement à la maîtrise des savoirs à transmettre, mais doit aussi leur permettre de savoir transmettre le sens positif de la vie. Aider l'élève à restaurer une meilleure image de soi, à contrôler son impulsivité, à encourager sa socialisation, en le poussant à un travail de groupe. Et aussi à prendre conscience de ses caractéristiques individuelles qui le différencient des autres.

Ce sont des enjeux majeurs. Il convient aussi de l'aider à s'inscrire dans la construction d'un projet de vie, à voir l'espoir d'un possible changement, et, enfin, à confronter les défis de la vie par la recherche de la nouveauté et de la complexité. Ce sont des actes qui transforment, non seulement l'élève blessé et dévalorisé en élève résilient, mais aussi l'enseignant lui-même qui devient tuteur de résilience.

Finalement, nous rappelons avec Anaut (2007) l'importance de l'école comme lieu de vie et d'interactions si nécessaires pour la mise en place du processus de résilience. Un élève qui se sent dévalorisé à l'école peut utiliser l'humour, considéré comme un acte créatif ayant pour objectif de se faire et de faire plaisir aux autres, de faire face au stress, de se réconforter, de dissimuler ses véritables sentiments ou de les dissimuler aux autres, ou encore de dénigrer, rabaisser ou manipuler autrui. Quelle que soit la finalité de l'humour, sa fonction comme l'un des modes de défense, associé à d'autres, pourrait être liée au développement de la résilience dans le contexte scolaire.

La résilience socio-économique

Selon Teneau et al. (2010), la résilience sociale est « la capacité de retomber sur ses pieds, de garder le cap, d'assurer la pérennité d'un organisme ou d'une société, le maintien d'une certaine permanence dans un environnement turbulent » (Koninckx & Teneau, 2010). Cependant, tous les milieux socioculturels ne permettent pas le même type de résilience. Cyrulnik (2012) constate que, « Selon leur idéologie, certaines institutions valorisent l'apprentissage de petits métiers où une résilience affective est tout à fait possible. D'autres valorisent une sorte de revanche intellectuelle et sociale où l'épanouissement psychoaffectif n'est pas forcément associé » (Cyrulnik & Jorland, 2012). Toutes les sociétés n'ont pas la même conception de la résilience. Nous voyons certaines privilégier l'épanouissement psychoaffectif alors que d'autres mettent l'accent sur la réussite professionnelle et sociale.

Cyrulnik (2010) montre comment, dans certaines sociétés, existent des sectes qui recrutent les personnes traumatisées et désespérées, en leur proposant « une résilience mafieuse » (Koninckx & Teneau, 2010). Ce phénomène existe notamment dans les sociétés où la mafia prend la place de l'État. Par contre, d'autres sociétés, qui conservent des liens de solidarité et qui gardent leurs traditions, assurent un vrai processus de résilience à leurs citoyens qui sont en danger et exposés à tout genre de traumatisme.

Étudier les conditions qui provoquent une résilience socio-économique n'est pas une tâche facile, écrit Paquet (1999). En effet, la résilience est un grand défi pour le peu d'économistes qui réfléchissent sur la résilience dans l'économie. La confiance et la solidarité dans les communautés tiennent un rôle majeur dans l'émergence d'une croissance essentielle dans le développement socio-économique. Paquet (1999) considère que la résilience joue un rôle fondamental, mais qu'elle a aussi ses limites, voire ses pathologies, en économie. N'étant pas un bien absolu, la résilience pourrait empêcher la socioéconomie de se transformer dans un registre différent et plus progressiste.

Dans les systèmes économiques, il existe selon Paquet (1999) « un degré optimal de résilience, qui n'est pas nécessairement le degré maximal de résilience, et deux types de pathologies à dénoncer : d'une part, le manque de résilience, et les discontinuités qui laissent la socioéconomie plus mal en point qu'avant et la résilience musclée qui empêche la socioéconomie de sortir des ornières dans lesquelles elle patauge ».

Paquet a voulu montrer que la résilience joue un rôle fondamental dans l'économie, mais qui est, en même temps, resté ambigu, vu les différents types de sociétés qui existent dans l'univers.

Enfin, il nous semble important de signaler que notre approche des domaines de résilience n'est pas exhaustive. En effet, il existe bien d'autres contextes pour parler de la résilience. Nous citons, avec Anaut (2012), à titre d'exemple, l'approche de la résilience au cours des âges de la vie (enfance, adolescence, vieillesse, etc.). Devant des événements traumatiques, le même sujet pourrait mobiliser (ou non) ses ressources internes et externes, pour construire une résilience selon la tranche d'âge à laquelle la personne appartient. Considérée comme un potentiel, la résilience pourrait alors émerger dans un âge, et rester latente dans un autre âge.

Quelle qu'en soit la nature, affective, anthropologique, artistique, familiale, écologique, informatique, juridique, professionnelle, psychologique, scolaire, socio-économique, etc., la résilience répond à quatre conditions nécessaires et suffisantes, identifiées par Anaut (2012), pour caractériser un processus de résilience. L'auteure cite :

- L'identification d'un trauma ou la perception d'un fracas.
- La mise en place de stratégies de résistance ou de désistance.
- Un potentiel de développement préservé.
- Une propension à un épanouissement original.

De même. Il existe, dans tous les domaines développés ci-dessus, des facteurs qui peuvent entraver la réalisation de la résilience. Selon Cyrulnik (2012), la solitude ou l'isolement sensoriel, le non-sens et la honte, sont « trois facteurs qui pourraient bloquer la mise en place d'un nouveau développement psychique après un traumatisme vécu.

- Du point de vue biologique, un isolement affectif et verbal de trois semaines est suffisant pour produire une atrophie limbique donnant lieu à des troubles cognitifs de la mémoire et des émotions.
- L'incapacité à donner sens à son malheur rend la personne traumatisée désarmée de tous moyens pour faire face à son trauma. La présence d'une tierce personne, avec qui le sujet traumatisé partage ses émotions, donne lieu à la représentation et à la mentalisation. Ce n'est que ce travail de mentalisation qui puisse aider le blessé à mettre des mots et des images sur son malheur afin de s'en sortir.
- Le sentiment de la honte, considéré comme « poison de l'âme, constitue un important frein de la résilience, puisque le blessé se place lui-même en retrait des relations qui aident à la résilience » (Cyrulnik & Jorland, 2012)

Dans le même ouvrage, Cyrulnik (2012) développe aussi les limites du phénomène de résilience. Nous nous contenterons de les énumérer : limites linguistiques, limites biologiques, limites sensorielles, limites affectives, limites psychologiques, limites institutionnelles, et limites socioculturelles.

Facteurs de résilience

Reprendre un bon développement, et une vie agréable après une agonie psychique ne semble pas être une tâche facile. De même, il est bien complexe de cerner les facteurs psychologiques, sociaux, affectifs et culturels qui vont permettre la résilience.

Nous avons déjà abordé les facteurs de risque, et la notion de vulnérabilité. Il nous semble important, avant de présenter les différents facteurs de protection relevés dans la littérature scientifique, de définir ce qu'est un facteur de protection.

Rutter (1985) propose la définition suivante : « les facteurs de protection font référence aux influences qui modifient, améliorent ou transforment la réponse d'une personne face à un événement qui prédispose à une mauvaise adaptation ». Il met en évidence l'importance de trois points : les qualités positives du facteur de protection, son rôle dans la modification de la mauvaise réponse attendue, sa contribution au développement des potentialités de la personne concernée.

Dans son article intitulé « Du traumatisme à l'émancipation : vers un cadre clinique d'accompagnement des processus de résilience », rédigé le 30 janvier 2011, Anaut a ébauché une liste non exhaustive des principaux facteurs constituant de la résilience. Ses propres interventions ont porté sur les facteurs suivants (Anaut, 2015) : l'estime de soi, la confiance, l'optimisme et le sentiment d'espoir, l'autonomie et l'indépendance (capacité d'exercer un effort, de satisfaire ses propres besoins), l'endurance et la capacité à combattre le stress, la sociabilité (capacité d'être en rapport avec les autres et à avoir une communication positive avec les autres), les relations sociales existantes, même précaires, la capacité d'expérimenter une gamme d'émotions variées, des attitudes positives permettant de faire face à de problèmes et de les résoudre, de prévoir les conséquences, l'élaboration de la culpabilité et de la honte (notamment pour les victimes d'abus et de violence intrafamiliale et les survivants de situations extrêmes).

Cependant, nous ne pouvons pas toujours déterminer si l'un ou l'autre des facteurs cités ci-dessus est un facteur de protection ou de risque. Anaut (2003) attire notre attention sur la nécessité d'étudier la relativité de chaque facteur. Selon elle, le même facteur pourrait, selon les cas, participer au risque comme à la protection. Prenons l'exemple de l'estime de soi, facteur de résilience que nous retrouvons au cœur de la plupart des approches ; « un minimum d'estime de soi est nécessaire et utile pour constituer la résilience. Cependant, une promotion excessive de l'estime de soi pourrait conduire à des personnalités marquées par l'arrogance, le mépris des autres et des lois, et à des fonctionnements relationnels, caractériels et violents, ce qui est loin de l'adaptation recherchée.

De plus, il existe plusieurs types d'estime de soi : estime de soi personnelle, sociale, familiale, scolaire, professionnelle, etc. Il serait intéressant d'étudier le cas par cas, et de s'arrêter sur les variations qualitatives de chaque facteur chez les individus dits résilients. Dans son livre « souffrir, mais se construire », Vanistandael (1999) affirme que tout facteur protecteur contient un risque de perversion.

La rencontre de plusieurs facteurs facilite la réalisation de la résilience. Ces facteurs doivent avoir lieu avant le trauma, dans la vie de la personne traumatisée, puis durant le trauma, et après le trauma. Nous les reprenons de Cyrulnik (1999) :

- *Avant le trauma :* l'attachement sécure, acquis dès les premiers mois de la vie, la mentalisation, la représentation d'images et de mots, afin de pouvoir raconter les choses.
- *Pendant le trauma :* la possibilité d'une résilience rapide dépend de la source de l'agression. Si l'agression provient de l'entourage familial, ceci rend la résilience moins facile, car la personne traumatisée s'attribue la faute. Comme nous l'avons bien mentionné ci-dessus, le sentiment de culpabilité rend le chemin de la résilience plus difficile.
- *Après le trauma :* le traumatisé qui bénéficie d'un soutien verbal et non verbal a plus de chance de rebondir que celui qui se retrouve seul après un traumatisme. La verbalisation de ce qui est arrivé aide beaucoup à vaincre l'état dépressif, mène à une meilleure maîtrise de soi, et, par la suite à la représentation du trauma. De plus, une présence bienveillante, sans obligation de parler, assure une atmosphère favorable à la résilience.

Les neurosciences ont démontré que les enfants ne bénéficiant d'aucune attention affective ne sont plus stimulés, et présentent une atrophie cérébrale. Ainsi, nous pourrons dire avec Cyrulnik que la sécurité affective stimule une partie du cerveau et aide à une sécrétion équilibrée des hormones, notamment l'ocytocine, hormone du plaisir de vivre. En revanche, les cerveaux d'enfants souffrant d'une carence affective sévère sécrètent « une hormone poison, qui donne une grande amertume à la vie quotidienne » (Cyrulnik, 2012).

« Le degré de résilience face aux événements traumatisants de la vie est fortement déterminé par les schémas d'attachement » (Bendris, 2018) affirme John Bowlby. Les derniers temps de la grossesse ont une grande importance sur le genre d'attachement de l'enfant à sa mère. Durant ce moment-là, il accueille la voix douce de sa mère comme une caresse verbale. Ainsi, dès le premier instant de sa naissance, l'enfant reconnaît la voix de sa maman et oriente sa tête vers elle. Cette continuité de l'information explique le genre d'attachement qu'a l'enfant avec sa mère.

Si l'attachement est sécure, l'enfant qui a pu développer une affectivité saine pourra supporter plus facilement les moments difficiles qu'il va connaître bientôt. Il saura se calmer quand un petit malheur lui arrive. Par contre, un enfant maltraité, qui a développé une affectivité évitante, distante, ambivalente et confuse, aura des difficultés d'adaptation dans sa vie future. Du fait de sa blessure, il pourrait mettre un temps plus long pour vivre une adaptation et la résilience devient beaucoup plus compliquée.

Certaines études scientifiques, telles que les recherches américaines portant sur le développement de l'enfant, en particulier en matière de résilience, à l'université de Harvard, montrent qu'une relation stable et engagée avec un parent, un soignant ou un autre adulte qui les soutient est le facteur le plus courant chez les enfants qui développent de la résilience. Ces scientifiques harvardiens trouvent que cette relation d'attachement sécure permet à l'enfant d'atteindre son plein potentiel, malgré toute forme d'expériences précoces défavorables. Pour eux, ce genre d'attachement permet à l'enfant de savoir se protéger en réduisant les effets négatifs d'une adversité importante dans sa vie.

L'ambiance familiale ou le système familial :

Dans le même article, Cyrulnik (1999) nous parle de scientifiques de Harvard qui étudient le développement de l'enfant. Ils affirment que la résilience est le résultat d'une combinaison de facteurs protecteurs. Ni les caractéristiques individuelles ni les environnements sociaux à eux seuls ne sont susceptibles d'assurer des résultats positifs pour les enfants qui vivent des périodes prolongées de stress toxique. C'est l'interaction entre la biologie et l'environnement qui renforce la capacité de l'enfant à faire face à l'adversité et à surmonter les menaces pour un développement sain. À remarquer que toute forme de stress n'est pas nocive. Selon ces chercheurs, il existe de nombreuses occasions dans la vie de chaque enfant permettant d'éprouver un stress gérable, et, avec l'aide d'adultes solidaires, ce stress positif peut favoriser la croissance. Avec le temps, le sujet devient davantage capable de faire face aux obstacles et aux difficultés de la vie, à la fois physiquement et mentalement.

Nous clôturons notre étude de ce choix de textes concernant les facteurs de résilience avec Josse (2019), selon qui « la résilience et la croissance post-traumatique ne se construisent donc pas uniquement grâce aux ressources personnelles ni exclusivement grâce à l'environnement, mais par un maillage serré entre les deux ».

Comme nous l'avons dit à plusieurs reprises ci-dessus, la résilience n'est pas seulement une capacité, mais un processus. Elle dépend d'une multitude de facteurs personnels, familiaux et environnementaux, sans oublier qu'elle ne supprime pas la blessure, mais elle aide à affronter ce qui semble être une fatalité.

Tuteurs de résilience

Il nous semble nécessaire de nous pencher sur l'action du tuteur de la résilience et ses qualités, puisque nous venons de développer les facteurs qui aident à la réalisation de ce processus. L'étude des récits de vie des personnes résilientes dans leurs traversées de périodes difficiles, épreuves adverses ou traumatiques, est bien importante. Les liens relationnels ou affectifs qu'ils ont pu nouer avec un parent ou un ami ont contribué d'une manière remarquable à les soutenir, à les aider à se reconstruire, et même parfois à les conduire à changer radicalement leur trajectoire de vie. Cyrulnik (2001), dans son ouvrage « Les vilains petits canards », donne à ces personnes le nom de « tuteurs de résilience ».

Lighezzolo et Tychey (2004) font une distinction entre les tuteurs de développement, représentés par le père et la mère ou leurs substituts, et les tuteurs de résilience qui représentent « tous les autres modèles environnementaux que le sujet peut rencontrer lorsque les modèles parentaux sont défaillants ou insuffisants ». Le lien sécure vécu dans l'enfance entre le sujet et son modèle parental pourrait favoriser l'émergence de la résilience devant des événements traumatiques. Cependant, cette bonne qualité d'attachement vécue au début de la vie n'est pas toujours suffisante. Cyrulnik (1999), Vanistandael et Lecomte (2000), Manciaux (2001) et Lecomte (2004) ont mis en avant l'importance d'un lien ultérieur avec une personne-ressource, considéré comme un facteur de protection externe.

Ce tuteur de résilience doit avoir plusieurs qualités. La question d'une confiance réciproque reste primordiale pour le sujet résilient. À noter que ce n'est pas la quantité de temps passé avec le sujet qui est importante, mais le fait que ce passage dans la vie du sujet résilient, le moins bref possible, soit marquant une fois que l'étayage a eu lieu. Les personnes-ressources, à savoir un membre de la famille, un enseignant, un soignant ou un ami confident, peuvent revêtir « un rôle de tuteur ou de modèle souvent à leur insu. Elles peuvent accompagner l'individu en souffrance sans connaître la nature de ses blessures, mais en le revalorisant et en lui permettant de faire des expériences positives » (Lecomte, 2004).

De Tychey et Lighezzolo (2004) parlent de la capacité de certaines personnes à continuer à se projeter dans l'avenir tout en ayant des conditions de vie déstabilisantes. Cette attitude résiliente est souvent présente dans la vie de personnes qui se trouvent dans un contexte socioaffectif favorisant leur développement psychologique après un traumatisme.

Cette personne significative dans la vie du sujet résilient se caractérise en particulier par des attitudes relationnelles positives, des étayages empathiques, et surtout par l'absence de jugement. Lecomte (2004) propose la liste ci-dessous des qualités principales des tuteurs de résilience :

- Ils manifestent de l'empathie et de l'affection.
- Ils s'intéressent prioritairement aux côtés positifs de la personne.
- Ils sont modestes.
- Ils sont patients.
- Ils laissent à l'autre la liberté de parler ou de se taire.
- Ils ne se découragent pas face aux échecs *apparents*.
- Ils respectent le parcours de résilience d'autrui.
- Ils facilitent l'estime de soi d'autrui.
- Ils facilitent l'altruisme chez autrui.
- Ils associent le lien et la loi.
- Ils évitent de gentilles phrases qui font mal.

Un tuteur de résilience offre un soutien supplémentaire à la personne traumatisée. Il joue le rôle d'un accompagnateur montrant de la positivité, de l'espoir, de la bienveillance et surtout une capacité d'écoute sans jugement afin d'aider la personne à retrouver ses forces et à s'épanouir.

Delage (2004) donne une grande importance à la famille (quand elle existe), à laquelle s'adresse la personne traumatisée. Elle fournit au sujet résilient une première ressource de sécurité et de confiance. Elle constitue, normalement, le premier contenant qui est supposé recevoir la souffrance du sujet et le récit de son expérience douloureuse. Ce, pour lui permettre une reprise du développement de son monde. Pour Anaut (2015), « les premiers tuteurs de résilience peuvent se trouver au sein de la famille, auprès des personnes qui partagent un lien affectif fort avec l'individu qui a subi une agression psychique. Toutefois, de nombreux tuteurs de résilience peuvent se rencontrer également parmi les relations sociales extrafamiliales. »

La fratrie et les camarades de quartier ont une influence bien importante dans les facteurs de résilience. Selon Cyrulnik (2012), « À l'époque, la rue avait un pouvoir socialisateur. Aujourd'hui, elle ne l'est plus ». Quelquefois, « ce pair ou cet ami confident deviendra le compagnon ou la compagne de la vie » (Cyrulnik, 2015) du sujet résilient. Vis-à-vis d'une personne traumatisée, le tuteur est à la fois une personne de confiance et a aussi le rôle d'aider cette personne à retrouver la confiance en elle-même.

Les institutions stables participent à la résilience collective. Parfois les orphelins qui se trouvent dans des institutions connaissent un développement de meilleure qualité que d'autres qui vivent avec la population en dehors des orphelinats. Les spécialistes qui prennent soin de ces enfants jouent, parfois sans le savoir, le rôle de tuteurs.

De plus, l'art joue un rôle majeur dans la résilience. Faire du théâtre, par exemple, facilite la représentation de la chose et du mot en permettant de parler de soi par l'intermédiaire d'un « délégué ». Par ailleurs, mobiliser des sources de foi, d'espérance et de traditions culturelles semble essentiel pour le développement de la résilience, affirment les études de Harvard.

Nous concluons ce point avec Manciaux (2005), selon qui : « si la génétique et la biologie déterminent les limites du possible, il reste un grand degré de liberté et une bonne marge de manœuvre pour l'intervention des ressources personnelles, familiales, communautaires et profession-nelles ». Il affirme que la personne ne peut pas être résiliente toute seule. L'estime de soi, la sociabilité, le don d'éveiller la sympathie, un certain sens de l'humour, et même un projet de vie ne suffisent pas. La présence d'un parent aimant, d'un ami, d'une ou de plusieurs personnes en qui le sujet a confiance - et qui lui font confiance - constitue une nécessité indispensable à la production de ce processus. Cependant, nous le voyons insister sur le rôle des facteurs individuels de résilience. Il cite : « des stratégies d'adaptation, évitement, recherche de soutien, révélation, restructuration cognitive, sens donné à l'événement, expression des émotions et perception d'effets positifs. » (Manciaux, 2015).

Aspects de résilience

Contrôler les effets du traumatisme, freiner les séquelles de la désorganisation psychique, vivre malgré l'adversité, tout en gardant une qualité de vie avec le moins de dégâts possible, sont des indices d'un début de construction de la résilience. Selon Anaut (2012), la résilience, en tant que processus évolutif qui se façonne dans le temps entre la personne traumatisée, sa famille et son environnement social, « ne se réduit pas simplement à l'intégration et au dépassement du traumatisme, mais implique toutes les capacités humaines permettant de se confronter à des expériences adverses, de les intégrer et d'être transformées par elles. » (Anaut, 2012).

Nous ne pouvons pas réduire la résilience à une simple reprise d'un développement après une adversité, mais elle est aussi et surtout une représentation du trauma en tant qu'une nouvelle vie qui se présente.

Pourtois et al. (2012) parlent d'une étude faite sur 113 personnes et qui a servi à répertorier 77 indices et 26 indicateurs d'un développement post-traumatique. Ces 26 indicateurs sont répartis sur les quatre volets de la vie psychique du sujet résilient, en lien avec son environnement : l'affectif, le cognitif, le social et le conatif.

La liste des concepts opératoires affectifs est au nombre de cinq (Pourtois, 2012). Le sujet résilient :

- Sourit de manière attachante
- Fait preuve de sens de l'humour
- Fait preuve d'amabilité et de charme
- Fait preuve d'optimisme
- Eprouve un sentiment d'acceptation

La liste des concepts opératoires cognitifs est au nombre de huit (Pourtois, 2012). Le sujet résilient :

- Fait preuve d'intelligence
- Fait preuve de réalisme
- Fait preuve d'imagination créatrice
- Fait preuve d'aptitudes ludiques
- Fait preuve d'attention focalisée et sélective
- Manifeste des stratégies de coping adaptées
- Trouve des voies d'accomplissement par l'activité
- Manifeste le sens de l'organisation

La liste des concepts opératoires sociaux est au nombre de huit (Pourtois, 2012). Le sujet résilient ;

- Fait preuve de sociabilité et/ou de socialité.
- Fait preuve de sens éthique.
- Fait preuve de stabilité identitaire.
- Fait preuve de moralité.
- Fait preuve d'altruisme.
- Fait preuve d'autonomie.
- Manifeste une aptitude à la narration de soi
- Manifeste une estime de soi stable

La liste des concepts opératoires conatifs est au nombre de cinq (Pourtois, 2012). Le sujet résilient :

- Fait preuve d'empathie
- Fait preuve d'intelligence émotionnelle
- Fait preuve de motivation
- Fait preuve de spiritualité
- Fait preuve de sens esthétique

La connaissance de tous les signes de résilience cités ci-dessus s'est réalisée selon une approche inductive. Selon Pourtois (2012), cette approche « se fonde essentiellement sur l'observation comportementale, l'introspection et la conscience phénoménale des individus qui, après avoir été exposés à un épisode de vie fracassant, se sont, malgré tout, de leur propre point de vue, engagés dans un néo- développement subjectivement vécu comme épanouissant » (Pourtois, 2012). La collecte des indices s'est faite alors à partir d'un recueil d'entretiens cliniques, et de l'observation, réalisés auprès de sujets ayant fait preuve de résilience après un traumatisme donné.

Dans notre recherche, nous avons choisi d'approfondir un seul concept opératoire de chacune des quatre catégories (affective, cognitive, sociale et conative).

Notre étude sur le terrain porte sur la recherche des sujets résilients (ou non) qui pourront manifester :

- De l'optimisme (indicatif affectif)
- De la tolérance au stress (indicatif cognitif)
- Une estime de soi stable (indicatif social)
- De l'adhérence à une croyance (indicatif conatif)

Fait preuve d'optimisme

Selon l'inventaire des indicateurs et des concepts opératoires de Pourtois (2012), le sujet résilient qui fait preuve d'optimisme « est capable de se représenter l'avenir de façon à la fois raisonnable et positive ». Sa confiance en soi et la confiance en l'autre le poussent à investir ses ressources affectives et sociales dans l'élaboration de projets pour l'avenir. Son regard positif et son espérance dans un meilleur futur améliorent ses relations avec les autres. Appuyée sur un sentiment de sécurité affective, l'attitude optimiste « s'inscrit dans une représentation mentale qui permet d'envisager sereinement l'avenir et s'y inscrire en lui donnant spontanément une orientation positive. » (Pourtois, 2012).

Pourtois (2012) met l'accent, encore une fois, sur l'importance du soutien affectif de l'entourage dans le développement du sujet résilient, et de son investissement positif, avec lequel il envisage le futur et ses relations avec les autres.

Ainsi, l'optimisme serait le fait d'envisager le futur sous un angle positif. Le sujet optimiste deviendrait capable de voir l'aspect bénéfique dans toute chose et tout événement, même si celui-ci est négatif.

Seligman (1990) considère l'optimisme comme faisant objet de la psychologie positive. Il estime que l'attitude optimiste est un sujet d'apprentissage ou de réapprentissage, qui peut se faire à tout âge, accompagné d'un regard positif sur soi et sur l'avenir.

Ainsi, nous voyons le sujet sortir du sentiment d'impuissance qu'il a eu face aux événements traumatiques vécus, pour « se donner les moyens d'appréhender de manière différente la réalité qu'il vit » (Pourtois, 2012).

Seligman estime que les expériences précoces de l'enfance, et l'environnement parental jouent un rôle dans cet aménagement cognitif possible.

Nombreux sont les auteurs qui lient le regard positif sur soi et sur le monde à l'attachement sécure de la première enfance. Garmezy (1985) montre comment l'orientation affective sécure apparaît clairement dépendante des premières étapes du développement psychique du sujet. Les travaux de Main et Lodwyn (1984) « indiquent sans ambiguïté comment l'attachement sécure favorise l'imprégnation de schèmes d'attachement confiants qui permettent au sujet en développement d'investir la relation affective en l'envisageant comme un projet d'avenir. »

Le fait que la personne dispose de relations fiables et proches dans sa vie, ceci est considéré comme un facteur puissant de résilience au cas où elle sera exposée à une situation traumatisante ou stressante.

De la même manière, Cyrulnik (2004) évoque l'importance de l'attachement sécure dans l'émergence des mécanismes de défense face à l'adversité, en particulier l'aptitude à élaborer un projet de vie, permettant une résilience chez des sujets traumatisés.

Manifeste des stratégies de coping adaptées

Pourtois et al. (2012), envisagent le concept des stratégies de coping adaptées comme un argument de résilience. Selon l'inventaire des indicateurs et des concepts opératoires qu'ils ont établi, le sujet résilient qui manifeste des stratégies de coping adaptées est capable d'« affronter les difficultés sans les dénier et de prendre ses responsabilités » (Pourtois, 2012).

La stratégie de coping suppose l'apprentissage de faire face au stress et aux émotions négatives en mobilisant des efforts cognitifs et comportementaux donnant lieu à des conduites d'adaptation convenables.

Pourtois (2012) nous rappelle qu'en présence d'une difficulté, il n'est pas toujours possible au sujet de réagir d'une manière efficace. « Lorsqu'un danger se précise, l'être humain n'est pas biologiquement préparé pour attaquer d'une manière systématique », ajoute-t-il. En effet, nombreuses sont les stratégies possibles devant un ennemi ou une situation de danger. Le sujet pourrait présenter la face, s'opposer à l'autre, attaquer, éviter, fuir ou même renoncer à tout mouvement.

Un large éventail de réponses est possible, et ceci selon les différentes réactions du sujet sur les plans neurobiologique, biochimique, hormonal et émotionnel, comme la peur, la colère, l'agression et la stupeur. La fuite et l'inertie, de même que l'attaque et le faire face, constituent des stratégies qui ont montré une véritable efficacité devant le danger, souligne Pourtois (2012).

Quant à Cyrulnik (2004), il considère que « ceux qui surmontent un traumatisme éprouvent souvent cette impression de sursis qui donne un goût de désespoir à la vie qu'on a perdue, mais affûte le plaisir de vivre ce qui reste encore possible. »

Les personnes qui subissent une blessure affective et qui réussissent à y faire face apprennent en même temps une manière de vivre, d'exister et de se développer, autre que celle qu'elles ont connue auparavant.

Manifester des stratégies de coping adaptées suppose que le sujet soit capable « d'organiser sa résistance en évitant l'effondrement lorsqu'il est confronté à l'épisode fracassant […] d'évaluer l'ensemble des composantes de la situation à laquelle il est confronté […] d'agir en acceptant les obligations qui découlent de son action […] et de pouvoir supporter les conséquences positives ou négatives de ses actes » (Pourtois, 2012).

En dépit d'un contexte traumatique, maintenir la capacité de faire face à travers ces trois actes (évaluer, agir et supporter), est considérée comme un indicateur d'un néo-développement, phase fondamentale dans le processus de résilience. Pourtois (2012) nous invite à distinguer les stratégies de coping (ou tolérance au stress) et les mécanismes de défense, et ceci grâce à leurs caractéristiques de flexibilité, d'appartenance à la conscience, de variabilité, et d'ancrage dans la réalité.

La survenue d'un événement soudain ou d'un accident brutal met la personne devant une situation compliquée et difficile à gérer. Cependant, la personne munie de la capacité de coping pourrait gérer le stress engendré en mobilisant ses fonctions cognitivo-comportementales pour traiter l'information et répondre au stress d'une manière plutôt rationnelle qu'émotionnelle (organiser, évaluer, agir et pouvoir supporter, etc.)

Ainsi, le coping sera défini comme une stratégie d'ajustement (Dantchev, 1989) qui « exerce deux fonctions principales : modifier le problème qui est la source du stress et réguler le flux émotionnel associé à ce problème. »

À remarquer que les mécanismes de défense sont inconscients et involontaires. Nous allons développer ces derniers dans le chapitre portant sur la résilience dans un cadre psychodynamique.

Manifeste d'une estime de soi stable

Selon l'inventaire des indicateurs et des concepts opératoires de Pourtois et al. (2012), le sujet résilient, qui manifeste une estime de soi stable, « a confiance en lui, s'apprécie, a une bonne image de lui-même ». L'estime de soi est l'un des quatre aspects de résilience que nous avons choisis de développer et que le sujet met en œuvre pour aller de l'avant après avoir vécu un traumatisme.

Pour être fiable, l'estime de soi doit reposer sur des bases solides. Rester le même au-delà de l'échec n'est pas une aptitude facile à acquérir. L'idée que le sujet peut avoir de lui-même, d'être sûr de soi, ne peut pas être une notion d'apparence, mais elle doit se traduire en inspirant « chez les autres une confiance tranquille, sereine et certaine en sa solidité et en sa fiabilité [...] et quand elle manifeste des signes d'assurance et de certitude envers les événements, les êtres ou les objets » (Pourtois, 2012).

Nous voyons, encore une fois, le rôle primordial des formes d'attachement précoces, et les relations tissées dans la petite enfance dans le développement du processus de résilience chez le sujet et dans la construction de son image de soi. Les travaux d'Erikson (1967), abordant la santé mentale des enfants, montrent que l'attachement affectif sécure vécu avec la mère est la base de sécurité du sujet.

Pourtois (2012) considère que le sentiment d'être aimé inconditionnellement et le sentiment d'être compétent alimentent l'estime de soi qu'a le sujet de lui-même. « À travers un tel mécanisme, l'individu renforcé dans son action tend à oser davantage [...] cette nourriture affective contribuera alors à augmenter son estime [...] c'est par ce processus d'auto-renforcement que l'estime de soi trouvera les moyens de se stabiliser pour le meilleur ».

Une personne qui a une bonne estime de soi est capable d'affronter les épreuves rencontrées dans la vie, connaît sa propre valeur et se montre dotée d'une bonne dose de persévérance.

Fait preuve de spiritualité

Selon l'inventaire des indicateurs et des concepts opératoires de Pourtois et al. (2012), le sujet résilient, qui fait preuve de spiritualité, « manifeste des convictions, trouve du sens dans la vie, adhère à une croyance » (Pourtois, 2012).

L'effraction psychique, résultant d'un événement traumatique, est mieux surmontée par la personne qui adhère à une croyance. Elle croit que tout événement, quelle que soit sa brutalité, n'est qu'un passage d'un mal à un bien, des ténèbres vers la lumière.

Notons que Cyrulnik (2004), lui aussi, parle beaucoup dans ses écrits de la recherche du sens dans les significations cachées. « Il n'y a pas d'activité plus intime que le travail du sens. Ce qui a été imprégné par le trauma réel alimente toujours des représentations de souvenirs qui constituent notre identité intime », disait-il.

SECTION 3 : Traumatisme et résilience dans un cadre psychodynamique

Dans ce chapitre, nous allons développer deux concepts principaux de notre étude : le traumatisme et la résilience.

Nous faisons, tout d'abord, une petite description des différentes théories du traumatisme, concept central de l'approche psychodynamique et qui se situe toujours en amont de la résilience.

Ensuite, nous décrivons le processus de résilience mis en jeu dans un cadre psychodynamique pour faire face au traumatisme.

Entre les deux, nous nous arrêtons sur le diagnostic du trouble du Spectre d'Autisme d'enfant et l'impact traumatique qu'il pourrait laisser chez les parents.

Définition du traumatisme

Avant d'aborder le traumatisme d'un point de vue psychanalytique, nous revenons de nouveau sur son étymologie. Traumatisme vient du mot grec trauma qui signifie « blessure », « dommage », « désastre ». Le terme est dérivé du verbe titrôskô se définissant par « percer », « meurtrir », qui vient donc faire effraction. Dans le langage médical, le traumatisme est d'abord identifié comme conséquence de lésions sur l'ensemble de l'organisme, provoquées par une action violente externe (Theis, 2006).

En termes de psychanalyse, Ferenczi utilise l'appellation de commotion psychique pour décrire le traumatisme. Selon Ferenczi (1943), « la commotion psychique survient toujours sans préparation. Elle a dû être précédée par le sentiment d'être sûr de soi, dans lequel, par suite des événements, on s'est senti déçu ; avant, on avait trop confiance en soi et dans le monde environnant ; après, trop peu ou pas du tout. On aura surestimé sa propre force et vécu dans la folle illusion qu'une telle chose ne pouvait pas arriver, pas à moi. »

L'événement traumatique advient dans la psyché comme un choc inattendu, auquel la personne n'est pas préparée. Il vient désorganiser la vie psychique et laisser un impact menaçant la vie psychique, allant de la colère, la confusion, la détresse, la déception, la sidération, la blessure narcissique, jusqu'à l'inhibition et la coupure avec le monde extérieur.

Quant à Anna-Freud (1964), elle adopte la définition suivante en ce qui concerne le traumatisme psychique : « l'essence d'une situation traumatique tient à la détresse éprouvée par le Moi en face de l'accumulation de l'excitation qu'elle soit d'origine interne ou externe. »

En d'autres termes, nous pouvons dire que c'est « tout le système défensif du Moi qui revêt les caractéristiques d'un bouclier protecteur, et constitue la cible d'un faisceau potentiel d'attaques traumatisantes. Tout événement pour lequel les moyens de défense d'un individu sont insuffisants risque d'être traumatisant » (Gannagé, 1998).

Pour faire face au traumatisme, le Moi mobilise ses mécanismes de défense pour reconstruire l'équilibre et l'organisation qui régnait avant l'événement traumatisant. L'élaboration de la résilience, « naviguer entre les torrents », suppose la mobilisation du potentiel psychique interne et externe de la personne. Le soutien de l'entourage est un élément essentiel dans la reconstruction de ce qui a été détruit par l'effraction psychique due au trauma.

Théories du traumatisme

Selon Roussillon (2002), la théorie psychanalytique du traumatisme est aussi large par rapport à la conception psychiatrique du traumatisme, celle de la « névrose traumatique ». Il considère que : « il n'y a de traumatisme que pour un sujet donné et à un moment particulier de son histoire. »

Il nous semble pertinent de souligner avec Roussillon qu'un même événement traumatique peut déclencher une certaine détresse chez les uns et ne pas laisser un impact manifeste chez d'autres.

De plus, certains faits n'avaient en fait pas d'effet immédiatement manifeste ; ils ne produisaient d'effet que dans l'après-coup, et à la suite d'un certain nombre de modifications chez le sujet. Il en est de même pour un même événement traumatique : celui-ci pourrait provoquer une névrose chez la personne durant la puberté, par exemple, et ne rien générer chez elle à l'âge de la vieillesse.

Selon la conception Ferenczienne (1982) du traumatisme, « La soudaineté et la commotion psychique causent un grand déplaisir qui ne peut être surmonté. »

Face à ce sentiment d'impuissance de dépasser ce déplaisir, il y a libération d'angoisse. Ferenczi (1982) continue son analyse : « Le déplaisir croît et exige une soupape. Une telle possibilité est offerte par l'autodestruction qui, en tant que facteur délivrant de l'angoisse, sera préférée à la souffrance muette. »

Ainsi, nous signalons que l'autodestruction, face à l'effet du traumatisme, est une stratégie de survie qui permet de préserver le psychisme et de mettre en attente le traumatisme pour une liaison ultérieure.

Pour Simone Korff-Sausse (2003), ces traumatismes enfermés dans un ganglion (produit pathologique) se réveilleront. Ils sont toujours en attente d'élaboration. Seulement, leur réactivation peut se faire longtemps après la survenue du trauma. Selon Korff-Sausse (2003), « la fragmentation du moi réalise une forme de clivage : une partie de la personne continue à vivre, et se développe, tandis qu'une autre, enkystée, subsiste en état de stagnation, apparemment inactivée, mais prête à se réactiver à tout moment. »

Le point de départ de la conception du traumatisme d'Anna Freud (1968) est la définition de Freud du traumatisme. Dans celle-ci, elle précise que ce qui fait un traumatisme, c'est l'incapacité du moi à maîtriser le débordement (l'arrivée abondante) d'excitations d'origine externe et/ou interne. Nous la voyons être d'accord avec Freud, sur le fait que ce n'est pas alors le sujet qui est victime du traumatisme, mais son moi.

Cependant, elle ajoute : « qu'il n'existe pas une seule et unique barrière aux stimuli (contre l'environnement), mais deux boucliers qui protègent contre deux types de dangers, venant du monde extérieur » (Freud, 1968).

Anna Freud explique le travail de ce bouclier sur deux étapes : dans un premier temps, c'est le moi auxiliaire de la mère et ses premiers soins. Ensuite, une fois le moi arrive à maturité, ce sont les mécanismes de défense qui prennent en charge la protection.

Symptômes du traumatisme

Dans son étude clinique portant sur : « l'enfant, les parents et la guerre », Gannagé (1998) relève les réponses de l'enfant aux désastres et décrit l'état de stress post-traumatique.

Selon Gannagé (1998), « Les réactions des enfants étaient étroitement dépendantes des réponses des parents [...] Certains enfants présentaient des troubles du comportement : accrochage aux parents, incapacité de dormir seuls, hypersensibilité au bruit, tendance à éviter les situations associées à la tornade [...] les symptômes cliniques qu'ils présentaient comportaient l'intrusion répétitive de souvenirs fortement visualisés, des cauchemars terrifiants, des traits dépressifs et une chute des résultats scolaires [...] Parmi les effets à long terme figurent les rêves répétitifs, les troubles cognitifs, la peur de la survenue d'autres événements traumatiques, des changements d'attitude vis-à-vis du futur. »

Le système de classification américain, la nosographie, à partir du DSM III-R (APA, 1987), a établi les critères du syndrome de stress post-traumatique (SSPT). Le DSM-III considère le SSPT comme « une réaction pathologique anxieuse survenant lorsque le sujet a vécu un événement hors du commun qui provoquerait des symptômes évidents de détresse chez la plupart des individus » (APA, 1987).

C'est à la psychiatre américaine, Lenore Terr (1991), que l'on doit la première typologie des traumatismes. Elle distingue deux types de traumatisme :

- Les traumatismes de type I sont marqués par la soudaineté, la violence de l'événement ; ils se manifestent sur une durée courte et sont provoqués par un seul événement, tels que catastrophe naturelle, accident, massacre, etc.
- Les traumatismes de type II proviennent de l'exposition répétée à des événements extérieurs. Le premier événement a un effet de surprise, désagréable évidemment ; l'anticipation est possible pour la suite d'événements.

Crocq (2014) distingue cinq catégories de symptômes décrivant l'état de stress aigu post-traumatique :

- *Symptômes de reviviscence*, dont les souvenirs récurrents et anxiogènes de l'événement, les rêves de répétition de l'événement, l'agir dissociatif ou répétitif (comme si l'événement allait revenir), la détresse accompagnée d'altération du fonctionnement social.
- *Humeur négative* : incapacité de ressentir des émotions positives, telles que le bonheur, la satisfaction, l'amour.
- *Symptômes dissociatifs*, tels que l'altération du sens de la réalité des personnes environnantes ou de soi-même, incapacité de se souvenir d'un aspect important de l'événement (amnésie dissociative)

- *Symptômes d'évitement* : l'évitement des souvenirs et sentiments associés à l'événement, l'évitement des personnes, des lieux, des conversations, des objets et situations associées à l'événement.
- *Symptômes d'hyperéveil* : troubles du sommeil, irritabilité, hypervigilance, difficultés de concentration et réaction de sursaut exagérée.

Diagnostic du TSA de l'enfant et Trauma-tisme des parents

Rappelons-le, le Trouble du Spectre de l'Autisme (TSA) est un trouble du développement caractérisé par des anomalies des interactions sociales et de la communication, par des intérêts restreints et des comportements répétitifs. Rogé (2015), constate : « Il s'agit d'un trouble précoce qui peut entraîner des handicaps lourds et qui a des répercussions importantes sur la famille. »

Décrire le ressenti des parents face à un Trouble du Spectre d'autisme TSA chez leur enfant n'est pas une tache simple. Face à ce handicap devenu un lourd fardeau, les parents peuvent avoir différentes réactions, telles que la tristesse, la colère, la peur, la sidération, la détresse et souvent le refus de croire à ce diagnostic.

Dans sa première lettre aux Corinthiens, Saint Paul dit : « Mais en organisant le corps, Dieu a accordé plus d'honneur à ce qui est dépourvu. Il a voulu ainsi qu'il n'y ait pas de division dans le corps, mais que les différents membres aient tous le souci les uns des autres. Si un seul membre souffre, tous les membres partagent sa souffrance ; si un membre est à l'honneur, tous partagent sa joie. »

Si l'on applique cette idée à une famille, il va de soi alors que, lorsqu'un membre du corps familial souffre d'une infirmité ou d'un trouble, toute la famille en est émue, affectée, peinée par ce handicap. Face à un diagnostic de TSA d'un enfant, la réaction de la famille, en particulier celle des parents (père et mère), pourrait varier entre un vécu émotionnel léger et un choc émotionnel vécu comme un profond traumatisme psychologique.

Résilience et souffrance sont deux réalités de vie qui sont bien liées l'une à l'autre. C'est à partir de situations de maltraitance, d'agression ou de traumatisme, toujours selon Cyrulnik (2012), que beaucoup de parcours de résilience ont vu le jour. En 1993, des chercheurs français ont commencé à réfléchir en « terme de processus » la manière de se développer d'une manière nouvelle après un trauma.

D'après ce que nous avons vu jusqu'à maintenant, nous pouvons constater que la résilience intervient au moment où une personne subit un traumatisme. Elle va tenter de le surmonter, et ainsi un processus de résilience se met en place. Le traumatisme devient alors l'agent de la résilience.

Une littérature abondante fonde l'hypothèse selon laquelle la présence d'un TSA chez un enfant produit des éléments stresseurs particulièrement nocifs chez ses parents. Ces familles d'enfants atteints de TSA, ainsi que les parents d'enfants avec d'autres incapacités et maladies chroniques, ont plus de stress que les familles dont les enfants sont sans déficits ou incapacités (Bitsika et al., 2013 ; Dabrowska & Pisula, 2010 ; Hayes & Watson, 2012).

Cyrulnik (2005) écrit : « On ne peut parler de résilience que s'il y a eu un traumatisme suivi de la reprise d'un type de développement, une déchirure raccommodée [...] On ne peut parler de traumatisme que s'il y a effraction, si la surprise cataclysmique ou parfois insidieuse submerge le sujet, le bouscule et l'embarque dans un torrent, dans une direction où il aurait voulu ne pas aller. »

Le processus de résistance aux chocs, appelé la résilience, ne se déclenche pas que s'il y a un événement traumatique qui se présente.

Laplanche et Pontalis (1996) définissent le traumatisme comme « un événement de la vie du sujet qui se caractérise par son intensité, l'incapacité pour celui-ci d'y répondre adéquatement, le bouleversement et les effets pathogènes durables qu'il provoque dans l'organisation psychique. »

Un même événement éprouvant peut déclencher des conséquences émotionnelles pénibles chez certaines personnes et ne pas être traumatisant pour d'autres.

Chez Freud, nous ne rencontrons que l'expression « Trauma », qui vient du grec et qui veut dire « blessure ». C'est la psychanalyse qui a transposé sur le plan psychique les trois significations qui étaient impliquées dans le domaine de la médecine : « celle d'un choc violent, celle d'une effraction et celle de conséquences sur l'ensemble de l'organisation », expliquent Laplanche et Pontalis (1996).

La définition de Laplanche et Pontalis met l'accent sur l'origine interne et externe du traumatisme, mais elle montre aussi que le traumatisme est avant tout psychique. Ce n'est pas nécessairement que l'événement en lui-même soit traumatique, mais c'est plutôt l'incapacité du sujet à y faire face.

Nous remarquons qu'après l'explosion du 4 août 2020, au port de Beyrouth, nous étions devant différentes réactions. Ce traumatisme a été vécu de multiples manières. Ainsi, nous pouvons affirmer que « le traumatisme qualifie d'abord un événement personnel de l'histoire du sujet, datable et subjectivement important par les affects pénibles qu'il peut déclencher » (Laplanche & Pontalis, 1996, p. 121). Nous ne pourrions toutefois pas parler d'événements traumatiques de façon absolue, sans prendre en compte le niveau de sensibilité et de vulnérabilité de chaque individu.

Cyrulnik (1999) relève l'importance de l'histoire personnelle de l'individu et son contexte familial dans sa manière de faire face à un traumatisme. Il écrit : « On ne peut pas dire qu'une agression psychique provoque une altération psychique, comme en mécanique. Mais on peut dire qu'une agression provoque une altération selon le sens qu'elle prend dans notre passé et notre alentour. Chacun d'entre nous, ayant une histoire et un contexte familial et social différent, face à une même agression, éprouve un sentiment différent. »

De plus, Anaut (2015) estime que la structure du traumatisme joue un rôle très important dans le pronostic de la résilience. Quand le trauma provient de l'extérieur de la famille, la résilience est plus facile à se construire. Par contre, si la cause du traumatisme est intrafamiliale, le sentiment de culpabilité chez la personne traumatisée rend le processus de résilience beaucoup plus difficile.

Le manque de confiance dans son entourage fait que la personne en question n'a plus de repères. Quelle que soit la provenance ou l'origine du trauma, un travail de la représentation de la blessure est nécessaire pour acquérir la résilience. Un soutien verbal et non verbal aide la personne traumatisée à se reconstruire après un choc.

Être capable de donner un sens à l'événement traumatique aide la personne à se remettre debout et à se reconstruire, explique Cyrulnik (2005). « Au moment où l'événement déchire sa bulle protectrice, désorganise son monde et parfois le rend confus… mais, le plus tôt possible, il faut donner sens à l'effraction pour ne pas rester dans cet état confus où l'on ne peut rien décider parce qu'on ne comprend rien. »

Cette volonté de se reconstruire et cette prise de conscience de l'événement traumatique supposent la mobilisation de certains mécanismes de défense, qui vont permettre à la personne traumatisée de s'adapter à la réalité perturbante, de ne pas se laisser submerger par ce traumatisme, mais plutôt de le contourner.

Roge (2015) parle de « fardeau reçu (ang. Burden) » et de charge négative ressentie liée au trouble du spectre de l'autisme (TSA) de leur enfant. Dans une étude menée auprès de 224 parents, elle parle d'« un sentiment de fardeau qui va, de modéré à sévère ; [celui-ci] a été observé pour la moitié des parents de l'étude […] » Un niveau élevé de perception des TSA comme une charge influence négativement la capacité à s'adapter à ce handicap et ainsi la qualité de vie des parents. »

Pour clôturer, nous constatons qu'un diagnostic de TSA, posé chez l'enfant par le médecin, n'est pas accueilli de la même manière chez tous les parents. Les résultats montrent que ces derniers ont des réactions différentes face au diagnostic.

Au moment du diagnostic, une série de troubles affectifs, cognitifs, sociaux et conatifs pourraient se mettre en place, tels que le niveau de stress, d'anxiété, d'affects négatifs, et des idées pessimistes. L'estime de soi et la confiance en soi sont fragilisées ; des interrogations sur leurs croyances, voire sur leur existence, apparaissent aussi.

Devant une telle réalité dure, la présence d'un soutien familial et social joue un rôle primordial dans cette nouvelle situation difficile à gérer. La mobilisation des capacités internes et externes et des stratégies d'adaptation est la planche de sauvetage de la famille.

Mécanismes de défense

Nous ne pouvons pas mener une telle étude d'inspiration psychanalytique sans nous arrêter sur les mécanismes de défense et leur rôle dans le développement psychique de la personne, notamment dans la représentation de son traumatisme.

Cependant, nous constatons avec Manciaux (2004) que, si le processus de résilience emprunte à la psychanalyse tel ou tel de ses mécanismes, la plupart des résilients ne sont pas « passés par le divan ». Dans cette partie, nous allons étudier la formation des processus résilients face à l'adversité, afin de comprendre le fonctionnement intrapsychique de l'individu, et la mobilisation de différents mécanismes de défense face à une situation traumatisante.

À cette fin, il nous semble intéressant de faire un petit rappel sur l'organisation du Moi, citée ci-dessus par Anna Freud, et son action dans un modèle psychodynamique face à un traumatisme.

Nous allons, dans ce paragraphe, décrire les capacités de l'individu de résister face au traumatisme. Nous venons de voir avec Anna Freud (un peu plus haut) qu'il existe deux formes de protection du moi : le moi auxiliaire et le moi devenu « mature » protégé par les mécanismes de défense. Répétons-le, le moi auxiliaire est mis en place à travers les soins qu'apporte la mère pour subvenir aux besoins de son nouveau-né.

En effet, c'est dans la relation à la mère, « la relation au moi » que la première organisation du moi se met en place. Golse (1999) dit ceci : « Le Moi s'organise progressivement en faisant l'expérience des menaces d'annihilations qui n'entraînent pas l'annihilation et dont il se remet à chaque fois grâce aux soins maternels. »

Un bon « holding » (la façon dont l'enfant est porté) fourni par la préoccupation maternelle primaire peut donner accès à la maturation du moi de l'enfant. « Le Moi de la mère par son empathie renforce le Moi précoce non intégré qui est agressé par les exigences du Ça et les agressions du monde extérieur ; l'enfant commence à exister et fait des expériences instinctuelles qui renforcent le Moi » (Glose, 1999).

Une fois que le système psychique de l'enfant est suffisamment développé, grâce au rôle déterminant de la mère et de ses soins primaires, le Moi de l'enfant s'installe et devient capable de disposer de son système défensif contre toute menace.

En effet, Cyrulnik (1999) écrit : « La vie n'est pas une histoire. C'est une résolution incessante de problèmes d'adaptation. Mais la vie humaine, elle, nous contraint à en faire une histoire pour éviter de la réduire à une série de réactions de défense pour la survie ». La vie nous réserve un grand lot d'épreuves auxquelles nous sommes invités à affronter avec courage sans baisser les bras.

Laplanche et Pontalis (1996), dans leur livre « Vocabulaire de la psychanalyse », décrivent les mécanismes de défense en ces termes : « ce sont différents types d'opérations utilisés par le moi, dans lesquels peut se spécifier la défense ». Selon eux, le terme « mécanisme » est utilisé en premier lieu par Freud, en 1893, dans une étude analytique faite par lui et Breuer, intitulée, La Communication préliminaire.

D'après Laplanche et Pontalis (1996), l'idée de la défense du moi était présente dans la plupart de ses œuvres. Cependant, « ce n'est qu'après 1926 que l'étude des mécanismes de défense est devenue un thème important de la recherche psychanalytique, notamment après l'ouvrage d'Anna Freud qui leur est consacré. »

Dans son livre intitulé « Le Moi et les mécanismes de défense », Anna Freud a utilisé la théorie freudienne comme base pour théoriser la défense du moi contre les pulsions et les affects liés à ces pulsions.

Daniel Lagache, cité dans le « Vocabulaire de la psychanalyse », écrit que « la fin des mécanismes de défense est la réduction urgente des tensions internes, conformément au principe de déplaisir-plaisir » (Laplanche & Pontalis, 1996).

Sillamy (1991), dans son dictionnaire de la psychologie, définit les mécanismes de défense comme « mécanismes psychologiques dont la personne dispose pour diminuer l'angoisse née des conflits intérieurs. »

Utilisés par le moi, ces procédés mentaux sont automatiques et inconscients, contrairement aux stratégies de coping qui sont des opérations mentales volontaires par lesquelles le sujet choisit une réponse à un problème interne ou externe. Nous ajoutons que cette distinction est un peu artificielle et ne peut en aucun cas prendre en considération la complexité des processus adaptatifs et/ou défensifs.

Dans le Dictionnaire de la psychologie, les mécanismes de défense sont définis comme « des processus psychologiques dont la personne dispose pour diminuer l'angoisse née des conflits intérieurs. Ces mécanismes sont susceptibles de protéger le moi contre les exigences des instincts et de réduire les tensions. Mais tous n'ont pas la même valeur adaptative [...] Le refoulement, la sublimation, la fantaisie, la négation de la réalité, l'identification à l'agresseur, la rétraction du moi, la rationalisation, l'idéalisation, la régression, la formation réactionnelle, l'isolation, l'annulation rétroactive, la projection, l'introjection, le retournement contre soi et la transformation en contraire », tels sont les différents procédés défensifs cités par Sillamy (1991).

Face à un événement menaçant, qu'il soit interne ou externe, ces procédés complexes de défense sont utilisés par tout le monde, les névrotiques comme les sujets exempts de tout trouble psychopathologique significatif.

Selon Anaut (2015), « Effectuer un travail de résilience après la déchirure traumatique suppose de mettre en jeu des modalités défensives et des procédures protectrices qui intègrent des dimensions multiples. Des processus multifactoriels s'étayent sur des ressources individuelles (mécanismes défensifs, flexibilité cognitive, recherche de sens, sociabilité, etc.) ; sur des soutiens affectifs (familiaux, périfamiliaux, amoureux...) ; et sur des conditions externes favorables (soutiens des pairs, des communautés sociales d'appartenance, etc.) »

La classification des mécanismes de défense varie d'un chercheur à l'autre, beaucoup plus dans la forme que dans le contenu ou dans leur effet défensif. Il n'existe pas de consensus sur leur nombre que nous voyons variable d'un auteur à l'autre.

Ionescu (2016) considère que « le fait de considérer la résilience comme un processus a conduit à l'étude des mécanismes biologiques et psychologiques sous-jacents. »

Le cheminement vers un processus résilient suppose alors la mise en place de plusieurs facteurs, externes comme internes.

L'activation de différents mécanismes de défense permet la réalisation des deux phases de la résilience, et surtout le passage de l'une à l'autre. « L'analyse du fonctionnement psychique des sujets résilients permet de relever des étapes dans l'émergence de ce processus » (Ionescu, 2016). Selon lui, les mécanismes de défense constituent des outils développés pour protéger le Moi et employés à des fins défensives, aussi bien dans la normalité que dans la pathologie (Anaut, 2015).

Le processus psychique de la résilience est composé de deux phases : la phase de protection contre la désorganisation psychique et la phase d'élaboration mentale et de reconstruction du lien, toujours selon Anaut (2015). Dans les deux étapes, les mécanismes de défense jouent un rôle principal dans la protection psychique face au danger, et, par la suite, dans le processus de résilience.

« La première phase de la résilience concerne la confrontation au trauma ou au contexte aversif, et la mise en place de processus de résistance à la désorganisation psychique [...] Cette étape est caractérisée par la prépondérance du recours à des mécanismes défensifs d'urgence pour parer à l'effraction psychique : par exemple, déni, répression des affects, déplacement, projection, passage à l'acte, comportements passifs-agressifs, imaginaires » (Ionescu, 2016).

La résilience s'inscrit dans un processus évolutif. Elle est constituée d'une suite d'étapes. À chaque étape, il y a mobilisation d'un ou de plusieurs procédés défensifs.

Après cette mobilisation de certaines capacités de résistance face au traumatisme, une place sera donnée à certains remaniements psychiques. Selon Anaut (2015), c'est la seconde phase qui installe le processus de résilience, là où l'élaboration et la reconstruction des liens rompus vont avoir lieu.

« La deuxième phase implique l'intégration du traumatisme et son autoréparation... cela passe par l'abandon de certains mécanismes de défense utilisés précédemment (comme le déni ou la projection) pour privilégier des formes de protection plus matures... plus constructives, comme : altruisme, créativité, humour, intellectualisation, sublimation. La reconstruction psychique va s'appuyer sur la nécessité de conférer un sens à la blessure, en activant le processus de mentalisation. » (Anaut, 2015).

L'entrée en résilience et le passage d'une phase à une autre varient d'un individu à un autre. Toutes les personnes ne suivent pas un même rythme de développement de la résilience.

Selon elle, « Le passage de la première phase à la seconde phase du processus de résilience s'étaye sur les possibilités d'élaboration mentale du sujet » (Anaut, 2015).

Cette variation dans l'émergence de la résilience d'un sujet à un autre laisse penser que les caractéristiques propres à chacun et ses ressources internes, mais aussi externes, jouent un rôle suffisamment important dans son apparition.

De Tychey (2001), considère que la mentalisation met en place la symbolisation des affects, et permet la transformation des excitations internes, provenant du traumatisme, en pensées. « Il s'agit d'attribuer un sens à la blessure » (Anaut, 2015).

Bergeret (1995) analyse que la mentalisation renvoie à la capacité de mettre en mots les images et les épreuves du trauma. Nous n'allons pas nous attarder ici sur le processus de mentalisation, car nous aurons l'occasion d'en parler ultérieurement, et ceci d'une manière plus détaillée.

Nous allons maintenant procéder à une brève description de chaque mécanisme de défense cité ci-dessus, qui entre en jeu dans la mise en place d'un système défensif contre le danger de l'effraction traumatique. Ce, dans la perspective d'une reconstruction des liens rompus chez le sujet résilient.

Le déni

Ce terme est employé par Freud vers 1924 dans un sens spécifique, en relation avec la symbolique de l'angoisse liée à l'idée de castration. Il le définit comme un « Mode de défense consistant en un refus par le sujet de reconnaître la réalité d'une perception traumatisante » (Laplanche & Pomtalis, 1996). Le déni a été décrit aussi, par Anna Freud, « sous le nom de négation par le fantasme, qui est un procédé normal lorsqu'il est utilisé à certains stades de l'évolution du moi infantile, mais qui devient pathologique lorsqu'il se produit à un stade plus avancé » (Theis, 2016).

Nous disons que le déni pourrait être un facteur protecteur de l'unité et l'intégrité de la psyché, comme il pourrait être dans certains cas pathologiques. Tout dépend du stade là où ce procédé défensif se met en place.

D'autre part, de nombreux auteurs considèrent son emploi temporaire comme adaptatif face à une situation trop stressante et/ou menaçante. « Le déni est souvent considéré de façon négative. Il constitue un obstacle sur le chemin de l'acceptation, il empêche d'affronter ce qui est là : la réalité brute.

Il est considéré comme un mécanisme de défense qui devrait céder […], mais le déni est aussi une capacité, une ressource pour le sujet quand il lui permet de conserver son intégrité […] Il représente un temps nécessaire pour surseoir à l'évidence, amadouer la douleur et domestiquer l'angoisse […] c'est un réflexe salvateur […] Le déni renferme à l'occasion un espoir de survie et il peut même stimuler les forces vives de l'être » (Rosselet, 2015).

Rosselet (2005) relève la richesse de ce phénomène complexe qu'est la résilience, en mettant l'accent sur les forces vives de l'être humain et ce qu'il pourrait utiliser pour faire face au danger et à l'angoisse qui l'entourent.

Comme Rosselet, Ionescu (2016) parle aussi du déni. Il est habituellement considéré comme une défense de niveau bas, mais il peut, sous la forme du déni « sain », jouer un rôle important chez les personnes ayant affronté une maladie grave.

Selon Ionescu, le déni aide, dans un premier temps. Il s'agit « de mieux tolérer et d'atténuer le caractère effractant du traumatisme, de différer l'amortissement du choc traumatique » (Ionescu, 2016). Néanmoins, le déni ne doit pas être utilisé d'une manière rigide, ce qui entraverait le travail de deuil.

« Vanistandael et Lecomte (2000) soulignent le caractère adaptatif du mécanisme de déni. Il peut porter sur différents aspects de la réalité, à condition qu'il soit utilisé à court terme. Contrairement à un usage dans des fonctionnements psychotiques, chez le sujet résilient, il porte plus sur la signification affective de la réalité insupportable que sur la réalité elle-même » (Haddad et al., 2013).

Dans leur ouvrage sur la construction de la résilience, ils mettent l'accent sur le bien et le bonheur qui sont toujours possibles. Pour eux, cet air d'optimisme est au cœur de la résilience. Nous pouvons donc conclure avec eux que la résilience est un phénomène qui nous permet, d'une part, de résister au danger, et d'autre part, d'aller de l'avant en transformant une expérience douloureuse en une expérience ouvrant le sujet sur de nouveaux horizons.

Le refoulement

Sillamy (1991) définit le refoulement comme « un mécanisme psychologique inconscient de défense du moi par lequel les sentiments, les souvenirs et les pulsions pénibles ou en désaccord avec la personne sociale sont maintenus hors du champ de la conscience. »

Il ajoute : « Ce que le moi refuse, c'est la reconnaissance de ces virtualités, leur réalisation verbale ; en effet, tant que l'émotion désagréable n'est pas exprimée en mots, elle reste confuse et confinée dans l'inconscient » (Sillamy, 1991).

Selon lui, l'objectif principal de la psychanalyse est d'aboutir à une forme de résilience, à une guérison du sujet. Ce, via une méthodologie thérapeutique visant à travailler les tendances refoulées pour les faire apparaître dans le champ de la conscience.

Selon Laplanche et Pontalis (1996) « le refoulement, au sens propre, est une opération par laquelle le sujet cherche à repousser ou à maintenir dans l'inconscient des représentations (pensées, images, souvenirs) liées à une pulsion [...] En un sens plus vague, le terme de refoulement est parfois pris par Freud dans une acception qui le rapproche de celui de défense. »

Le refoulement est, alors, un mécanisme de défense qui consiste à repousser toutes les représentations liées aux pulsions.

Le clivage

Selon Sillamy (1991), le clivage est un procédé qui survient lors d'un trauma. Il permet de séparer les représentations, et donc de mettre de côté celles qui sont les plus insupportables.

Ce mécanisme inconscient permet de diminuer l'angoisse née de conflits intérieurs.

Freud distingue le clivage intrasystémique du Moi du clivage entre le Moi et le ça. Pour lui, le clivage « n'aboutit pas à une formation de compromis entre les deux attitudes coexistantes » (Charbert, 1998). Freud ajoute : « l'une des particularités de ce processus est de maintenir, simultanément, ces deux attitudes sans qu'il s'établisse entre elles de relation dialectique » (Laplanche & Pontalis, 1996).

Ces deux attitudes présentes au sein de la psyché existent à l'égard de la réalité extérieure ; tantôt, la place est cédée pour la réalité comme elle est, tantôt c'est le désir qui prend le dessus en produisant une réalité qui lui convient.

Selon Chabert (1998), la notion de clivage du Moi désigne « un phénomène bien particulier [...] il est à l'œuvre, surtout dans le fétichisme et les psychoses. Il s'agit de la coexistence au sein du Moi de deux attitudes psychiques à l'endroit de la réalité extérieure qui entrave une exigence pulsionnelle : l'une tient compte de la réalité, l'autre dénie la réalité et met en place une production du désir. »

Le clivage procède alors à une division au sein de la personne psychique en faisant face à la menace produite par la réalité externe

Pour De Tychey (2001), le clivage « constitue une défense protectrice à court terme lors de la survenue du trauma ». Dans le contexte d'un traumatisme, Josse (2019) décrit le clivage comme « une scission entre l'expérience effroyable et la partie saine du Moi protégé du souffle traumatique. »

Cette défense nécessaire pour la protection du « moi » de l'effraction psychique est décrite par Houssier (2002) comme « une modalité défensive qui constitue une réponse immédiate pour préserver le sujet du retour du vécu traumatique sous la forme de souvenirs encore trop investis par les affects de souffrance. »

Dans le but d'échapper à une angoisse ou à un conflit interne, le sujet va mettre en place, inconsciemment, cette stratégie de défense qui vient le protéger de ses affects négatifs, qu'est le clivage.

Le déplacement

Dans le Dictionnaire de la psychologie, le déplacement est un « mécanisme psychologique par lequel une charge affective (émotion, pulsion) est transférée de son objet véritable sur un élément substitutif… Le déplacement permet de réduire la tension. Il est mis en œuvre dans l'élaboration des rêves, pour faire échec à la censure… ce mécanisme, l'un des processus fondamentaux de l'appareil psychique, se retrouve d'une façon générale dans toutes les formations de l'inconscient » (Sillamy, 1991).

Pour se débarrasser d'une représentation chargée d'affects négatifs, le sujet a inconsciemment recours au déplacement pour glisser à une représentation émotionnellement moins intense.

Le recours à l'imaginaire

Selon Bergeret (1991), l'imaginaire désigne : « l'activité de rêves et de fantasmes dont on a conscience ou pas, composée de fantasmes préconscients, conscients ou primitifs […] Il s'agit d'une fonction indispensable à l'équilibre psychique. »

Pour lui, « cette fonction nous permet de ne pas nous sentir écrasés par une action trop intrusive ou impérative des facteurs extérieurs » (De Tychey, 2001).

Le recours à l'imaginaire pourrait être un mécanisme de défense salvifique pour la personne qui se trouve dans une réalité difficile.

Pour De Tychey (2001), cette principale défense mobilisable face à l'excès d'excitations « englobe un ensemble plus vaste que celui désigné sous le nom de « rêverie » par Cyrulnik (1999) et Vanistandael-Lecomte (2000) […] il s'agit d'une fonction indispensable à l'équilibre psychique. »

N'avons pas appris que le rêve rend l'impossible possible ? De même, créer un espace imaginaire dans la vie, ne nous permet pas de nous éloigner un peu de la pesanteur de nos perceptions quotidiennes ?

Gannagé (1998) parle du rôle du jeu, par exemple, dans le recours à l'imaginaire en disant : « seul le jeu permettrait aux enfants de transcender la réalité. Ils inventaient des amis imaginaires avec lesquels ils pouvaient partager une autre vie, une vie différente de celle des ghettos… Le jeu constituait souvent la seule façon de survivre… Le jeu permettait à l'enfant de développer des procédés nécessaires pour répondre aux agressions de l'environnement… Les jeux étaient particulièrement précieux, lorsque l'imagination de l'enfant détenait une place importante… Les conflits étaient transposés dans le jeu, de sorte que le Moi puisse prendre sa revanche, en rendant acceptable la solution proposée.

Le jeu fait appel à l'imagination. Tout commence par elle. Elle permet à l'enfant de connaître son monde extérieur et aussi d'avoir accès aux fantasmes inconscients de sa vie psychique. Le jeu est très important pour le développement psychique de l'enfant. Il pourrait l'aider à accéder à la créativité.

Ainsi, le recours à l'imaginaire pourrait être, comme l'analyse Josse (2019) « une défense utile pour échapper à une situation douloureuse, mais il peut également devenir une issue ouvrant sur la création artistique, la réflexion philosophique et la recherche scientifique afin de promouvoir une véritable résilience. »

Le recours à l'imaginaire permet au sujet de supporter les souffrances du présent, tout en l'aidant à se projeter dans un avenir différent, plus beau et moins dur.

Avant de revenir sur les procédés défensifs « de niveau adaptatif élevé (l'humour, l'altruisme et la sublimation) » (De Tychey, 2001) de la seconde phase, qui ont une place importante dans le processus de résilience, nous prenons en considération les analyses de Bergeret (1995). « Un individu n'est pas malade parce qu'il a des défenses, mais bien parce que celles-ci sont inefficaces, trop rigides et mal adaptées aux réalités internes et externes. […] Le recours à des mécanismes comportementaux et à des processus psychiques mis en place par des sujets résilients, qui peuvent apparaître à première vue comme des défenses pathologiques […] non adaptées à l'environnement ». Mais on peut considérer qu'ils relèvent de la première phase de la résilience […] et donc correspondent à une manière de s'adapter à la situation traumatogène » (Anaut, 2015).

Les mécanismes de défense constituent une planche de salut pour le sujet résilient qui l'aide de passer d'un bord mortifère au bord d'une nouvelle vie.

La sublimation

Pour expliquer ce qu'est la sublimation, De Mijolla-Mellor (2009) la présente ainsi : « d'après ses origines latines, elle désigne essentiellement un mouvement d'élévation (sub)… ou qui implique le passage d'un seuil ou d'une limite au-dessus de la « fange » (limus). »

En psychanalyse, toujours selon De Mijolla-Mellor (2009), la sublimation occupe une place supérieure à celle d'une simple notion. Il s'agit d'un concept organisateur autour duquel gravitent les questionnements sur les sentiments de tendresse et d'amitié, les liens sociaux, l'activité professionnelle, les réalisations artistiques, littéraires, scientifiques, techniques ou sportives.

D'après les travaux de Sillamy (1991), « La sublimation joue un rôle très important dans l'adaptation de l'individu à son milieu en permettant son ajustement social sans nuire à son développement personnel. »

La sublimation n'est-elle pas un moyen qui nous aide à ne pas nous résigner sous l'opacité des pulsions ?

Au sens freudien, Josse (2019) décrit la sublimation comme le moyen qui « conduit le sujet à remplacer une représentation sexuelle initiale par une autre non sexuelle ». Elle ajoute : « Dans le contexte de la résilience, la dimension sublimatoire désigne l'investissement de l'imaginaire pour échapper à une réalité incontournable. Les rêveries, les souvenirs et l'idéalisation d'une situation ou de personnes permettent la constitution d'un espace interne inviolable où le sujet peut se ressourcer » (Josse, 2019).

La sublimation serait, donc, la transformation de l'objet de la pulsion en une activité sociale, culturelle, artistique valorisée socialement. Elle permet au sujet de faire l'économie du refoulement en intériorisant les interdits.

Cyrulnik (1999) associe la répression ou plutôt « le contrôle des affects », selon ses termes, à la sublimation. Il écrit : « ni colère, ni désespoir, ni rumination, ni passages à l'acte brutaux, pour satisfaire les besoins immédiats. Une douce gestion du temps, une aptitude à retarder la réalisation des désirs et à les transformer, afin de les rendre acceptables. »

La sublimation n'est pas le refoulement. Elle passe inévitablement par l'intériorisation des interdits afin d'atteindre un domaine, autre que les pulsions, là où les réalisations sont socialement plus appréciées.

L'intellectualisation

Josse (2019) considère que « l'intellectualisation évacue de la conscience la signification émotionnelle des conflits et des menaces. En donnant au sujet le sentiment de maîtrise et en lui évitant un affrontement émotionnel trop brutal, ce mécanisme de défense diminue l'anxiété et préserve l'estime de soi. »

Le sujet a recours au raisonnement pour éviter la confrontation avec un conflit inconscient et le stress qui l'accompagne.

Chabrol (2005) considère l'intellectualisation comme une réponse aux conflits et aux stress « en s'adonnant à un usage excessif de pensées abstraites ou de généralisations pour contrôler ou minimiser des sentiments perturbants. Elle permet de maîtriser les affects en évitant au sujet de se confronter à son implication personnelle dans une situation conflictuelle. »

Cette description met en relief la forte composante cognitive de l'intellectualisation. En d'autres termes, ce mécanisme de défense fait appel à la pensée pour éviter la désorganisation des sentiments.

Laplanche et Pontalis (1996) ont parlé de l'intellectualisation comme « processus par lequel le sujet cherche à donner une formulation discursive à ses conflits à ses émotions de façon à les maîtriser. »

Pour eux, l'intellectualisation, en tant que mécanisme de défense, se rapproche parfois de la rationalisation, pas dans l'évitement systématique des affects, mais dans l'attribution aux affects des motivations plausibles et dans leur justification d'ordre rationnel ou idéal.

L'humour

Répertorié dans les caractéristiques des sujets résilients, l'humour apparaît, selon Anaut (2015), « comme une ressource étayante chez les personnes confrontées à des situations traumatogènes. »

Pour cette auteure, l'humour est une qualité psychique qui a ses fonctions dans les trajectoires résilientes. Elle écrit par ailleurs : « L'humour procure un bien-être à la fois psychique, social et biologique, en fournissant une expérience de plaisir qui participe à l'étayage du sujet. Rire et faire rire permettent d'endiguer les peurs et les angoisses, mais aussi d'affronter les traumatismes de manière décalée et plus maîtrisable » (Anaut, 2015).

De plus, Anaut (2015) explique comment l'humour pourrait être un moyen de partage social des expériences adverses, ce qui aide le sujet traumatisé à se raconter. Ainsi, la dimension humoristique contribue à la réalisation du processus de mentalisation.

Si Anaut (2015) a présenté l'humour comme « ressource salutaire », Cyrulnik (1999) le considère comme étant « une défense précieuse ». Pour lui, « la représentation de l'événement traumatisant, destiné aux autres, permet de prendre de la distance, de moins se laisser entamer par l'épreuve et même d'en retirer un petit bénéfice de comédien. »

En période de crise, certaines personnes ont recours à l'humour pour transformer leur malheur en bonheur, leurs larmes en rires. Pour Ionescu (2004), l'humour est l'un des principaux mécanismes de défense qui facilitent la résilience.

Au sens restreint retenu par Freud, Josse (2019) dit que l'humour « consiste à présenter une situation vécue comme traumatisante de manière à en dégager les aspects plaisants, ironiques ou insolites. C'est dans ce cas seulement qu'il peut être considéré comme un mécanisme de défense. »

Malgré ses risques, l'humour soulage grandement les tensions et aide à prendre de la distance avec le problème vécu. Il aide aussi à tisser des liens sociaux et instaurer des échanges nécessaires en temps de crise.

Par contre, Pourtois et al. (2012) ont écrit que « le sens de l'humour ne doit pas être confondu avec la moquerie, l'ironie, la dérision ou le sarcasme. »

Selon ces auteurs, il existe quatre critères qui distinguent l'humour des autres notions qui s'en rapprochent. L'humour, pour pouvoir être considéré comme tel, devrait : « retransmettre de la joie, inférer de la gaieté ou diminuer une tension, promouvoir un lien constructif avec l'autre et être déclencheur de rire » (Haddad et al., 2013).

Ainsi l'humour serait un facteur qui favorise l'émergence de la résilience.

Pour que l'humour soit « comme une ressource de néodéveloppement », Humbeeck (2007) pose plusieurs conditions. « D'abord, la personne qui reçoit le message humoristique doit partager un même ensemble de règles que l'émetteur pour comprendre et être sensible au message comique de ce dernier. Ensuite, le message distrayant doit osciller entre le réel et l'imaginaire, faire en sorte qu'il ne soit pas trop fixé au réel et pas non plus totalement fictif, un équilibre qui permet l'ancrage dans la réalité. Enfin, l'espace du message humoristique doit être clairement délimité et identifié comme tel : « on ne rit pas partout et tout le temps » et doit être explicitement séparé de la vie réelle » (Haddad et al., 2013).

En effet, les événements qui nous entourent ne prêtent pas à rire et l'humour est de moins en moins habituel. Et pourtant, il est essentiel à notre équilibre psychique et aussi à l'équilibre entre le réel et le fictif. Il est à la fois un moyen de défense, comme nous l'avons vu plus haut, et une manière de voir le monde autrement.

L'altruisme

Dans le Dictionnaire de psychologie, il est écrit que le terme de l'altruisme est « créé par Auguste Comte pour désigner le souci désintéressé du bien d'autrui » (Sillamy, 1991).

Josse (2019) définit l'altruisme comme « le dévouement à autrui qui permet à un sujet d'échapper à un conflit intrapsychique ». Selon Sillamy (1991), ce mécanisme a sa source dans la nature, et peut également résulter de la réflexion. Il est un comportement naturel et spontané chez les êtres d'une même espèce.

Nous le voyons donner l'exemple de Masserman qui « cite le cas de macaques qui, mis dans une situation expérimentale où ils peuvent se procurer facilement de la nourriture en appuyant sur un levier, restent longtemps sans manger lorsqu'ils ont compris que cet acte provoque aussi un choc électrique chez l'un de leurs congénères » (Sillamy, 1991).

Dans son ouvrage sur les mécanismes de défense, Anna Freud consacre un chapitre à l'altruisme pour expliquer de façon approfondie sa part dans la libération de l'agressivité, et sa transformation en activité de bienfaisance au service de l'intérêt d'autrui.

« Le surmoi, implacable quand il s'agit d'une pulsion instinctuelle [du sujet], acquiesce au même désir dès lors qu'il est détaché du moi. Le comportement agressif, en général réprimé, s'accorde soudain au moi quand il s'agit de la satisfaction du désir d'autrui » (Freud, 1936).

L'altruisme aide la personne à sortir de soi-même, à ne plus se concentrer sur ses propres besoins, pour donner une place à l'autre dans le monde qui les entoure.

Selon Cyrulnik (1999), « le dévouement à autrui permet d'échapper au conflit intérieur et permet de se faire aimer grâce au bonheur qu'on donne. Le retour est énorme, c'est une bonne affaire. »

Il place l'altruisme dans les défenses positives, et le considère comme un trait caractéristique de la population qui a connu une vie d'adulte la plus épanouie.

Lecomte (2004) remarque que beaucoup de sujets résilients présentent un altruisme. Il dit « ceux-ci s'investissent souvent au profit d'autrui, et généralement dans le domaine qui a été à l'origine de leur traumatisme ou dans un domaine proche. »

Qu'il soit considéré par certains comme trait de personnalité, ou par d'autres comme un mécanisme de défense, l'altruisme a été mis en relief dans plusieurs écrits consacrés à la résilience (Vanistandael & Lecomte, 2000 ; Cyrulnik, 2003).

Nous clôturons notre analyse de cette sélection d'ouvrages consacrés aux mécanismes de défense, en considérant que nous n'avons relevé ici que les textes, plus liés directement avec « le ressort et le tricot » de Cyrulnik (1999). Ce dernier confirme que la grande souffrance, qui résulte d'un traumatisme ou d'une maltraitance, « contraint à utiliser la partie saine de la personnalité pour se défendre et produire encore plus d'humanité » (Cyrulnik, 1999).

Un sujet résilient est une personne qui n'accepte pas de céder à la souffrance, qui cherche à trouver la force de s'en sortir en mobilisant ses ressources internes, entre autres les mécanismes de défense, et externes, en cherchant à se reconstruire après un malheur et en se projetant dans l'avenir.

De Tychey (2001) nous rappelle aussi que la fonction essentielle des mécanismes de défense « porte sur le traitement des affects de déplaisir liés aux situations traumatiques et conflictuelles. » Il pense que ces mécanismes cités ci-dessus « contribuent à fonder la résilience à court terme face au trauma alors que la mentalisation est seule à même de la structurer plus durablement à long terme. »

Finalement, il nous apparaît important de considérer avec Josse (2019) que les mécanismes de défense développés ci-dessus sont les moyens utilisés par le moi d'un sujet résilient « pour maîtriser, contrôler et canaliser les dangers externes et internes. Ils ont pour finalité de traiter les affects et les représentations mentales douloureuses susceptibles de mettre en danger l'intégrité et la constance psychologiques de l'individu. Ces mécanismes contribuent à réduire l'angoisse et à maintenir l'équilibre psychologique pendant et après un événement traumatisant. »

Néanmoins, la qualité des mécanismes de protection, mis en jeu contre les facteurs de risque, joue un rôle important dans l'élaboration de la résilience. De plus, Anaut (2012) considère que, pour qu'il y ait un néo-développement après un traumatisme, les mécanismes de défense ne suffisent pas à eux seuls. Des interactions entre le sujet et son environnement affectif et social sont requis.

Dans le chapitre suivant, qui traite de l'accompagnement psychologique d'inspiration psychanalytique, nous allons aborder la mentalisation, un des mécanismes de défense essentiels à la mise en place durable de la résilience. Ce, en décrivant les différentes étapes de l'accompagnement psychanalytique, telles que la narration, le transfert du social dans le mental, la mentalisation, la représentation et la construction du lien, etc.

SECTION 4 : Accompagnement psychologique d'inspiration psychanalytique

Dans son article, Bion, une psychanalyse sans mémoire, Korff-Sausse (2016) écrit : « un étrange dialogue imaginaire entre des figures multiples, entre les aspects primitifs et les aspects plus élaborés, entre les prénatals qui sont capables d'éprouver, mais pas de penser et les postnatals qui sont au contraire équipés pour les premières tentatives de compréhension. »

D'après cette citation de Korff-Sausse, nous disons que, dans un tel genre de travail d'accompagnement psychologique d'inspiration psychanalytique, et non purement psychanalytique selon seulement la théorie freudienne, le regard ne se porte pas seulement en arrière vers l'objet perdu et la recherche du désir, mais s'oriente aussi vers l'avant dans le but de réaliser un développement des potentialités psychiques, pas encore mobilisées, et ce à cause des souvenirs qui viennent l'empêcher.

En parlant de l'intérêt et des pièges d'un modèle unique en psychothérapie, Fischman (2009) cite Goethe qui dit : « celui qui ne connaît aucune langue étrangère ne sait rien de la sienne. » En fréquentant d'autres langues, nous pourrons ainsi comprendre davantage la finesse ainsi que la complexité de notre propre maternelle.

C'est dans le respect de l'universalité que nous avons choisi, dans ce chapitre, de présenter rapidement certains types d'accompagnement psychologique. Cependant, nous ne renonçons pas à l'ancrage identitaire de la psychanalyse freudienne dans toutes les disciplines psychologiques ou psychothérapeutiques qui visent à offrir une aide à toute personne présentant un désir de grandir dans son humanité.

Différents types de l'accompagnement psychologique

Il existe plusieurs types de suivi psychologique. Avec Goutte (2018), nous allons évoquer le conseil psychologique, l'accompagnement psychologique, l'intervention de crise et la psychothérapie.

Le conseil psychologique

Il s'agit d'un suivi ponctuel dont l'objectif principal est l'orientation. Le psychologue clinicien offre un espace pour faire le point sur des difficultés d'un patient. Ce type de suivi peut donner lieu à un bilan psychologique. Il peut éventuellement déboucher sur une psychothérapie.

L'accompagnement psychologique

Dans ce type de soutien psychologique, le but serait d'accompagner un patient pour l'aider à surmonter une épreuve particulièrement difficile, telle que la maladie grave, la découverte d'une maladie chronique, le deuil, le divorce, le licenciement, le harcèlement, une situation de rupture, etc.

L'accompagnement psychologique peut également être envisagé dans des moments de moindre intensité dramatique, mais de profond changement, tels que la réorientation professionnelle, l'émigration, l'exil, etc.

L'accompagnement psychologique a une durée variable et peut également déboucher sur une psychothérapie.

L'intervention de crise

Caractérisée par son intensité et sa brièveté, il s'agit d'une intervention en situation d'urgence, suivant l'exposition à une situation traumatique (accident, attentat, explosions, agression, viol, etc.)

La psychothérapie

La psychothérapie a une visée thérapeutique. Elle est généralement motivée par le désir de changement, d'amélioration, de travail sur soi, de mettre fin à des symptômes comme l'anxiété, la phobie, les idées noires, la dépression, etc. Ces symptômes expriment une souffrance psychique.

L'un de ses objectifs est de voir le patient capable d'accéder à un savoir sur soi et de développer ses capacités personnelles d'élaboration psychique et de réflexivité. Grâce à la psychothérapie, le patient pourrait gagner une certaine autonomie face aux difficultés rencontrées ultérieurement.

L'accompagnement psychologique peut être : individuel, de couple ou familial. La personne accompagnée peut être un enfant, un adolescent, un adulte, une personne âgée ou même un nourrisson.

Différentes perspectives de l'accompagnement psychologique

Théoriquement, il existe de différentes perspectives de l'accompagnement psychologique. Goutte (2018), parle de quatre principales approches théoriques, auxquelles le psychologue peut se référer pour appréhender la problématique personnelle du patient et pour élaborer son travail. Elle cite : l'approche psychanalytique, approche systémique, approche humaniste et approche cognitive comportementale.

L'approche psychanalytique

Au cœur de l'approche psychanalytique selon Goutte (2018), il y a le parent pensant, doué d'un inconscient. À travers la relation établie avec le psychologue, le parent travaille à l'élaboration de conflits inconscients. Au fil du travail, le parent éclaire le présent à la lumière du passé refoulé. Au cours de ce processus de mise en sens, le parent se dégage progressivement de ses problématiques actuelles.

L'approche systémique

Dans l'approche systémique selon Goutte (2018), le psychologue accorde une place centrale à l'analyse des différents systèmes de relations auxquels le parent appartient : système familial, système social, système professionnel, etc.

Ainsi, le symptôme serait à entendre comme l'expression d'un dysfonctionnement du système. L'enjeu d'un travail dans une perspective systémique réside dans la réduction de la souffrance des membres du système à travers l'assouplissement et l'accroissement des possibilités fonctionnelles qui lui sont propres.

L'approche humaniste

L'approche humaniste est centrée, selon Goutte, sur le présent et met l'accent sur la responsabilité personnelle du parent face à ses choix de vie. Le psychologue aide l'exploration consciente de soi (en matière de besoins, d'aspiration et de valeurs) et soutient l'expérimentation de nouvelles façons d'être ou d'agir.

L'approche cognitivo-comportementale

L'approche cognitive comportementale, selon Goutte, postule que les difficultés d'ordre psychologiques sont la conséquence de cognitions (pensées) et de comportements inadéquats appris par le parent. Centré sur le symptôme, le psychologue enseigne des stratégies au parent en vue de remplacer des comportements ou cognitions inadaptés par des croyances et des actions plus en phase avec son environnement.

Lecomte (2010), fondateur de l'Association française et francophone de psychologie positive, montre l'importance de cette approche pour surmonter un malheur. Il considère que la pensée positive « pourrait guider les gens à réaliser leurs objectifs, tandis que les idées non désirées et négatives provoquent la crainte et peuvent bloquer l'action. »

Donner une direction positive à sa vie et l'espoir d'une vie meilleure pourrait aider la personne à tenir debout dans les moments d'épreuve.

Mrazek et Mrazek (1987) parlent « d'anticipation projective positive, qu'ils définissent comme aptitude à projeter dans le futur et d'imaginer comment la vie sera quand les temps difficiles seront passés. »

Selon eux, cette aptitude est considérée comme une compétence qui facilite le processus de la résilience et, par la suite, transformer la souffrance en force.

Après cette brève description des principales approches théoriques en psychologie, nous allons nous pencher sur le développement de l'approche psychanalytique, comme étant le fondement de notre méthode utilisée dans notre étude pratique sur le terrain.

L'approche psychanalytique

Korff-Sausse, dans son fameux ouvrage « Le Miroir brisé » met l'accent sur l'impact du handicap de l'enfant sur sa famille : parents et fratrie. Selon elle, « le handicap suscite des questions troublantes, toujours présentes même si elles ne sont pas très clairement formulées. » (Korfff-Sausse, 2018, p. 80).

En effet, lorsqu'un professionnel de la santé (psychiatre, pédiatre, psychopédiatre ou autres) annonce à des parents que leur enfant présente un trouble du spectre autistique (TSA), il ne peut que constater toute la frayeur, la tristesse et le désarroi qu'exprime leur visage devant cette réalité.

Selon Korff-Sausse, si des paroles ne sont pas prononcées, donnant un sens à cette réalité du handicap, tout reste bloqué ; tel un point opaque obscurcissant la vie psychique de toute la famille.

L'accompagnement psychologique d'inspiration psychanalytique pourrait, éventuellement, aider le patient à formuler ses souffrances, à donner sens aux

« questions troublantes » et à s'adapter avec les conditions difficiles qui l'entourent, sans pour autant les accepter.

Pour ce faire, nous avons choisi de parler de certaines étapes du travail psychanalytique, telles que la narration ou la narrativité, la représentation et la production du sens, la construction du lien et la mentalisation.

La narration

« Quand un blessé a du mal à s'exprimer ou simplement à dire « Voilà ce qui m'est arrivé », il peut en faire un conte que tout le monde écoute avec respect » (Cyrulnik, 2005).

N'est-ce pas cette phrase de Cyrulnik, portant sur la pudeur et la souffrance, montre-t-elle, l'importance de la narration dans tout processus de guérison des blessures, en particulier la résilience ? Le désir de raconter, n'est-il pas en soi, déjà, une garantie à assurer un cadre de bienveillance, favorable pour la narration ?

Selon Orofiamma (2019), la narration, cette activité de production d'un récit, « est l'un des fondements de l'approche biographique [...] ainsi, elle devient une dimension essentielle à prendre en compte pour accéder au contenu et au sens de ce genre de discours spécifique que représentent les récits bio- ou autobiographiques. »

Nous concluons que le récit est alors le cœur de toute rédaction d'un écrit qui a pour objet l'histoire d'une vie particulière ou d'un événement dans la vie d'une personne.

Bruner (1999) considère le récit, produit de l'activité narrative, comme « l'une des formes les plus universelles et les plus puissantes du discours et de la communication humaine, et que la narration agit comme principe organisateur qui structure la représentation que le narrateur donne à son histoire en la racontant [...] Par la narration [...] l'homme se construit une identité personnelle. »

La narration soigne des relations pertinentes avec l'histoire dans son double sens : celui du temps chronologique et celui donné au sens des événements vécus et rapportés de la personne.

Dans le cadre d'étude faite sur les effets de la narrativité sur des adolescents anorexiques, Viardot et al (2020) révèlent que « l'écriture pousse au travail de représentation, de symbolisation, dans cette attente de rendre lisible ce qui ne pouvait jusqu'alors se mettre en mots. »

Selon eux, c'est le passage du « miroir du psychisme » a « miroir de réalité » qui permet à la personne qui raconte de « consolider ses apologues tout en accueillant la place de lecteur qu'elle devient » (Viardot et al., 2020).

Cet acte de raconter sa propre histoire, souvent chargée d'affects et d'émotions, permettrait au narrateur d'envisager le présent sans abandonner ni renoncer à son passé et aller vers le futur.

Viardot et al. (2020) considèrent que cette libération de paroles « permet ainsi un travail de lien pour arriver à un soi non-effracté, alors capable d'élaborer, d'inventer et de créer. »

La représentation et la production du sens

Dans l'un de ses fameux ouvrages sur la résilience, Cyrulnik (2014) dit : « l'évitement de la représentation inquiétante du passé me permettait de ne pas avoir d'angoisses, de ne pas ruminer et de ne pas déprimer. Mais, en empêchant la vraie représentation de moi, elle mettait en place un trouble de la relation avec les autres. J'étais gai, cohérent et soudain, quand un mot ou un événement évoquaient la ruine de mon enfance, je me taisais. »

Ainsi, nous concluons que le fait de raconter les souvenirs et l'enchaînement des faits aident à prendre distance de l'événement et à se le représenter en lui donnant un sens. Tandis que le fait de refouler ses souffrances et de garder pour soi ses souvenirs donnent lieu à une agonie psychique.

Cyrulnik (2005) distingue entre « le coup qui arrive dans le monde réel et la représentation de ce coup qui s'élabore dans le monde psychique. »

Rappelons-le, un coup du sort, un événement difficile que nous pouvons subir dans notre vie, s'inscrit dans notre mental et dans notre monde intérieur. Il pourrait déranger et bouleverser, d'une manière ou d'une autre, le fonctionnement de notre psyché.

Laplanche et Pontalis (1996) considèrent que « les représentations de mot sont introduites dans une conception qui lie la verbalisation et la prise de conscience […] c'est en s'associant à une image verbale que l'image mnésique peut acquérir « l'indice de qualité » spécifique de la conscience […] une telle idée est capitale pour comprendre le passage du processus primaire au processus secondaire, de l'identité de perception à l'idée de pensée. »

La réflexion de Pontalis, nous laisse comprendre que la représentation et l'affect sont deux éléments psychiques différents, sans pour autant être sans lien. Mais au contraire, la verbalisation d'un affect pourrait, éventuellement, permettre une représentation et par conséquent une reproduction d'une perception antérieure.

Cette incarnation de l'affect en une idée permet à la personne de donner sens à son affect, a sa douleur et surtout à sa vie. Ceci nous pousse à citer avec Lecomte (2010), Cartry qui dit : « Savoir d'où l'on vient, où l'on est et vers quoi l'on se dirige. Avoir un sens à sa vie, c'est peut-être ça, le bonheur. »

La construction du lien

Cyrulnik (2014) écrit : « Après un drame collectif, on constate souvent un élan de solidarité et le tissage de liens affectifs entre les victimes, mais quand le trauma est individuel, le récit collectif empêche même l'élaboration individuelle. »

Nous constatons alors que le concept de groupe a un effet de tranquillisant sur les personnes qui ont vécu le même trauma. La solidarité qui caractérise un groupe humain aide les personnes traumatisées, par un même trauma, à mieux affronter l'agresseur et, par conséquent, elle facilite la construction du lien.

« Les récits partagés, les mythes racontés, les prières récitées côte à côte sont d'excellents tranquillisants culturels » (Cyrulnik, 2014). Ainsi, nous pouvons conclure que le trauma collectif favorise une construction du lien plus rapide que dans le cas d'un trauma individuel.

Selon Cyrulnik, (2005), une personne sur deux aura connu un événement traumatique dans sa vie. Certaines restent mortifiées et prisonnières de leurs blessures. D'autres, en « naviguant entre les torrents », reprennent vie grâce à deux mots : le « lien » et le « sens ».

Dans notre chapitre sur la résilience, nous avons développé la notion de lien, en ayant recours à Bowlby et sa théorie de l'attachement pendant la première enfance.

Tout attachement est suivi de rupture. Ce n'est que l'absence de la mère qui pourrait provoquer à sa réapparition, la construction d'un nouveau lien. Si la mère est toujours présente, c'est-à-dire, attachement sans rupture, la vie psychique sera inerte, et sans mobilité.

Selon Kaëss (2008) « le lien est envisagé dans la psychanalyse selon les termes et les enjeux de la relation d'objet [...] il est pensé dans les termes et les enjeux de la relation d'objet [...] des effets intrapsychiques de processus d'introjection ou d'internalisation des objets dans l'appareil psychique [...], cette conception du lien ouvre cependant une brèche dans la représentation de l'appareil psychique comme clos sur lui-même. »

Hochmann (1984), Stern (1985), Ferro (2001) ont relevé l'impact de la « narrativité dans la construction des liens. »

Parler, c'est pour entrer en relation, voire tisser un lien. Écrire, c'est mettre en forme une idée qui nous habite et établir un lien entre notre monde mental et celui qui nous entoure.

La mentalisation

Confronté à un « pare-excitations » par l'événement traumatique, le Moi pourrait avoir recours, éventuellement, à des mécanismes de défense permettant, dans un premier temps, de diminuer et de calmer les souffrances et les agressions (De Tychey & Lighezzolo, 2004).

Rappelons-le, « le pare-excitations » comme instance de l'appareil psychique consiste, selon Freud, à « protéger l'organisme contre les excitations venant de l'extérieur, qui, par leur intensité, risqueraient de le détruire » (Audibert, 2011).

Lighezzolo et De Tychey (2004) ont tenté de définir la mentalisation, ce concept complexe, en tenant compte de nombreuses contributions de chercheurs en psychologie somatique psychanalytique, tels que Luquet (1981), Bergert (1986), Debray (1991), Fonagy (1994), Dejours (1995) et Anaut (2002).

Selon De Tychey et Lighezzolo (2004), « Autant les mécanismes de défense sont susceptibles de permettre d'atténuer à court terme le choc généré par le trauma, autant nous apparaît essentiel de poser que l'élaboration à plus long terme de ce trauma est liée de manière décisive à la qualité de la mentalisation du sujet [...] la mentalisation est un travail d'élaboration mentale complet qui ne laissera pas de séquelles. »

La mentalisation, comme mécanisme de défense, permet la liaison psychique des affects et des représentations. Cette opération mentale, favorisant la mise en place durable de la résilience, permet un travail de construction et d'organisation des tensions produites par l'événement traumatique.

En effet, selon Bergeret (1991), la mentalisation est « un des modes de fonctionnement de l'imaginaire qui s'oppose à la somatisation et au comportement ; la mentalisation est une attitude où l'imaginaire est traité, élaboré, utilisé en tant qu'imaginaire, c'est-à-dire sur le plan de représentations qui restent dans le domaine mental. C'est l'activité la plus noble de toutes les formes de fonctionnement imaginaire. »

Le travail de mentalisation se repose alors sur la représentation, sur l'élaboration de la souffrance, sur la traduction des affects en mots et ensuite sur le fait de donner sens à l'événement traumatique.

De Tychey (2004) nous rappellent l'influence du thérapeute dans la mise en place de cette activité mentale, et ce en favorisant un « milieu thérapeutique accueillant et tolérant pour contribuer à l'établissement de nouveaux modes d'interaction et de relations avec les autres. »

La mobilité des mécanismes des défenses, donnant place à la résilience, ne se fait pas spontanément chez toute personne humaine ayant subi un événement difficile, et donnant lieu à des souffrances psychiques. Pour cela, le rôle des tuteurs de résilience, et en particulier la présence d'un accompagnateur, d'un thérapeute, offrant un cadre thérapeutique de confiance, de bienveillance et de respect, est très importante pour la mise en place de la mentalisation, signe d'une résilience durable. La mentalisation n'est-elle pas l'outil de mise en place de stratégies d'adaptation avec les conditions difficiles de la vie, sans pour autant accepter ces dernières ?

Pour conclure, nous disons que ce travail d'accompagnement psychologique se repose, entre autres, sur des bases psy-chanalytiques et cognitivo-comportementales. Il se tourne vers des ouvertures pragmatiques constructives. L'accomplissement du processus de résilience permet à toute personne demandant de l'aide, et plus particulièrement aux parents d'un enfant atteint de TSA, de comprendre et de s'adapter à ce qu'ils vivent sans pour autant l'accepter. Son élaboration vise l'allègement des conséquences difficiles de cette situation au quotidien.

Rappelons-le, notre objectif dans le cadre de cette étude consiste, non seulement à étudier les processus résilients ou non résilients chez des parents ayant un enfant souffrant de TSA, mais aussi, à tenter de proposer des modes d'activation de ces processus, et de dégager des pistes d'intervention susceptibles de favoriser la formation de tels mécanismes, lorsqu'ils n'adviennent pas spontanément chez certains parents.

À noter que ce handicap chez l'enfant pourrait déclencher chez les parents plusieurs troubles pouvant bouleverser leur état de santé biopsychosociale, leur vie familiale, conjugale et professionnelle.

Pour cela, notre travail sur le terrain et notre accompagnement étaient centrés sur l'étude de quatre concepts opératoires de résilience : la tolérance au stress, la perception de soi, les affects et l'adhérence à une croyance.

CHAPITRE 3 : MÉTHODOLOGIE

Introduction

Cette partie est constituée de quatre chapitres. Dans le premier chapitre, nous faisons un aperçu sur nos choix méthodologiques exploités dans cette recherche.

Dans le second chapitre, nous allons dépeindre les outils psychométriques que nous avons utilisés pour mesurer les concepts opératoires de résilience que nous avons travaillés.

Les entretiens cliniques accomplis avec les quatre parents, représentant le groupe expérimental, feront l'objet du troisième chapitre.

Dans le quatrième chapitre, nous exposons notre hypothèse générale ainsi que nos hypothèses de travail définies pour mener cette recherche.

SECTION 1 : Choix de la méthodologie de la recherche

Dans ce chapitre, nous allons tout d'abord décrire les choix méthodologiques de notre présente étude sur le terrain et qui a pour titre : « L'impact, par l'accompagnement psychologique, sur les niveaux de résilience, de parents libanais ayant un enfant atteint de Trouble du Spectre d'Autisme (TSA). »

Quelles sont les raisons pour lesquelles nous avons choisi la méthode qualitative ?

Ensuite, nous allons décrire évidemment notre échantillon choisi et les critères de ce choix de personnes participant à cette recherche.

Après, nous expliquons notre mode d'accompagnement, ainsi que les quatre niveaux de résilience, qui ont fait l'objet principal de notre accompagnement.

Enfin, nous ne manquerons pas de présenter le centre dans lequel la recherche a eu lieu, le North Autisme Center (NAC). De même, nous exposons le protocole de consentement proposé à chacune des huit personnes, représentant l'échantillon de notre présente étude sur le terrain.

Description de notre méthodologie de la recherche

Concernant notre recherche de terrain, nous avons choisi de procéder à une recherche qualitative. Selon Mays et Pope (1995) : « Le but de la recherche qualitative est de développer des concepts qui nous aident à comprendre des phénomènes sociaux dans des contextes naturels (plutôt expérimentaux). »

L'analyse qualitative, à la différence de l'analyse quantitative, n'a pas pour objectif de recueillir une grande quantité de données, mais des éléments profonds et de qualité. En psychologie, la méthode qualitative permet une profonde expression du vécu personnel, des émotions et du ressenti.

Selon Bioy, Castillo et Koenig (2021), « La méthode quantitative s'attache à démontrer des faits en quantifiant un phénomène […] La méthode qualitative s'attache à expliquer un phénomène, à lui donner une signification, vivre un sens. Les résultats sont exprimés en mots. »

La méthode qualitative permet l'étude en profondeur des émotions, des sentiments ainsi que l'expérience personnelle des individus concernés. Elle permet un plus d'interaction entre le sujet et l'accompagnateur. La méthode qualitative donne lieu à une observation minutieuse du développement personnel de l'accompagné.

Description de l'échantillon

Un individu peut-il, par son récit, exprimer quelque chose qui ne se limite pas à sa personne ?

Pour le choix des personnes sollicitées afin de mener l'enquête sur le terrain, le dispositif se rapproche de celui pratiqué dans d'autres disciplines des sciences humaines : la sociologie et l'anthropologie. Celui-ci est particulièrement récurrent en psychologie.

Au cœur de ces recherches, l'expression des personnes tient une place essentielle. Celles-ci sont le plus souvent qualifiées d'« informateurs ». Leurs contributions à faire progresser la recherche concerne, non seulement l'expression des vécus personnels qui concernent la psychanalyse, la psychiatrie, et la psychologie, mais bien d'autres aspects de ce qui concerne la relation du mental avec le social. Cela touche également à la mémoire individuelle, et aussi collective.

Concernant ce dernier point, le penseur malien Amadou Hampâté Bâ, lors d'une communication à l'UNESCO, en 1960, a exprimé l'importance des récits individuels pour la mémoire collective.

Chacune des sciences humaines évoquées plus haut, au moment de mener une enquête, amène à se poser l'inévitable question ; quels « témoins », quels « informateurs » choisir ? Le sociologue Bourdieu et al (1993) se posèrent ces questions lorsqu'ils menèrent l'enquête de psychosociologie devant aboutir à l'ouvrage « La misère du monde ».

La relation avec autrui, créée lors des entretiens, passe nécessairement par le respect, l'empathie, et l'amour de l'humanité, sachant que, concernant ce dernier point, le sociologue Bourdieu a défini l'effet d'un miroir abyssal proche de celui évoqué par Lacan dans son texte, « Le stade de miroir comme formateur de la fonction du Je. »

« L'amour est aussi une manière d'aimer en un autre son propre destin, et de se sentir ainsi dans son propre destin. », dit Lacan (1945).

En effet, nous avons essayé de faire en sorte de construire, avec chacune des personnes ayant participé à cette recherche, une relation forte, fondée sur la confiance et la relation bienveillante à autrui.

Pour cela, l'une des influences les plus personnelles que nous puissions reconnaître est celle de Jésus de Nazareth : « Heureux les affligés, car ils seront consolés. » La résilience des parents d'enfants autistes, lorsqu'elle se manifeste, est plus qu'une consolation. C'est une reconstruction.

Composition de l'échantillon et Critères de sélection de personnes

Composition de l'échantillon

Père	**Mère**	**Enfant**	**Groupe témoin**	**Groupe expéri-mental**	**Total**
	Anicet	Charles		x	
	Augustine	Tarek		x	
Abed		Sama		x	
Halim		Charles		x	
	Colette	Jean	x		
	Teresa	Nouhad	x		
Saïd		Nabil	x		
Yous sef		Raoul	x		
			4	4	8

Les huit personnes, ayant participé à cette étude, sont des parents d'enfants pris en charge par le centre *NAC* présenté ci-dessus. Quatre parents forment le groupe expérimental, et quatre autres forment le groupe témoin.

Comme nous l'avons mentionné auparavant, nous avons eu recours à la méthode de randomisation, qui consiste à procéder à une sélection aléatoire, par tirage au sort. L'un des critères de notre choix a été de travailler avec des parents qui n'ont pas bénéficié, au préalable, d'un accompagnement psychologique.

Ces personnes sont liées, non seulement, à un même centre et à une même problématique (avoir un enfant souffrant de TSA), mais aussi à un même contexte géographique : tous sont des parents libanais, mariés, habitant au nord du Liban, dans la région de Zgharta ou sa périphérie. Ils ont les mêmes intérêts (prendre soin de leurs enfants), et les mêmes contraintes (conditions de vie difficiles).

Nous n'avons pas choisi d'avoir un échantillon homogène en ce qui concerne l'âge, le niveau socio-économique, culturel, éducatif et professionnel. Par hasard, ils appartiennent tous à un même niveau socio-économique et culturel, que nous pourrions qualifier de classe moyenne.

Nous avons, dans le groupe expérimental, un père agent de sécurité, un père forgeron, un père chômeur, une mère aide-infirmière, une mère femme au foyer. Dans le groupe témoin, les deux mères sont des femmes au foyer, un père est menuisier et un père est travailleur intérimaire. Le niveau des études des huit personnes varie entre un brevet académique ou technique et une ou deux années universitaires.

Cependant, nous avons procédé de manière à avoir deux pères et deux mères dans chaque groupe, pour disposer de la parité. L'âge de notre échantillon varie entre 39 et 51 ans. Le nombre d'enfants n'est pas le même dans toutes les familles.

Dans le groupe expérimental, il y a quatre enfants dans la famille de Sama, trois dans celle de Tarek, un dans la famille de Charles.

Notons que nous avons eu, dans le tirage au sort, deux parents appartenant à la même famille : Halim, le père et Anicet, la mère de Charles. Après réflexion et concertation avec la psychologue du centre, et la directrice de la thèse, nous avons décidé de garder cette situation, pouvant ajouter des résultats intéressants à notre recherche, et enrichir éventuellement nos pistes de réflexion.

Dans le groupe témoin, les quatre parents ont d'autres enfants en plus de celui qui souffre de TSA. Il y a trois enfants dans la famille de Teresa, deux dans celle de Saïd, deux dans celle de Youssef, et deux dans celle de Jean.

Pour plus de confidentialité, nous avons procédé à changer les noms des parents ainsi que les noms des enfants atteints de troubles du spectre d'autisme qui ont participé à notre recherche.

Mode d'accompagnement

L'accompagnement psychologique d'inspiration psychanalytique des parents d'enfants autistes peut-il être un procédé thérapeutique favorisant la résilience des patients face à leurs souffrances mentales ? Comment ?

Nous allons d'abord préciser le rôle des thérapies du psychisme par la parole libératrice. Puis, nous rappellerons ce que l'hypnose a apporté, notamment grâce aux recherches du Dr Charcot. Enfin, nous préciserons ce que nous envisageons sous la formule : accompagnement psychologique d'inspiration psychanalytique.

- **Thérapies du psychisme et parole libératrice :**

L'accompagnement psychologique d'inspiration psychanalytique est souvent appelé « psychothérapie psychanalytique ». La psychothérapie représente fondamentalement un ensemble de procédés destinés à dispenser des soins de santé mentale. Il en existe de multiples formes. Mais elles sont presque toutes fondées sur une relation de dialogue entre le thérapeute et le patient. La parole est au centre du dispositif.

Lorsque le praticien est un médecin, le plus souvent un psychiatre, il peut être amené à prescrire, en certains cas, des médicaments, en plus. Mais le fondement thérapeutique est la parole, l'expression de la personne venant consulter. Cette parole étant accompagnée, guidée par les questions du thérapeute, puis analysée.

Ce type de soins remonterait notamment à l'antiquité. Mais le terme « psychothérapie » n'a été exprimé dans sa conception actuelle qu'en 1853 par le psychiatre Walter Cooper Dendy.

La parole, vecteur de thérapie, permet non seulement de soigner des troubles psychiques, mais amène aussi à guérir de troubles du corps, des affections psychosomatiques, lors desquelles le mental (psyché) engendre des troubles du corps (soma).

- **De L'hypnose**

Certains thérapeutes ajoutent à ce dispositif fondé par la parole une dimension particulière : l'hypnose. Cette pratique, développée par le Dr Jean-Martin Charcot à partir de 1876, allait profondément influencer son collaborateur Sigmund Freud.

- **Psychothérapie d'inspiration psychanalytique**

Aux méthodes de soins de la psychothérapie et de l'hypnose que nous venons d'évoquer, Freud conçut au début du XXe siècle, un ajout qui devrait apporter une dimension nouvelle. Celle-ci étant influencée par les travaux du psychiatre Charcot, dont Freud avait été l'un des collaborateurs, notamment dans le domaine de l'hypnose thérapeutique, est la parole, en tant que moteur de résilience. La parole joue, ici, un rôle fondamental.

Freud (1916), dans l'Introduction à la psychanalyse, écrit : « Le traitement psychanalytique ne comporte qu'un échange de paroles entre l'analyse et le médecin. Le patient parle, raconte les événements de sa vie passée et ses impressions présentes, se plaint, confie ses désirs et ses émotions. Le médecin s'applique à diriger les idées du patient, éveille ses souvenirs, oriente son attention dans certaines directions. »

Telle est la méthode d'accompagnement d'inspiration psychanalytique, que nous proposons.

Quatre niveaux de résilience pris en considération

Dans le but d'améliorer la précision sémantique des indices de résilience, ainsi que leur valeur indicative, nous allons remplacer le mot « niveau » par concept opératoire » (Poutois et al., 2012).

Nous avons choisi un concept opératoire de chacun des quatre volets du fonctionnement de la psychique.

De l'indicateur affectif, nous avons opté de travailler les affects. Sont-ils négatifs ou positifs ?

De l'indicateur cognitif, nous avons choisi le stress. Devant des situations de stress, les parents font-ils preuve de tolérance ou d'intolérance ?

De l'indicateur social, nous avons choisi la perception de soi. Montre-t-il une confiance en soi dans son contact social ? S'apprécie-t-il ? A-t-il une bonne image de lui-même ?

De l'indicateur conatif, nous avons choisi l'adhérence à une croyance. Manifeste-t-il ses convictions ou sont-elles bloquées ?

- **Présentation du North Autism Center (NAC)**

Le North Autism Center – NAC est une institution spécialisée dans l'accueil et le suivi des enfants et des adolescents atteints d'autisme.

Le NAC a été fondé en mai 2010, à la suite à une étude régionale approfondie qui a montré la quasi-absence de structures accueillantes des personnes à besoins spéciaux.

Il se situe au nord du Liban, précisément dans la région de Zgharta.

Le centre est affilié à l'ONG « Al Midan » présidée par Madame Rima FRANGIEH.

- **L'équipe pluridisciplinaire du NAC**

Ce qui facilite la tâche de ce centre est la présence d'une équipe pluridisciplinaire, qui prend en charge des enfants à besoins spécifiques. Elle est formée d'une directrice, d'une coordinatrice générale, d'une responsable pédagogique, d'AVS (auxiliaires de vie scolaire) assurant la réussite des projets d'intégration scolaire, de médecins et de thérapeutes (psychiatre, psychologue, orthophoniste, psychomotricien et orthopédagogue).

- **Missions du NAC**

▪ Assurer l'accueil, l'écoute et le soutien des personnes atteintes d'autisme et de leurs familles.

▪ Informer les familles des personnes atteintes d'autisme sur leurs droits selon la loi libanaise et les accompagner dans leur long parcours.

▪ Assurer l'apprentissage, le suivi pédagogique et thérapeutique des personnes atteintes d'autisme aussi bien dans un cadre spécialisé que régulier.

▪ Informer l'opinion publique afin de mieux faire comprendre l'autisme et ses particularités et de faciliter l'intégration des personnes avec autisme dans la société.

- **Protocole de consentement utilisé**

Dans le cadre de cette étude, un contrat symbolique d'engagement et de consentement a été discuté avec tous les participants à cette recherche, ceux qui ont suivi l'accompagnement psychologique et ceux qui ne l'ont pas suivi.

Ce formulaire de consentement a été signé des deux parties : les parents et nous. Les quatre parents formant le groupe expérimental se sont engagés à être présents à toutes les séances. Les quatre parents formant le groupe témoin se sont engagés à accepter la passation des tests deux fois. Les huit parents ont exprimé la bonne volonté de nous aider, aussi bien que possible, dans la réalisation de notre recherche.

Le formulaire de consentement que nous avons utilisé est celui de Fernandez & Catteeuw (2001). Le participant déclare accepter librement de participer à notre étude. Le sujet de l'étude ainsi que son but sont clairement annoncés dans le formulaire.

De notre part, nous nous engageons à mener notre recherche selon les dispositions éthiques et déontologiques, à assurer la confidentialité des informations recueillies, et à protéger l'intégrité physique, psychologique et sociale des participants tout au long de la recherche.

SECTION 2 : Outils psychométriques utilisés

Dans ce second chapitre, nous allons faire une brève description des outils psychométriques auxquels nous avons eu recours pour mesurer le niveau des quatre concepts opératoires de la résilience.

Rappelons-le, la passation du questionnaire au début du travail sur le terrain ainsi que la passation de l'échelle Traumaq et du test de résilience de Connor-Davidson (avant et après les entretiens) sont réalisées par la psychologue du *NAC*, Mme Nayla El-Husseini. Et ce, pour plus de fiabilité et d'objectivité du recueil des données.

La passation des tests s'est déroulée au centre *NAC*, dans le cadre d'un examen psychologique des huit parents représentant l'échantillon.

Un pré-test a eu lieu avant le début de l'accompagnement psychologique exécuté durant trois mois avec les quatre parents formant le groupe expérimental et un post-test a été fait à la fin de l'accompagnement.

De même, un pré-test a été passé pour les quatre parents formant le groupe témoin (qui n'ont pas reçu d'accompagnement psychologique) et a été répété trois mois plus tard.

Une passation d'un pré-test en la date du 16 mai 2023 et d'un post-test le 15 septembre 2023.

Ces outils d'évaluation ont été utilisés pour mesurer le ressenti des parents face au handicap, leur capacité de résilience et la qualité de leur vie personnelle, relationnelle et professionnelle.

Pour ce faire, nous avons utilisé deux tests et un questionnaire.

- Le test de résilience de Connor-Davidson *CD-Risk.*
- L'échelle Traumaq
- Un questionnaire

Il nous est important de souligner que, grâce aux outils psychométriques utilisés (le test de Connor-Davidson et l'échelle Traumaq), nous avons voulu avoir des moyens objectifs qui puissent confirmer ou infirmer les résultats des entrevues.

Souvent, en examen clinique, nous aboutissons à une impression d'ensemble qui, dans certains cas, peut être faussée. Notre but à travers leur utilisation est d'apporter un plus de crédibilité aux résultats obtenus à la suite des entretiens.

Test de Connor-Davidson

« CD-RISK : Connor-Davidson Resilience Scale. L'échelle de Connor and Davidson (2003) est parmi « les échelles les plus utilisées au niveau international » (Anaud, 2015).

Le test CD-RISK-25 est traduit de l'anglais et adapté à d'autres pays, notamment au Liban.

Dans l'énoncé, l'auteur demande aux sujets concernés de s'appliquer aux énoncés en se référant au dernier mois. Il ajoute pour dire qu'au cas où une situation particulière n'a pas eu lieu, quelle aurait été la réponse si elle s'était produite.

Composé de 25 questions, ce test porte sur l'investigation des facteurs favorisant la résilience, telle que les compétences personnelles, les compétences sociales et la cohésion familiale. Il vise à dégager des indices et des concepts opératoires de résilience, tels que la tolérance au stress, la perception de soi, les affects et l'adhérence à une croyance.

Test de traumatisme *Traumaq*

« Le questionnaire TRAUMAQ ne mesure pas le stress. Il évalue le syndrome post-traumatique, à la suite de l'exposition à un événement comportant une menace de mort pour soi ou pour les autres (DSM-IV) » (Damiani et al., 2006)

La consigne est la suivante : « Vous devez répondre à toutes les questions. Vous pouvez revenir en arrière, passer une question si vous avez du mal à y répondre sur le moment, mais il faudra y revenir par la suite. Le temps de passation n'est pas limité. »

La consigne est formée de deux parties : la première est obligatoire, tandis que la deuxième est facultative.

Questionnaire

L'examinateur a relevé la consigne énoncée en haut du questionnaire. Il a insisté sur la notion qu'il n'y a pas de réponses fausses ou correctes. Toutes les réponses sont bonnes.

C'est Mme El-Husseini, la psychologue du centre NAC, qui s'est chargée de la passation des tests et du questionnaire, et ce, pour plus de fiabilité dans les résultats et de peur de risquer la subjectivité dans l'analyse des données.

Elle a confirmé aux participants le respect de l'anonymat dans le travail effectué. De plus, elle a formulé à plusieurs reprises la consigne de chaque épreuve, afin de s'assurer que celle-ci a été bien saisie.

Chaque parent a répondu dans un premier temps à un questionnaire formé de 37 questions, permettant de recenser des informations sur leurs caractéristiques personnelles, telles que le sexe, l'âge, le niveau socioculturel, le niveau académique, la profession, le soutien psychologique reçu auparavant, les caractéristiques de l'enfant (âge, sexe), les autres enfants (âge), date du diagnostic du médecin traitant, etc.

Nous avons élaboré un questionnaire qui ne se limite pas à de simples données anamnestiques. Il s'agit d'un questionnaire de personnalité.

Il comprend des questions portant sur les quatre volets du fonctionnement psychique : l'affectif, le cognitif, le social et le conatif. Nous avons clôturé notre questionnaire par quatre questions diverses.

SECTION 3 : Entretiens cliniques

Description générale de nos entretiens cliniques

Nous posons, tout d'abord, la question suivante : si les outils psychométriques, à eux seuls, offraient une description complète et profonde du fonctionnement psychique de l'individu ou de sa vie psychique, alors quel intérêt resterait-il à la minutieuse démarche de l'accompagnement psychologique ?

Nous avons effectué, sur le terrain, vingt-cinq séances en moyenne avec chaque parent. La séance préliminaire a commencé par une conversation informelle pendant laquelle le psychologue s'est présenté et a expliqué le déroulement des séances à venir. La discussion a porté sur les horaires de la présence de l'enfant au *North Autism Center* et sur les activités de ce dernier en dehors du centre, au cas où elles existent, et sur ses passe-temps.

Cet échange a pour objectif de favoriser la confiance et le rapprochement parent-psychologue. L'objectif ultime de ce travail est d'analyser si le soutien psychologique des parents ayant un enfant souffrant de TSA apparaît comme une variable prédictive d'une amélioration de la résilience et de la qualité de vie des parents et si son absence entraîne une augmentation du fardeau qu'ils ressentent.

Les entretiens ont duré trois mois, à raison de deux rencontres par semaine, et se sont déroulés dans notre lieu de vie, au sein de l'École des Religieuses de Nazareth, lieu du travail de la psychologue, à proximité du centre.

Pour apprécier le vécu des parents ayant un enfant souffrant d'un Trouble du Spectre d'Autisme, l'entretien individuel nous semble être un bon outil. L'entretien avec les parents a d'abord pour objectif d'obtenir la meilleure coopération possible avec ceux-ci.

Objectifs de l'entretien clinique

Les entretiens cliniques ont plusieurs objectifs. Nous citons, avec Matar Touma (2022) quelques-uns :

- Contenir et soutenir les parents ; être à l'écoute de leur souffrance.
- Remettre les parents dans leur rôle parental.
- Renforcer le lien entre les parents eux-mêmes et leur enfant.
- Aider les parents à trouver des moyens pour surmonter leurs difficultés et pour se reconstruire après un événement traumatique.
- Amener les parents à vivre avec la réalité dure, mais non fatale.
- Aider les parents à retrouver un certain équilibre entre leur vie comme parent, comme conjoint, et comme être humain ayant ses besoins et ses limites.
- Aider les parents à améliorer leur santé mentale, biopsychologique, ainsi que leurs relations sociales, familiales et professionnelles.

L'entretien clinique que nous avons assuré aux parents d'enfants ayant un trouble du Spectre d'Autisme était une réponse à une personne en demande d'aide et aussi une invitation à s'exprimer et à chercher à comprendre. En d'autres termes, le but ultime est d'amener les parents à « prendre conscience », à « vivre avec », à « s'engager dans la relation », à « s'adapter à cette situation difficile » sans pour autant l'accepter.

Rappelons-le, nous avons fait 25 séances, étalées sur trois mois, avec chacun des quatre parents formant le groupe expérimental qui a bénéficié de l'accompagnement psychologique. Ils étaient deux pères et deux mères :

- Abed, père de Sama

- Halim, père de Charles
- Anicet, mère de Charles
- Augustine, mère de Tarek

Dans les annexes, figure la transcription détaillée des vingt-cinq séances faites avec Abed et traduites de l'arabe en français. Cependant, les séances des trois autres parents, Halim, Anicet et Augustine, seront résumées dans une sous- partie intitulée « le déroulé des séances » de la troisième partie, qui est consacrée à l'analyse et à la discussion des résultats.

Rappel de la méthode employée pour mener les entretiens

La ligne directrice de notre accompagnement psychologique d'inspiration psychanalytique s'inscrit dans une démarche, non de prescription, mais d'accompagnement de l'activité mentale de la personne, et ce, dans une attitude d'empathie, de respect et de bienveillance.

La relation avec autrui, créée lors des entretiens, passe nécessairement cette attitude, liée à l'amour de l'humanité. Sachant que, concernant ce dernier point, le sociologue Bourdieu (1969) a défini l'effet d'un miroir abyssal proche de celui évoqué par Lacan dans son texte « Le stade de miroir comme formateur de la fonction du Je. »

Notre but est d'aider le parent ayant un enfant souffrant de TSA à comprendre le sens de tout ce qu'il vit et, par conséquent, le sens de sa propre vie. Ce, tout en procédant à un travail mental sur lui-même, lui permettant de se reconstruire après le trauma lié à la révélation du fait que son enfant est atteint de TSA.

Pour ce, nous avons mis en place un cadre analytique qui permet à la personne une expression libre de ses émotions, ses angoisses, ses appréhensions. Ce, tout en lui fournissant les éléments d'élaboration de la compréhension nécessaire.

Nous avons invité l'accompagné à réfléchir sur lui-même, sur ce qui passe autour de lui, sur les conditions difficiles qui l'entourent. Ce faisant, nous cherchions à l'aider à -se connaître et à -connaître ses points faibles pour les travailler, pour, en même temps -connaître ses points forts pour les mobiliser.

De temps en temps, nous étions amenés à poser des questions, ou bien à inviter l'accompagné de se poser des questions, et à reformuler ses propos, afin de laisser sa pensée cheminer d'une manière progressive.

Nous avons effectué vingt-cinq séances avec chacun des quatre participants. La séance préliminaire a débuté par un libre échange qui a permis au psychologue de se présenter, et de présenter le cadre du déroulement des séances.

Les séances ont eu lieu au sein d'une école, toute proche du centre NAC, dans une salle calme, à l'écart du bruit des classes et des récréations. C'est le lieu de travail de la psychologue qui a mené la recherche.

Notre objectif étant d'assurer aux participants ayant un enfant souffrant d'un Trouble du Spectre d'Autisme un cadre de bienveillance, et une ambiance sereine, un lieu où ils peuvent raconter leur ressenti et leurs vécus personnel, émotionnel, relationnel, conjugal, professionnel et social. Ce, tout en étant bien accueilli, écouté et respecté. Telle est la méthode qualitative, que nous avons adoptée.

Les entretiens semi-dirigés ont été menés en arabe, langue maternelle des accompagnés. Ils ont été enregistrés à l'aide de cassettes audio. Ensuite, nous avons retranscrit intégralement les vingt-cinq séances sous la supervision d'un auteur franco-libanais[4], professionnel en littérature française.

La ligne directrice de notre travail relève du soutien psychologique : aider la personne à exprimer ses émotions, ses angoisses, ses appréhensions et son activité mentale, sans pour autant qu'il y ait une posture directive de notre part. Répétons-le, l'écoute contenante, dans une ambiance de confiance, serait la matière première de la toile brodée. Les « fils », autrement dit les directives, sont de diverses « couleurs », ce qui signifie qu'ils forment un mélange de plusieurs courants : analytique, certes, mais aussi cognitif-comportemental.

Dans les entretiens semi-directifs, notre approche s'est alors inspirée de la théorie cognitive-comportementaliste et de la théorie psychanalytique.

Pour aider la personne à trouver un sens à sa vie et à tout ce qu'elle vit, nous lui avons proposé des conseils pragmatiques constructifs, comme le travail de la respiration et la méditation. À souligner l'importance de la positivité dans l'approche des événements de la vie, qui a été une étape importante dans notre démarche de l'accompagnement. Nous avons suggéré à l'accompagné des exercices pour une meilleure gestion des idées et des émotions. Le recours au concept de boule de neige et à l'image d'un verre à moitié plein s'est révélé bénéfique.

Parmi les éléments de notre dispositif, on compte plusieurs liés au quotidien : recommander (ou inspirer) à l'accompagné de petites « astuces » de tous les jours, ponctuant l'organisation de la journée, l'inviter à se procurer du plaisir personnel chaque jour, proposer à la personne accompagnée de faire une relecture de ses journées, en écrivant sur un carnet de bord ses points faibles et ses points forts, mais aussi ses réactions exagérées face aux événements.

Notre méthode de travail avait pour but d'aider les parents à apprendre comment s'adapter aux conditions difficiles de leur quotidien, sans pour autant accepter celles-ci. Notre ultime but étant de les aider à se projeter, éventuellement, dans l'avenir, à travers de nouveaux projets qui puissent être une source de vie en plénitude.

[4]Antoine Douaihy, romancier et poète libanais. Il a obtenu un doctorat en anthropologie à la Sorbonne à Paris en 1979.

SECTION 4 : Hypothèses de travail définies pour mener cette recherche

Avant de nous lancer dans l'explication de notre hypothèse générale et des quatre hypothèses opérationnelles qui en découlent, il nous semble pertinent de définir ces deux termes si importants pour la compréhension du sujet de notre recherche.

Définition de l'hypothèse générale

Lièvre (2016) définit l'hypothèse générale comme : « une proposition de réponse à la question de départ sous forme suffisamment synthétique pour être validée à l'aide d'une étude des faits, une enquête […] une mise en relation anticipée entre deux phénomènes. Elle s'appuie entièrement sur le développement de la problématique. »

L'hypothèse générale, appelée aussi hypothèse théorique, est une réponse hypothétique à un problème posé, une affirmation qui explique un phénomène. L'hypothèse théorique pourrait servir à déterminer les effets d'un facteur général sur un sujet.

Définition de l'hypothèse opérationnelle

Nogués (2022) définit l'hypothèse opérationnelle comme « une paraphrase de l'hypothèse théorique qui intègre les méthodes utilisées […] la variable dépendante et les modalités (groupes ou conditions) du facteur principal y apparaissent clairement. »

Appelée aussi hypothèse de travail, elle définit les éléments qui vont être mesurés. Ces éléments sont la variable dépendante et la variable indépendante.

- **Questions de départ**

À la suite de la position du problème énoncé ci-dessus, la question de départ se pose ainsi : y a-t-il un accompagnement psychologique qui pourrait aider les parents d'enfants autistes à mieux développer leurs capacités de résilience ?

Dans quelle mesure un accompagnement psychologique d'inspiration psychanalytique, pourrait-il réaliser une amélioration dans les capacités de résilience des parents ayant un enfant atteint de TSA ?

- **Hypothèse générale**

Les parents ayant un enfant atteint de TSA qui suivent un accompagnement psychologique d'inspiration psychanalytique, en comparaison avec ceux qui ne suivent pas d'accompagnement, présenteraient plus d'amélioration par rapport à leur état antérieur au niveau de leurs capacités de résilience : tolérance au stress, perception de soi, affects et adhérence à une croyance.

Dans notre recherche, la variable indépendante est l'accompagnement psychologique. Elle présente deux niveaux :

- Les parents qui suivent un accompagnement psychologique formant le groupe expérimental.
- Les parents qui ne suivent aucun accompagnement formant le groupe témoin.

La variable dépendante porte sur la résilience chez des parents libanais ayant un enfant atteint de TSA. Dans cette recherche, nous optons pour l'étude de quatre concepts opératoires de résilience. Ils sont les suivants : la tolérance au stress, la perception de soi, les affects positifs et l'adhérence à une croyance.

- **Hypothèses opérationnelles**

Première hypothèse opérationnelle : l'impact de l'accompagnement psychologique d'inspiration psychanalytique sur la tolérance au stress.

L'accompagnement psychologique, d'inspiration psychanalytique, aurait un impact positif sur la tolérance au stress chez des parents libanais ayant un enfant atteint de troubles du spectre d'autisme par rapport à leur état antérieur, en comparaison aux parents qui ne suivent aucun accompagnement.

Deuxième hypothèse opérationnelle : l'impact de l'accompagnement psychologique d'inspiration psychanalytique sur la perception de soi.

L'accompagnement psychologique, d'inspiration psychanalytique, aurait un impact positif sur la perception de soi chez des parents libanais ayant un enfant atteint de troubles du spectre d'autisme par rapport à leur état antérieur, en comparaison avec les parents qui ne suivent aucun accompagnement.

Troisième hypothèse opérationnelle : l'impact de l'accompagnement psychologique d'inspiration psychanalytique sur les affects.

L'accompagnement psychologique, d'inspiration psychanalytique, aurait un impact positif sur les affects chez des parents libanais ayant un enfant atteint de troubles du spectre d'autisme par rapport à leur état antérieur, en comparaison avec les parents qui ne suivent aucun accompagnement.

Quatrième hypothèse opérationnelle : l'impact de l'accompagnement psychologique d'inspiration psychanalytique sur l'adhérence à une croyance ou une conviction (religieuse, philosophique, éthique, politique, existentielle, etc.)

L'accompagnement psychologique, d'inspiration psychanalytique, aurait un impact positif sur le déblocage de l'adhérence à une croyance chez des parents libanais ayant un enfant atteint de troubles du spectre d'autisme par rapport à leur état antérieur, en comparaison avec les parents qui ne suivent aucun accompagnement.

CHAPITRE 4 : ANALYSE QUANTITATIVE ET PRESENTATION DES RESULTATS STATISTIQUES

Deux échelles ont été utilisées pour mesurer le niveau de résilience entre le pré-test[5] et le post-test[6] et entre le groupe témoin et le groupe expérimental.

Introduction

Notre recherche a pour objectif principal d'analyser comment un accompagnement de type psychologique et d'inspiration psychanalytique peut avoir un effet reconstructeur. Ce, en termes de résilience, pour les parents d'enfants autistes.

Le produit de notre recherche, constituant cette thèse, est d'abord constitué d'une étude approfondie des principaux ouvrages focalisés sur l'autisme, la résilience, le traumatisme et son accompagnement psychologique. Cette première partie, théorique, était indispensable, afin de nous permettre de procéder à un état des recherches dans les domaines considérés.

Dans la deuxième partie, nous avons décrit les choix méthodologiques auxquels nous avons eu recours pour réaliser cette recherche. Nous avons, également, évoqué les outils psychométriques utilisés pour mesurer le niveau de résilience ainsi que les symptômes post-traumatiques, au cas où ils existent. Dans le dernier chapitre, nous avons développé l'exposé du mode d'accompagnement que nous avons adopté pour mener les entretiens avec le groupe expérimental. Nous avons aussi précisé l'hypothèse théorique et celles qui sont opérationnelles.

Dans cette troisième partie, nous allons présenter le travail d'accompagnement effectué, ainsi que l'analyse qualitative de son contenu. Une analyse quantitative des résultats obtenus par des outils psychométriques aura également lieu dans cette partie. Une synthèse des résultats, suivie d'une discussion de ces résultats, pourrait mettre en relief les bienfaits, ainsi que les limites de cette recherche qualitative menée sur le terrain.

Nous clôturons cette partie d'analyse qualitative et quantitative des résultats obtenus durant cette recherche, par une proposition en vue d'une démarche d'accompagnement des parents ayant des enfants atteints de troubles du spectre d'autisme.

« L'identification du développement résilient [...] suppose d'associer à l'ensemble des indices qui en fondent la description clinique un nombre défini d'indicateurs et de concepts opératoires » (Pourtois, 2012). Il suffit de lire cette phrase de Pourtois (2012) pour comprendre l'indispensable recours aux outils psychométriques, permettant de mettre en relief la présence ou

---

[5]La date de la passation du pré-test est le 16 mai 2023

[6]La date de la passation post-test est le 15 septembre 2023

l'absence, des concepts opératoires de la résilience. L'examen clinique, à lui seul, ne suffit pas pour faire une lecture quantitative des résultats obtenus.

L'évaluation faite après un accompagnement de trois mois, à travers des outils de mesure utilisés (l'échelle de Traumaq et le test de résilience de Connor-Davidson), montre les effets positifs de ces techniques.

Nous commençons le présent chapitre, par l'exposé de notre plan d'analyse des données quantitatives. Ensuite, nous présentons les résultats statistiques via quatre tableaux. Nous clôturons par une synthèse du travail effectué.

Plan d'analyse des données quantitatives

Étant donné la petite taille de l'échantillon, des tests non paramétriques ont été réalisés pour vérifier les hypothèses. Ainsi, le test U de Mann-Whitney pour échantillons indépendants a permis la comparaison des groupes à chaque temps d'évaluation, pour observer les potentielles différences de niveaux de trauma et de résilience entre le groupe contrôle et le groupe expérimental.

Le test des rangs signés de Wilcoxon pour échantillons appariés a ensuite permis la comparaison d'un même groupe dans le temps, pour observer l'évolution potentielle des niveaux de trauma et de résilience de chacun des groupes.

Résultats statistiques

Niveaux de trauma et de résilience en fonction des groupes (Expérimental vs Contrôle)

Le test U de Mann-Whitney a révélé qu'au premier temps d'évaluation (T1), les niveaux de trauma et de résilience des deux groupes ne différaient pas significativement ($p > .05$). Ainsi, le groupe contrôle et le groupe expérimental présentaient au départ des niveaux similaires de trauma et de résilience, aux échelles globales et aux sous-dimensions de chacune des échelles (Tableau 1).

Tableau 1. Comparaison des deux groupes au premier temps d'évaluation (T1)

	Groupe 1 Contrôle n = 4		**Groupe 2 Expérimental** n = 4		**Mann — Whitney**
	m	**σ**	**m**	**Σ**	**U**
Trauma	99.7	6.29	94.2	35.7	7.0
Réactions pendant l'événement	13.7	1.71	15.00	7.07	5.5
Réviviscences / flashes	5.50	1.29	6.50	3.87	6.5
Trouble du sommeil	10.0	3.16	8.00	5.48	6.0

Anxiété / Insécurité	8.75	2.22	8.50	4.20	7.5
Irritabilité / Hypersensibilité	13.7	0.96	10.2	2.75	1.0
Réactions psychosomatiques	7.50	1.29	7.00	4.24	6.5
Troubles cognitifs	6.00	1.41	3.75	1.26	2.0
Troubles dépressifs	15.7	4.79	14.7	4.03	6.5
Vécu traumatique	12.7	0.96	11.7	2.99	4.0
Qualité de vie	6.00	1.41	8.75	1.50	1.5
Résilience	19.0	7.87	19.0	13.3	6.0
Efficacité personnelle	5.50	3.11	5.00	3.37	6.0
Contrôle émotionnel sous pression	5.00	2.83	5.75	4.86	7.0
Capacité de rebondir	3.50	1.29	3.50	3.79	5.5
Sentiment de contrôle	2.00	2.16	2.00	0.82	6.5
Spiritualité	3.00	0.82	2.75	0.91	6.5

Signification statistique p < .05

Toutefois, au second temps d'évaluation (T2), le test U de Mann-Whitney a mis en évidence des différences significatives entre le groupe contrôle et le groupe expérimental à l'échelle globale de trauma et ses sous-dimensions (p < .05) ; excepté pour la sous-dimension évaluant la présence de reviviscences pour laquelle la différence observée n'était pas significative (p = .05). Ainsi, les participants faisant partie du groupe expérimental, et donc ayant reçu un soutien psychologique présentaient des niveaux significativement plus faibles de trauma, comparé au groupe contrôle. Plus spécifiquement, ils présentent à T2 un vécu traumatique moins important et de moindre répercussion du trauma sur leur humeur, leur sommeil et leur qualité de vie.

Par ailleurs, le test U de Mann-Whitney a aussi mis en évidence des différences significatives entre le groupe contrôle et le groupe expérimental à l'échelle globale de résilience et ses sous-dimensions (p < .05). Ainsi, les participants ayant reçu un soutien psychologique présentent à T2 de meilleures capacités de résilience et des sentiments plus élevés d'efficacité et de compétences personnelles, comparativement au groupe témoin.

Tableau 2. Comparaison des deux groupes au deuxième temps d'évaluation (T2)

	Groupe 1 Contrôle n = 4		Groupe 2 Expérimental n = 4		Mann — Whitney
	m	**σ**	**m**	**Σ**	**U**
Trauma	116.7	8.73	44.50	11.62	.00
Réactions pendant l'événement	19.0	0.82	7.00	2.16	.00
Réviviscences / flashes	7.00	2.16	3.00	1.41	1.0
Trouble du sommeil	11.5	1.29	3.50	2.38	.00
Anxiété / Insécurité	10.2	2.06	4.00	0.82	.00
Irritabilité / Hypersensibilité	13.2	0.50	6.50	1.91	.00
Réactions psychosomatiques	9.50	1.73	3.00	1.15	.00
Troubles cognitifs	6.75	0.50	3.00	0.82	.00
Troubles dépressifs	16.2	1.89	5.50	1.91	.00
Vécu traumatique	15.0	1.63	6.50	1.73	.00
Qualité de vie	8.25	0.96	4.00	1.41	.00
Résilience	10.5	3.11	71.0	5.60	.00
Efficacité personnelle	1.75	1.71	22.7	1.71	.00
Contrôle émotionnel sous pression	3.75	0.96	19.0	2.45	.00
Capacité de rebondir	2.25	2.50	14.0	0.82	.00
Sentiment de contrôle	1.25	0.96	9.00	1.41	.00
Spiritualité	1.50	1.29	6.25	0.50	.00

Signification statistique p < .05

Niveaux de trauma et de résilience d'un même grand dans le temps

De façon descriptive, nous pouvons observer que, pour le groupe expérimental, les niveaux de trauma semblent plus bas et les niveaux de résilience plus élevés à T2, après le suivi psychologique, comparativement aux scores obtenus par ce même groupe à T1. Toutefois, statistiquement, le test des rangs signés de Wilcoxon ne révèle pas de différences significatives (p > .05). Ainsi, même si, pour le groupe expérimental, les participants semblent présenter un vécu traumatique moins important, de moindres répercussions du trauma sur leur humeur, leur sommeil et leur qualité de vie, ainsi que plus de résilience après le suivi psychologique, ces évolutions ne semblent pas statistiquement significatives. La petite taille de l'échantillon (n = 4) pourrait expliquer ces résultats non significatifs (Tableau 3).

Tableau 3. Comparaison des scores obtenus par le groupe expérimental à T1 et T2

Groupe expérimental	**T1** n = 4			**T2** n = 4			**Rangs Signés de Wilcoxon**
	Moy	**Med**	**σ**	**Moy**	**Med**	**σ**	**W**
Trauma	94.2	96.0	35.7	44.5	44.0	11.6	10
Réactions pendant l'événement	15.0	15.50	7.07	7.00	6.50	2.16	9.0
Réviviscences / flashes	6.50	6.50	3.87	3.00	3.50	1.41	10
Trouble du sommeil	8.00	7.50	5.48	3.50	3.50	2.38	6.0
Anxiété / Insécurité	8.50	8.00	4.20	4.00	4.00	0.82	10
Irritabilité / Hypersensibilité	10.2	10.50	2.75	6.50	7.00	1.91	10
Réactions psychosomatiques	7.00	8.50	4.24	3.00	3.00	1.15	9.0
Troubles cognitifs	3.75	4.00	1.26	3.00	3.00	0.82	3.0
Troubles dépressifs	14.7	16.00	4.03	5.50	6.00	1.91	10
Vécu traumatique	11.7	11.00	2.99	6.50	7.00	1.73	10
Qualité de vie	8.75	8.00	1.50	4.00	4.50	1.41	10
Résilience	19.0	12.50	13.3	71.0	72.5	5.60	.00
Efficacité personnelle	5.00	3.50	3.37	22.7	22.5	1.71	.00
Contrôle émotionnel sous pression	5.75	3.50	4.86	19.0	19.5	2.45	.00
Capacité de rebondir	3.50	2.00	3.79	14.0	14.0	0.82	.00
Sentiment de contrôle	2.00	2.00	0.82	9.00	9.50	1.41	.00
Spiritualité	2.75	2.50	0.96	6.25	6.00	0.50	.00

Signification statistique p < .05

Nous observons la tendance inverse pour le groupe contrôle. Nous décrivons que les niveaux de trauma semblent plus élevés et les niveaux de résilience plus faibles à T2, comparés aux scores obtenus par ce même groupe à T1. Toutefois, statistiquement, le test des rangs signés de Wilcoxon ne révèle pas de différences significatives (p > .05). Ainsi, même si, pour le groupe contrôle, les participants semblent présenter un vécu traumatique plus important avec des répercussions plus importantes du trauma et moins de résilience pour y faire face, ces évolutions ne semblent pas être statistiquement significatives. La petite taille de l'échantillon (n = 4) pourrait expliquer ces résultats non significatifs (Tableau 4).

Tableau 4. Comparaison des scores obtenus par le groupe contrôle à T1 et T2

Groupe contrôle	**T1** n = 4			**T2** n = 4			**Rangs Signés de Wilcoxon**
	Moy	**Med**	**σ**	**Moy**	**Med**	**σ**	**W**
Trauma	99.7	97.5	6.29	116.7	114.0	8.73	0.0
Réactions pendant l'événement	13.7	13.5	1.71	19.0	19.0	0.82	0.0
Réviviscences / flashes	5.50	5.50	1.29	7.00	7.50	2.16	2.0
Trouble du sommeil	10.0	10.5	3.16	11.5	11.5	1.29	3.0
Anxiété / Insécurité	8.75	8.00	2.22	10.2	10.5	2.06	0.0
Irritabilité / Hypersensibilité	13.7	13.5	0.96	13.2	13.0	0.50	4.5
Réactions psychosomatiques	7.50	7.50	1.29	9.50	9.00	1.73	0.0
Troubles cognitifs	6.00	6.50	1.41	6.75	7.00	0.50	0.0
Troubles dépressifs	15.7	16.0	4.79	16.2	15.5	1.89	4.5
Vécu traumatique	12.7	12.5	0.96	15.0	15.0	1.63	0.0
Qualité de vie	6.00	5.50	1.41	8.25	8.50	0.96	0.0
Résilience	19.0	17.0	7.87	10.5	9.50	3.11	6.0
Efficacité personnelle	5.50	4.50	3.11	1.75	1.50	1.71	10.0
Contrôle émotionnel sous pression	5.00	6.00	2.83	3.75	3.50	0.96	7.0
Capacité de rebondir	3.50	3.50	1.29	2.25	1.00	2.50	7.5
Sentiment de contrôle	2.00	1.50	2.16	1.25	1.50	0.96	2.0
Spiritualité	3.00	3.00	0.82	1.50	1.50	1.29	6.0

Signification statistique p < .05

Synthèse des Résultats Quantitatifs

Ces résultats sont à considérer en tenant compte des limites de l'étude, en particulier en ce qui concerne le petit échantillon, qui ne permet pas une puissance statistique suffisante ni une généralisation des résultats. Mais au vu des résultats obtenus, nous pouvons tout de même suggérer que le suivi psychologique semble avoir eu un effet positif, permettant la diminution du vécu traumatique et une augmentation des capacités de résilience. Cet effet a pu être observé grâce à la comparaison des deux groupes (contrôle et expérimental) en post-intervention (T1). Les résultats obtenus en pré-intervention (T1) viennent renforcer cette observation. En effet, au départ, les deux groupes présentaient des niveaux similaires de trauma et de résilience ; la différence n'est apparue qu'après le suivi psychologique, attestant ainsi de l'effet positif de cette intervention.

Toutefois, la comparaison des scores obtenus par un même groupe dans le temps n'a pas démontré de différences statistiquement significatives avant et après l'intervention. Il est possible que le très faible échantillon explique ce résultat (n = 4). Dans ce sens, une population plus large permettrait peut-être d'observer des résultats qui rejoindraient ceux obtenus par les premières analyses de comparaison de groupes.

CHAPITRE 5 : ANALYSE QUALITATIVE DU TRAVAIL DE L'ACCOMPAGNEMENT DE CHACUNE DES PERSONNES

Introduction

Dans ce chapitre, nous exposerons le travail d'accompagnement fait durant 3 mois, soit en 25 séances, avec chacune des quatre personnes formant le groupe expérimental.

Pour chacun des quatre cas, représentant le *groupe expérimental*, nous présenterons les données anamnestiques de la personne. Nous ferons un résumé du déroulement de chaque séance. Nous décrirons également nos observations effectuées tout au long de l'accompagnement des quatre participants.

Ensuite, nous élaborerons un tableau relevant un extrait significatif des thèmes et des verbatim utilisés par l'accompagné durant les séances. Enfin, nous procéderons à une analyse des lignes directrices qui ont permis de conduire le déroulement des séances.

Quant aux participants à cette recherche, représentants *le* groupe témoin, nous aurons a procéder d'une manière différente. Ce sont des personnes qui n'ont pas eu d'accompagnement psychologique durant ces mois de travail sur le terrain.

Nous exposerons, alors, l'anamnèse de chacune des deux mères et de chacun des deux pères constituant ce groupe. Ensuite, nous présenterons les résultats de la pré-passation et de la post-passation des deux échelles utilisées, en un intervalle de 3 mois.

Notre but, dans cette description, sera de confirmer ou d'infirmer nos hypothèses opérationnelles, énoncées au début de la recherche.

Enfin, il nous semble important de définir l'anamnèse, et ce, avant de commencer à exposer les données anamnestiques des 8 personnes constituant le nombre total de notre échantillon.

Anamnèse

Définitions

Le dictionnaire français définit le mot « anamnèse » comme étymologiquement provenant du grec, car anamnêsis est une action de rappel à la mémoire. Je cite : « L'anamnèse est l'ensemble des renseignements fournis au médecin par le malade ou par son entourage sur l'histoire d'une maladie ou les circonstances qui l'ont précédée. »

En psychologie, l'anamnèse a notamment pour objectif d'apporter au psychologue des informations sur les aspects de la vie de l'enfant, et celle de sa vie familiale. « L'anamnèse comprend des informations concernant la période de la grossesse et les éventuels accidents de parcours (pré-, néo- et postnatals) [...] L'âge du dépistage du handicap, les conditions de l'annonce de la déficience, le moment de la prise en charge de l'enfant […] ainsi que le vécu des parents sont des facteurs indicateurs du degré d'investissement de ces derniers auprès de leur enfant » (Matar Touma, 2022).

L'anamnèse permet de relever l'âge, le sexe et la fratrie de l'enfant. Elle informe sur le profil des parents, par exemple, leur niveau d'instruction, leur profession, leur statut, etc. Elle apporte, à travers un récit ou un questionnaire, des informations sur les antécédents médicaux et psychopathologiques familiaux.

SECTION 1 : Cas d'Abed

« On peut faire pas mal de trucs en marchant [...] téléphoner [...] mastiquer [...]. J'ai vu des dames tricoter [...]. Ce qu'il y a de plus smart, c'est méditer. Qui est une façon, en marchant, de marcher dans sa tête.

C'est couché qu'on trouve les idées, en déambulant qu'on sait quoi en faire. »

(Schifres, 2011)

Données anamnestiques

Abed, 50 ans, père de quatre enfants : trois filles et un garçon. Marié deux fois, il a eu de son premier mariage deux filles : Sama, 14 ans, et Rital, 12 ans. De son second mariage, il a eu une fille de 6 ans et un garçon de 3 ans.

Abed a perdu sa première femme, mère de Sama et Rital, durant la guerre de Tripoli, en 2013. Sama avait 2 ans et demi. Rital avait 1 an et quelques mois.

Absence d'informations en rapport avec la grossesse et l'accouchement.

Abed n'est pas resté longtemps à l'école. Il a quitté l'école en classe de 7e, pour aller travailler et aider son père. Abed travaillait en l'Arabie Saoudite comme « contrôleur » des chantiers et des bâtiments en construction. Sa famille est restée au Liban. Il faisait des allers-retours, tous les deux ou trois mois, pour voir sa femme et ses deux filles.

Abed est un parent d'enfant souffrant de Troubles du Spectre d'Autisme. Il s'agit de sa fille aînée, Sama, qui est actuellement prise en charge par le NorthAutism Center NAC.

Sama est arrivée au centre à l'âge de 3 ans et demi.

Le jour du diagnostic, Sama avait deux ans et demi. Elle souffre de troubles sévères d'autisme. Elle a une sœur, qui s'appelle Rital. Celle-ci a 12 ans. Rital se trouve dans un orphelinat. Elle vient à la maison durant les week-ends et pendant les grandes vacances.

Au début de l'accompagnement, Abed était marié à une seconde femme, l'union ayant eu lieu après la mort de sa première femme, mère de Sama. Il a eu d'elle deux enfants, un garçon et une fille. Sa seconde femme ne travaille pas. Elle est femme au foyer.

Abed est, actuellement, au chômage.

Déroulé des séances

Le contenu exhaustif de chaque séance a été lu à plusieurs reprises, dans le but de permettre de dégager une vue d'ensemble des principales idées. Ce, pour ensuite établir une liste provisoire de thèmes en vue de la codification des données.

Le déroulé, dans chaque séance, commence par un temps d'échange sur ce qui a été exprimé et généré au cours de la séance précédente, en termes de réflexion, d'appropriation et d'exploration. Dans le cas où de nouvelles questions, ou bien de nouveaux sujets émergent à la suite de la séance, un temps d'échange est consacré pour les approfondir et les travailler.

1re séance

Abed exprime un aperçu de son vécu émotionnel à la suite de deux traumas qui ont traversé sa vie, dix ans auparavant. : -Mort de son épouse, victime de tirs, durant un épisode de guerre à Tripoli, Liban Nord, et -Diagnostic de TSA chez sa fille aînée Sama, quelques mois avant le décès dramatique de sa femme.

Nous l'entendons évoquer les conséquences familiales de ce qu'il nomme ces deux « malheurs », qui vont l'obliger, lui qui est « un homme qui ne sait rien de la prise en charge d'un bébé » à « vivre un grand calvaire, sans mon amour, avec une fille autiste de deux ans et demi et sa sœur Rital d'un an. »

2e séance

Abed commence la séance en décrivant ses réactions à la suite de ces traumas, ainsi que ses symptômes post-traumatiques. Il raconte comment il a survécu jusqu'à ce jour.

Il évoque un nouveau sujet, celui de son second mariage. Il avoue avoir fait un faux pas. « Une femme très mauvaise [...] elle a abusé de ma bonté et de ma fragilité psychique pour atteindre son objectif. »

3e séance

Abed expose les souffrances de ses deux filles, due à la haine exprimée par leur belle-mère à leur égard.

Il exprime son angoisse vis-à-vis de cette situation et son impuissance de les protéger. Il décrit également sa tristesse d'avoir dû confier Rital à un orphelinat.

Il a essayé de la protéger de la sorte, mais il lui semble avoir échoué. Il déclare avoir pensé au suicide.

Nous le voyons dire sa déception de la médecine qui « est bien en retard pour améliorer les conditions de vie des enfants autistes. »

Il se montre bien mélancolique en disant : « Je suis dans un tunnel noir et je ne pense pas du tout pouvoir m'en sortir. »

Il semble, je cite « reprocher » même à Dieu de lui avoir confié « une mission très compliquée [...] je lui dis chaque jour que je suis incapable de continuer ».

4e séance

Cette séance est limitée en paroles. Abed exprime sa souffrance face au fait de se retrouver seul. Il décrit les conséquences de ce trauma sur sa vie biologique, sociale, psychique, conjugale, et relationnelle. Ce qui lui fait le plus mal, c'est qu'il ne travaille plus.

Il est obligé de rester à la maison pour subvenir aux besoins de sa fille, dit-il.

Il est resté silencieux pendant presque la moitié de la séance. Il a parlé très peu. Le fait de relancer quelques questions n'a pas réussi à le faire parler. De ce fait, nous avons respecté sa peine, et nous étions là à l'accueillir, tel qu'il est, avec une attitude de contenance et de bienveillance. À la fin de la séance, il nous quitte sans même dire « au revoir ».

5e séance

Il revient sur son sentiment d'impuissance devant la situation de Sama, et vis-à-vis des répercussions de cette situation sur l'ensemble de la famille. Il relève le refus de Rital et son incapacité à accepter la maladie de sa sœur.

Il exprime sa souffrance et ses angoisses provenant « des images et des bruits de [son] trauma » qui l'habite d'une manière continue.

6e séance

Abed exprime son besoin de parler de la mort de sa femme, et se met à décrire les moindres détails de la scène. Il retrace ses affects négatifs vécus au moment du trauma, et qui l'accompagnent jusqu'à ce jour.

Abed est encore revenu sur la mort de sa femme, et a voulu décrire avec les moindres détails, parfois terrifiants et horribles, l'événement traumatique qu'il a vécu. Il dit : « Je suis sûr qu'on ne trouve pas de situation plus cruelle ou barbare […] je vois de la chair et des os collés au mur […] j'ai ramassé ce qui restait de son corps […] corps troué. »

Cette scène est suivie d'un temps de silence. Ensuite, il reprend la parole pour parler de son grand amour pour sa femme décédée. Il rappelle tous ses efforts déployés, il y a plus que 15 ans, pour réussir à se marier d'elle.

7e séance

Abed exprime sa difficulté à utiliser son carnet de bord. Il n'arrive pas à écrire ce qui le dérange. Il déclare qu'il n'a pas parlé de « ce sujet » : le sujet de la mort de sa femme, avec personne, depuis 10 ans.

La première fois qu'il a accepté de s'aborder ce sujet, c'était à la première séance de l'accompagnement, affirme-t-il.

Ensuite, il raconte comment les responsables du centre NAC sont venus chez lui, à la maison, pour intégrer Sama au Centre, afin de prendre soin d'elle.

Il revient sur ses malheurs à vivre deux traumatismes à la fois, et dans une période de très court terme.

8e séance

Il retrace ses difficultés, et sa peine dues à la prise en charge de Sama. Il estime qu'il est un « homme seul, père sans mère [...] en plus avec une femme sorcière. »

Il remémore son impuissance envers une telle situation dramatique.

Nous l'entendons, pour la première fois, parler de sa foi, en ces termes : « le Créateur, qui lui a donné sa vie, ne va pas l'oublier. »

9e séance

Abed commence la séance en disant : « J'aimerais parler aujourd'hui de mon sentiment de culpabilité. » Ce sentiment qui l'accompagne depuis le jour de la mort de sa femme, dit-il.

Les médecins lui ont demandé de tenter de ne pas garder constamment dans le mental l'image de sa femme morte au niveau cérébrale alors que son cœur battait encore. Il n'arrive pas encore à se débarrasser du trauma extrêmement violent. Oublier ce moment, faire le deuil de son épouse lui semble impossible.

Il revient, ensuite, sur ses difficultés de communication avec sa fille et son sentiment d'être impuissant devant une telle réalité, si difficile.

À la fin de la séance, il exprime que : « C'est ma première expérience de libération de paroles concernant le sujet de ma fille et de mes traumatismes.

Ça fait dix ans que je vis tout cela seul, dans mon for intérieur, dans mon cœur. Je n'ai jamais accepté de partager cette expérience avec les autres. »

10e séance

Abed reconnaît que, depuis la dernière séance, il réfléchit sur son vécu et s'interroge à ce propos : « comment ai-je pu tenir debout jusqu'à ce jour » ? Il considère que Sama est son « ange gardien », et que c'est grâce à elle qu'il est encore vivant.

Il décrit une des crises qu'elle a faites, la veille, dans la nuit.

11e séance

Il décide de parler aujourd'hui de Rital. Il choisit de prendre soin d'elle et de ses études. Il raconte les difficultés de sa vie avec Sama, et comment elle occupe son temps jour et nuit.

Abed énonce les difficultés que Rital rencontre dans sa relation avec Sama, lors de sa présence à la maison, durant les week-ends, et pendant les vacances.

Cette séance était courte, car le silence, entrecoupé de toux sévères, a occupé un long moment, et a duré presque la moitié du temps.

12e séance

Abed commence en ces termes : « Tout ce que vous m'avez dit à la dernière séance m'a fait réfléchir [...] à des sujets, autres que celui de Sama [...] Comment assurer le pain de chaque jour. »

Il réfléchit à sa relation avec sa seconde femme, et à sa manière qu'elle a de le trahir et de ne pas honorer ses promesses, surtout celle de prendre soin de ses filles nées de sa précédente union.

13e séance

Il nous raconte qu'il a essayé de faire l'exercice de respiration. Il relève ses difficultés à se détendre et à aller jusqu'au bout.

Il exprime son attrait pour un tel exercice, et reconnaît les bienfaits qu'il lui apporte. Cela l'amène à changer ses idées, et à se concentrer sur une chose.

Il décide de sortir prendre un café quelque part, puis de refaire l'exercice de respiration et de concentration, pour « oublier pour un petit temps les autres choses. »

Il revient, à la fin de séance, sur son malheureux destin, ses souffrances et celles de ses filles.

14e séance

Il évoque à nouveau sa seconde femme et de la rancune qu'elle voue envers ses filles issues de sa précédente union. Il raconte une scène de violence envers Sama, qui a eu lieu la veille. Il dit qu'il a commencé à réfléchir à l'idée de la quitter et de divorcer.

15e séance

Il a commencé par dire sa mélancolie, sa détresse et son désespoir. « Aucune lueur [...] je suis en dépression [...] tout est noir [...] je suis un faux vivant. »

Il évoque de nouveau le sujet du suicide. Cette fois-ci, il avoue avoir pensé à tuer ses filles pour mettre fin à leurs souffrances.

À la suite de cette idée, il exprime sa foi dans le Créateur « qui n'oublie pas ses créatures. »

16e séance

Il commence en exprimant pour la première fois son espérance dans la possibilité d'un changement. « Rien ne dure. Tout change [...] Je pense commencer à changer mes idées et mes comportements. »

Il croit que, dorénavant, même sa manière de réfléchir va changer. Il décide de commencer à prendre soin de Rital et à réfléchir à elle. « Mon trauma prenait toute la place de mon esprit et de mon cœur. J'étais emmailloté par ses cordes [...] je dois réfléchir à sortir de ce cercle étouffant. »

17e séance

Il évoque l'éventuel changement qu'il pourrait faire dans sa vie : avec sa femme et ses filles.

Il parle des bienfaits de la relecture de sa journée, et de l'exercice de respiration. Selon lui, ces pratiques ont un effet positif sur son corps et son mental, ainsi que sur ses troubles post-traumatiques.

Il dit : « mes images et mes bruits sont remplacés par ma lecture des événements de ma journée. »

18e séance

Il parle de sa fille Rital, et de son envie de lui « assurer un bel avenir, ou au moins une vie digne d'elle. »

Il révèle que c'est la première fois, depuis 10 ans, qu'il a réussi à avoir des idées autres que celles qui l'habitaient depuis la mort de sa première épouse.

Il reconnaît les bienfaits de la méditation sur son moral, et le bien-être que cela crée en lui.

Il confesse, encore une fois, sa foi en Dieu qui « me voit, me voyait et m'a accompagné durant ces temps difficiles. »

19e séance

Il débute en nous racontant sa joie, et celle de ses filles, en allant à la mer. Il révèle sa belle surprise de voir Sama communiquer, d'une manière nouvelle, quand elle était dans l'eau.

Ensuite, il revient sur ses difficultés et ses peines considérant la prise en charge de sa fille.

Il dit qu'il est parti parler avec l'âme de sa femme, au cimetière, pour lui demander de l'aide.

Il ajoute que ça lui a fait du bien, et qu'il a pu dormir 4 heures à la suite, la nuit dernière, ce qui n'était pas arrivé depuis de longues années.

20e séance

Nous l'entendons faire un lien entre la méditation et la Providence divine. Il donne libre cours à l'expression de sa foi, et ce, sans retenue.

Nous le voyons détailler aussi les bienfaits de l'exercice de respiration sur sa capacité à faire une relecture de ses dix années de douleurs, depuis ce qu'il appelle le jour J, lors duquel ; « en 10 secondes », sa vie a été bouleversée.

21e séance

Il parle du changement de sa manière de voir les choses. Sama est, pour lui, source de force, de courage. Elle lui a appris la patience.

Il reconnaît avoir fait son possible, et estime être un homme fort pour avoir pu rester en vie jusqu'à maintenant.

Il annonce qu'il a commencé à changer sa manière de faire avec sa seconde femme. Ses réactions deviennent moins agressives et impulsives, elles changent. Il ne se laisse plus se manipuler par elle.

Nous le voyons plus confiant en lui-même, et heureux de voir ce changement se réaliser.

22e séance

Il commence par nous raconter qu'il a déjà énuméré sur son petit carnet les décisions qu'il doit exécuter dans le futur proche.

Il parle des résultats positifs de l'autosuggestion qu'il est en train de mettre en œuvre.

Il nous raconte qu'il est parti rendre visite à son père. Cela faisait une dizaine d'années qu'il n'était pas allé le voir. Il conclut : « Je sens que je suis en train de ramasser les particules de ma vie. »

23e séance

Il commence par exprimer ses belles qualités, et ses capacités de persévérance. Il se lance dans l'expression de sa foi. Il exprime sa volonté de changer ses conditions de vie. Il veut mettre de l'ordre dans sa vie : « Reprendre ma vie en main [...] reprendre soin de ma santé et de mon esprit, pour ramasser mes pièces de puzzle, afin de me remettre debout à nouveau pour changer ma réalité. »

Il nous raconte, avec joie, que les troubles psychosomatiques et post-traumatiques commencent à diminuer. Il parle d'un « bien-être que je n'ai pas connu depuis de longues années. »

24e séance

Il énonce les changements positifs dans sa manière de voir la vie et ses événements. Nous l'entendons parler d'une « brise légère qui vient prendre la place de la tempête. »

Il confirme que ses souffrances ont donné la place à des idées positives, et à des projections dans l'avenir. Il parle de sa joie à retrouver ses traces, de son désir de la vie.

Les situations difficiles sont là, mais c'est sa manière d'approcher les événements qui, selon lui, doit changer. Il exprime une plus grande confiance en soi, qui est une nouveauté, inhabituelle.

« Je vois que je n'étais pas si faible, mais au contraire. Je vois que j'étais fort malgré mes malheurs. »

25e séance

Abed commence cette dernière séance par une action de grâce, vis-à-vis de tout ce qu'il a pu faire comme travail intérieur, et ce, grâce à cet accompagnement durant 3 mois. Il reconnaît avoir fait un développement personnel qui lui a procuré un bien-être psychique et un soulagement remarquable en de multiples domaines.

« Ça fait dix ans que je suis replié sur moi-même. Après avoir fait cette relecture, je commence à me reposer, à voir la lumière en moi et devant mes yeux [...] je vais mettre mes compétences au service de mon projet. »

Ensuite, il remémore sa foi dans « Le Créateur » ainsi que sa confiance en Lui, considérant que cela « a porté ses fruits. »

En abordant sa perception de lui-même, il dit : « après ce temps de relecture, je vois que je suis fort et je veux creuser encore mes points forts et j'accepte mes limites. »

Il met l'accent sur les bénéfices de la relecture de sa vie, et de l'importance de mettre de l'ordre dans ses journées, et dans l'organisation de son existence. Il décide de ne pas lâcher ce style de vie.

Il énumère plusieurs décisions et projets à prendre et à faire : divorcer de sa nouvelle femme, trouver un travail, prendre soin de Rital, améliorer la qualité de prise en charge de Sama, prendre soin de sa santé physique et psychique, tisser des liens avec ses frères, ses amis, entretenir son nouveau lien avec son père, continuer à faire les exercices de respiration et de concentration, prendre chaque jour un temps pour la méditation, etc.

Observations d'Abed tout au long de l'accompagnement

Durant l'accompagnement, Abed montrait un sérieux remarquable. Il était toujours à l'heure. Il arrivait, le matin, à 8 h 55 pour être prêt à 9 h, chaque mardi et jeudi. Cette attitude n'a pas changé, tout au long de la durée de l'accompagnement qui fut de trois mois. Le total des séances fut de vingt-cinq. Elles se sont déroulées du mardi 23 mai 2023 au jeudi 31 août 2023. Dix d'entre elles eurent lieu les mardis, et quinze d'entre elles les jeudis.

Abed s'est montré une personne coopérant durant les temps de l'accompagnement. Il a exprimé sa confiance en nous dès la première séance. Il a eu une fluidité de la parole. Il avait un langage clair. Son enchaînement d'idées semble avoir toujours été logique.

D'après nos observations, il n'a fait preuve ni de rigidité ni d'inhibition manifeste. Cependant, nous l'avons vu anxieux et triste. Au début, il avait peur de rencontrer quelqu'un en venant sur le lieu de l'accompagnement. Autre relationnel complexe : C'est à peine s'il saluait la personne qui était chargée de son transport.

L'implication émotionnelle d'Abed était présente, sans être incontrôlable.

Nous témoignons d'une bonne volonté de sa part pour être aidé. Ce, afin de reconstruire sa vie, et de se reconstruire lui-même.

Tableau récapitulatif des verbatim et des thèmes utilisés par Abed durant les séances

Les séances / Les 4 concepts opératoires de résilience	**De 1 à 5**
Stress (tolérance/ intolérance)	Tempête ; vivre l'inconnu ; diagnostic ; déni ; haine ; catastrophe Sama (13) ; autisme (2) ; mes filles (4) ; ma seconde femme (9) ; insomnie (5) ; Rital (1) je n'ai pas ; je ne peux pas (3) ; minimiser ; je ne sais pas (5) ; rien (7) ne pas comprendre (3) ; ne pas entendre (3) ; ne pas parler (3) ; quitter ; perdre ; exploser ; mener ; je dois (3) ; vivre avec ; manger avec ; dormir avec (3) ; marcher avec ; déploie ; prendre soin (13) vivre (5) ; rester ; ne pas arriver (12) ; ne réussis pas (3) ; ne convient pas (2) ; s'accrocher entre ciel et terre ; abuser ; se concentrer (2) ; menacer ; oublier ; sauver ; multiplier ; défendre ; essayer (4) ; ne pas assurer ; ne pas aider (2) ; puiser ; incapable de continuer (6) ; accepter (7) maltraiter ; frapper ; refuser ; sacrifier.

Affects (négatifs/ positifs)	Vie bouleversée ; vie terminée ; derniers souffles ; calvaire ; malheurs (4) ; solitude (4) ; angoisse ; tunnel noir ; mort sauvage ; traumatisme (3) ; tunnel noir (3) je suis épuisé ; je pique ; mourir ; patienter ; je suis triste (4) ; crises ; panique (2) ; présence de (3) ; ma fragilité psychique ; le bruit et les images dans ma tête ; ni pitié, ni affection, ni sens de l'humanité.
Perception de soi (positive/ négative)	Je suis un homme non productif ; je me sens bien ; sentiment d'impuissance (5) ; je suis une personne non productive ; j'ai échoué à garder un lien entre mes filles et leurs grands-parents.
Adhérence (ou non) à une croyance	Je sens que Dieu m'aide à rester debout ; Dieu m'a confié une mission très compliquée ; je lui dis ; je suis incapable de continuer.
Les séances / Les 4 concepts opératoires de résilience	**De 6 à 10**
	Penser (3) ; ne pas pouvoir ; s'en sortir ; supporter (7) ; se compliquer ; se débarrasser ; choisir ; mettre fin ; laisser ; améliorer ; se multiplier ; s'accentuer ; s'aggraver (2) ; fuir ; subir.

Stress (tolérance/ intolérance)	j'ai 50 enfants ; j'ai 90 ans ; mauvaise (3) ; sorcière ; prison ; effort (2) ; monde différent (7) ; énigme en soi ; loin des autres ; fermeture ; crises nerveuses (3) ; sa colère ; impossible ; souffrances (2) ; vie (10) ; difficultés (4) ; échecs (2) ; ne pas comprendre (4) ; rien (3) ; ne pas entendre ; ne pas voir (3) ; ne pas avoir (5) ; ne pas savoir (2) ; ne me quitte pas (2) ; ne pas dormir ; ne pas savoir (4) ; perdre (2) ; voir (4) ; oublier ; mon être (5) ; porter ; mettre (2) ; sauver (2) ; partir ; décrire ; ne pas arriver (5) ; supposer ; vouloir contrôler ; ne pas pouvoir réaliser ; donner à manger et à boire ; se débarrasser ; refuser (2) ; je dois (13) ; elle est très attachée à moi (4).
Affects (négatifs/ positifs)	La mort (2) ; les images (5) ; la catastrophe ; trauma (8) ; des tirs (2) ; de la chair et des os collés au mur ; le corps déchiré ; quelle horreur ; quel destin ; les restes de son corps ; des bruits (5) ; épuisé (3) ; débordé ; seul (4) ; scène cruelle et barbare ; la mort (3) ; corps bien troué ; en vain ; les organes arrêtés ; c'est la fin ; peines (8) ; joie ; mes émotions ; la disparition subite ; grandes difficultés ; pas de pairs, ni une famille ; une fausse vie ; doutes ; d'angoisse ; de stress ; de panique ; d'idées noires ; de désespoir ; de faiblesse et de tristesse ; sentiment de culpabilité ; l'euthanasie ; atroce situation ; crise ; ma première expérience de libération de paroles ; Sama est mon ange gardien.
Perception de soi (positive/ négative)	Je suis impuissant (3) un vaut-rien ; un homme malheureux ; homme traumatisé ; je n'ai pas de soutien affectif ; je suis un survivant ; je suis un père sans mère ; je joue le rôle du père et de la mère ; je suis seul.
Adhérence (ou non) à une croyance	Seule ma foi dans le Créateur qui lui a donné sa vie ; il prendra en charge ses créatures

Les 4 concepts opératoires de résilience / Les séances	**De 11 à 15**
	Je dois (3) ; accorder ; réussir ; avouer ; pouvoir ; faire (6) ; penser (5) ; s'adapter ; s'étouffer ; dévorer ; donner (3) ; devenir ; supporter ; assurer ; protéger ; compter sur ; arrêter ; vivre (3) ; se détendre ; changer (4) ; prendre ; se concentrer (2) ; s'exercer ; oublier ; trouver.
Stress (tolérance/ intolérance)	venir ; savoir ; espérer ; agoniser ; se débarrasser ; détruire ; lutter (2) ; Rital (2) ; l'orphelinat ; assistante sociale ; Sama (2) ; la mère de mes filles ; ma seconde femme ; vie (7) ; difficultés (2) ; efforts ; pas impossible ; lieu calme ; respiration ; ici et maintenant ; le passé (2) ; futur (2) ; autisme (2) ; prise en charge ; travail ; divorce ; conscience ; planche de salut ; Crier ; renvoyer ; ne pas supporter ; s'accrocher ; à l'épreuve.
Affects (négatifs/ positifs)	Heureuse ; crises ; désir ; trauma ; moins d'angoisses et de tensions (4) ; gifle ; rancunes ; douleurs (2) ; contractions (2) ; la peur ; l'anxiété ; la jungle ; malheurs (3) ; force ; agoniser ; sincère ; tuer ; se suicider ; plaire ; attirer ; perdu ; bouleverse ; mal à l'aise.
Perception de soi (positive/ négative)	Mon humanité prend le dessus sur ma colère ; je suis quelqu'un qui lutte ; je n'ai personne pour me défendre ; je ne veux plus rester résignée devant mes difficultés ; je suis un faux vivant.
Adhérence (ou non) à une croyance	Je demande à Dieu de me prendre ou bien de prendre ma fille ; Dieu m'a confié ces responsabilités pour me mettre à l'épreuve ; il n'oublie pas ses créatures.

Les 4 concepts opératoires de résilience / Les séances	**De 16 à 20**
Stress (tolérance/ intolérance)	Durer (4) ; aller (4) ; changer (2) ; réfléchir (8) ; voir (4) ; penser ; savoir (2) ; se rappeler (3) ; je dois ; protéger (3) ; bouger ; détruire (2) ; sortir (4) ; changer (4) ; faire (10) ; subir ; essayer (2) ; relire ; s'exercer (3) ; respirer (4) ; aider ; lire ; se débarrasser (3) ; mériter (2) ; méditer (2) ; se reposer ; se concentrer ; empêcher ; arriver ; vouloir ; vivre ; prendre conscience (2) ; devenir ; tenir bon ; se mettre ; réussir ; goûter ; parler ; dormir ; s'exposer ; se retrouver ; communiquer ; résister ; décider ; lutter ; persévérer ; le mal ; le bien (3) ; la fin ; patience ; mon possible (2) ; les choses qui m'entourent ; vie ; nouvelle ; oiseaux ; soleil (3) ; nature (3) ; à l'écart ; désir ; la mer (3) ; prise de conscience ; avoir besoin ; effort (2) ; solutions ; destin ; meilleure vie ; un bel avenir ; une vie digne ; choses positives ; une joie inhabituelle ; une communication exceptionnelle ; relaxation ; équilibre entre travail et famille ; autiste ; méchancetés ; sortie ; désir.
Affects (négatifs/positifs)	Cercle étouffant ; souffrances (2) ; malheurs (3) ; bombe ; mauvaises idées ; une bataille ; une vie stoppée ; des ennuis ; esprit troublé ; trauma ; problèmes ; bouleversé ; agressive ; rancunière ; cauchemars (2) ; angoisse ; peur bleue ; repos intérieur ; paix intérieure ; bien-être ; forces extraordinaires.

Perception de soi (positive/ négative)	Incapable de faire quoi que ce soit ; j'étais emmailloté par les cordes de ma femme ; moi, homme pauvre et cassé, j'ai pu tenir debout.
Adhérence (ou non) à une croyance	Visiter la mère de Sama et Rital au cimetière ; je lui ai demandé de m'aider à trouver une sortie ; elle est présente en esprit ; Dieu me voit et me voyait ; il m'a accompagné durant mes temps difficiles ; l'idée de la Providence ; Dieu prend soin de nous ; Dieu m'a donné cette force juste pour ne pas quitter Sama ; notre Créateur est le Tout-Puissant ; Lui, qui a créé le monde, ne m'a pas laissé.
Les séances / Les 4 concepts opératoires de résilience	**De 21 à 25**
Stress (tolérance/ intolérance)	Commencer (5) ; voir (7) ; maîtriser ; réagir (2) ; comprendre ; se passer ; écrire (3) ; s'arranger ; penser (3) ; tirer ; prendre soin (6) ; améliorer ; mettre ; continuer ; faire (4) ; décider ; reconstruire ; chercher (2) ; travailler ; réaliser ; renouer ; perdre ; se concentrer ; durer ; aider ; relire ; changer ; devenir ; habiter ; faire (3) ; mettre (2) ; dévoiler ; retrouver ; avancer ; creuser ; accepter (2) ; aller ; relire (3) ; sortir ; se remettre ; regagner ; ramasser ; petit carnet ; verre ; choses positives ; positif en moi (2) ; positif autour de moi (2) ; autrement ; ma force ; l'autosuggestion ; du bien et du beau ; sport ; le divorce ; des liens ; intérêt ; mettre de l'ordre ; prendre ma vie en main ; nouveaux choix dans ma vie ; netteté ; projets ; relecture ; quotidien ; l'inconnu devient connu ; réalité ; travail puissant ; traces ; confiance ; limites ; points forts ; relecture ; compétences ; projets futurs.

Affects (négatifs/ positifs)	Sans colère ; courage ; patience ; persévérance ; soulagement ; causer ; s'améliorer ; prendre soin de mon esprit (2), de ma vie intérieure ; ceci m'a fait du bien (3) ; mettre fin à mes malheurs ; for intérieur ; bien-être ; mêmes événements, mais changements des émotions ; tourner la page de mes malheurs ; petite lumière apparaît devant moi ; sentiment de sécurité ; de stabilité ; corps détendu ; amélioration de mon sommeil ; mon sentiment d'être éparpillé et mon manque de concentration diminuent ; je revois les images [...] sans être trop troublé ; je garde le cap ; je regagne ma force de supporter.
Perception de soi (positive/ négative)	J'ai la possibilité de faire quelque chose pour changer la situation ; j'en suis sorti gagnant ; j'ai beaucoup changé ; je suis fier de pouvoir prendre soin de Sama ; j'ai pu me marier avec l'amour de ma vie et avoir deux filles, comme souvenir d'elle.
Adhérence (ou non) à une croyance	Il connaît mon cœur et mes intentions ; cette foi a donné ses fruits ; je rends grâce au Seigneur pour ces dons ; j'ai confiance en Dieu ; je la remercie, car il ne m'a pas lâché.

Analyse des lignes directrices des 25 séances avec Abed (fil conducteur)

L'analyse des données de la présente étude est basée essentiellement sur le modèle d'analyse qualitative et non quantitative. Notre objectif est aussi de travailler l'aspect conscient de « l'agir » de la personne en question au lieu de chercher l'expression du refoulé dans l'inconscient de son fonctionnement psychique.

Dans l'analyse des résultats, nous allons nous attarder sur certains concepts opératoires plus que d'autres. Nous allons étudier en profondeur les quatre concepts que nous avons choisis : les affects, la tolérance au stress, l'estime de soi, et l'adhérence à une croyance. Nous rappelons que ces quatre concepts opératoires représentent les quatre volets de la vie psychique de la personne, comme l'analyse Pourtois (2012) : l'indice affectif, l'indice cognitif, l'indice social, et l'indice conatif.

Durant les cinq premières séances

Abed semble montrer une certaine rigidité dans son rapport à la réalité externe. Nous le voyons décrire avec insistance ses traumas, et représentations mentales avec les moindres détails.

Focalisé sur ses angoisses, ses souffrances, et ses troubles post-traumatiques (qui durent depuis une dizaine d'années), le monde extérieur semble être absent pour lui.

L'expression des indices de stress est manifeste lors des cinq premières séances. Nous voyons clairement ceci apparaître en analysant le tableau des verbatim. Des verbes et expressions tels que « minimiser », « abuser », « ne rien comprendre », « ne rien pouvoir », « ne rien savoir », « quitter », « paniquer », « perdre », « exploser », « menacer », « ne pas réussir », « maltraiter », « frapper », « sacrifier », « défendre », « angoisser », « femme sorcière », etc., témoignent du manque sévère de tolérance au stress, dont souffre Abed.

De plus, nous voyons apparaître dans le tableau des affects négatifs, tels que : « souffrances », « malheurs », « solitude », « catastrophes », « vie bouleversée », « accroché entre ciel et terre », « tunnel noir », « tristesse », « mélancolie », « déception », « suicide », « mort », « ni pitié », « ni affection », « fragilité psychique », etc.

Son estime de soi est bien négative. Il estime qu'il est un homme « non productif », « impuissant », et qu'il a « échoué » dans la prise en charge de ses filles. De plus, il s'est laissé faire, manipuler et dominer par sa seconde femme, qui a abusé de sa bonté et elle n'a pas tenu ses promesses.

Quant à son adhérence à une croyance, nous le voyons dans la 3e séance « reprocher » à son Créateur de lui avoir confié « une mission très compliquée [...] et que je lui dis chaque jour que je suis incapable de continuer. »

Concernant le côté émotionnel, Abed semble très gêné et souffrant, surtout dans la 4e séance, qui fut très courte en ce qui concerne l'échange verbal.

Mis à part les longs moments de silence, Abed a montré durant les séances des troubles neuro-végétatifs éloquents, tels que : -le tremblement des mains, -des sueurs aiguës -des toux sévères et -des soupirs.

De la 6e séance à la 10e séance

Abed commence cette série de séances par une profonde expression d'angoisse, de stress et d'anxiété. Il a voulu nous faire partager l'horreur de son vécu traumatique. Nous l'entendons mettre en mots les terrifiantes images qui l'habitent depuis une dizaine d'années.

L'utilisation de verbatim et de thèmes, tels que : « je n'entendais plus rien », « je ne voyais plus rien », « oreilles explosées », « images qui ne me quittent pas », « perdre », « mourir », « subir », « trancher », « corps », « stress », « ramasser le reste », « disparition subite », « scènes cruelles et barbares », « de la chair et des os collés au mur », etc., montrent qu'Abed continue sa plongée dans l'intolérance au stress, et sa difficulté extrêmement profonde à réaliser le travail de deuil suite à la mort dramatique de sa première épouse, ainsi qu'à dépasser les images mémorisées du moment, d'une violence extrême, lors duquel la femme qu'il aimait, estimait, et chérissait, a été déchiquetée par la guerre devant lui. Sa capacité de résilience vis-à-vis de ce décès en des circonstances terribles, d'une épouse adorée, semble encore extrêmement fragile.

Ses lamentations légitimes sur son sort et ses malheurs reviennent et se répètent de multiples façons. Nous le voyons avoir recours à des thèmes, tels que « la catastrophe », « le trauma », « des tirs », « épuisé », « débordé », « peines », « grandes difficultés », « malheurs », « solitude », « souffrances », « idées noires », « désespoir », « faiblesse », « tristesse », « doutes », « angoisses », etc. Ce, pour exprimer ses affects négatifs.

Sa perception de soi reste plutôt négative, car il continue à s'estimer un « homme impuissant », « un vaut-rien ».

Son adhérence à la foi semble être un point fort, qui l'aide à croire en une force invisible, mais qui « le prendra en charge. »

La fin de ce groupement des séances est différente du début. Le désir d'Abed de parler de sa culpabilité, provenant de la permission qu'il a donnée aux médecins d'enlever le tube d'oxygène à sa femme qui avait son cerveau déjà mort, et sa prise de conscience de ce sentiment profond présent en son mental, n'est-ce pas une étape préalable pour se détacher de ce sentiment ?

De plus, Abed a relevé plusieurs points importants pour notre travail. Il a parlé de « ma première expérience de libérations de paroles » et dit « Sama est mon ange gardien », ainsi que « j'ai commencé à mettre noir sur blanc mon double trauma. »

Pourrions-nous considérer ces verbatim et ces thèmes comme un début de germes d'une nouvelle vie ? Ou bien devons-nous les considérer comme extrêmement relatifs quant aux possibilités de résilience et de reconstruction ?

De la 11e séance à la 15e séance

Nous voyons Abed commencer par exprimer ses difficultés, ainsi que celles de Rital, pour entrer en communication avec Sama. Ceci montre, certes, que son intolérance au stress est toujours présente, sans pour autant être ni dominante ni permanente.

Il a bien dit : « Je suis le body-garde de mes filles », « J'ai peur que ma femme, la sorcière, les frappe. »

Cependant, nous le voyons utiliser des verbes et des thèmes comme « sortir », « aller prendre un café », « oublier pour un petit temps mes malheurs, les images et les bruits du passé ». Et aussi « L'idée de la concentration et de la méditation me plaît », etc.

Ce va-et-vient entre la tolérance et l'intolérance au stress est semblable à celui de ses affects. Tantôt, il se sent mal à l'aise, tantôt il exprime son sentiment de plaisir, sans parvenir pour autant à chasser ses idées négatives pour un temps conséquent.

Nous l'entendons employer des expressions telles que « malheurs du passé », « traumas », « perdu », « fatigué », « déprimé », « bouleversé », « tout est noir », « se suicider », et aussi « détente », « lutter », « lieu calme », « loin des difficultés », « efforts », « mettre fin », « pas impossible », « ici et maintenant », « chemin nouveau qui m'attire », « planche de salut », etc. L'alternance de ces expressions témoigne des profondes « contradictions dans le mental » (pour reprendre un concept du Dr Hervé Hubert) vécues par Abed.

À la 15e séance, il évoque les événements de sa vie, son trauma, ses difficultés pour, finalement, parler, à la fin de la séance, d'une hypothèse autre, une sortie de son « tunnel noir ».

Ne serait-il pas possible que le récit des événements de sa vie antérieure, pleine de malheurs et de souffrances, forme comme un « tremplin » pour passer sur l'autre rive ? Vers un nouveau style de vie qui commence à prendre place.

Mettre de l'ordre dans sa journée, commencer à sortir de la maison, soit pour prendre un café, soit pour méditer ou faire l'exercice de respiration en plein air. Ce sont déjà deux moments de reconstruction, de changement, témoignant d'un processus mental de transformation du comportement quotidien.

Sa perception de soi est moins négative. Il se considère et définit des potentialités en des termes constructifs : « homme bon », « mon humanité prend le dessus », « sincère », « je ne veux plus rester résigné », « contrôler ses réactions ».

Sa foi en Dieu le rend sûr qu'il n'est pas oublié par son Créateur, même s'il considère que personne ne semble penser à lui.

Nous remarquons que la fréquence de ses silences et de ses symptômes pouvant être des expressions psychosomatiques, tels que les tremblements, les soupirs, et les toux sévères ont considérablement baissé.

De la 16e à la 20e séance

Dans ces cinq avant-dernières séances, nous remarquons que les émotions se retirent peu à peu, pour donner la place à l'expression de l'activité mentale.

Nous entendons Abed parler de réflexions sur des moyens pour sortir de son « cercle étouffant ». Nous le voyons réfléchir à une manière de changer sa vie. Abed commence à sortir de son monde fermé, pour voir ce qui l'entoure. Il dit : « j'étais emmailloté ».

Son intolérance au stress semble avoir diminué. Les angoisses et les peurs sont remplacées par des verbes d'action et de projection dans l'avenir. De nouvelles idées d'espoir et de confiance prennent la place des idées noires, ainsi que des images et des bruits qui l'habitaient.

À la place de « souffrances », « tristesse », « suicide », nous l'entendons exprimer sa joie « d'aller à la mer avec ses deux filles » et sa belle surprise de « voir Sama communiquer avec lui dans l'eau ». À la place de « détresse » et « fatigue », nous avons maintenant l'expression d'éléments de reconstruction, tels que « le bien-être » et « les bienfaits de la méditation et de la relecture de la journée ».

Durant ces séances, Abed donne libre cours à l'expression de sa foi en la providence divine. Il est allé au cimetière pour parler avec l'âme de son épouse adorée et lui demander de l'aide. Nous l'entendons confesser sa foi dans l'union avec les défunts, source de force pour lui.

Sa perception de soi devient plutôt positive que négative. Il dit : « J'ai pu tenir debout » ou encore « Je suis resté vivant jusqu'à ce jour ».

Son insomnie connaît une pause qu'il exprime en ces termes : « réussir à dormir 4 heures à la suite ». Sur le plan des expressions psychosomatiques, les silences, les soupirs et les toux sont presque absents. Sueur et tremblements de mains ont bien baissé.

Dans les cinq dernières séances

Ce travail d'activité mentale semble s'installer d'une manière continue, durant ces cinq dernières séances. Nous nous retrouvons devant des réactions moins impulsives, et moins agressives, et par conséquent associées à moins de peur et d'angoisse.

Il dit : « Les situations difficiles sont toujours là, mais c'est ma manière d'approcher la vie et ses difficultés qui a changé. »

Ceci nous pousse à conclure que sa tolérance au stress apparaît plus solide.

Nous écoutons Abed, à maintes reprises, exprimer son ressenti positif, et sa belle expérience de l'autosuggestion. Nous l'entendons répéter le mot « désir ».

Il parle aussi en employant un registre de langage positif : « Un bien-être que je n'ai pas connu depuis de longues années [...] », « soulagement », « stabilité », « sentiment de sécurité », « persévérance », « patience », « tourner la page de mon malheur », « je regagne ma force de supporter ». Un changement dans les perceptions les plus profondes semble en cours.

Lors de la 23e séance, il exprime des projets : « Reprendre ma vie en main », « garder le cap », « reprendre soin de ma santé et de mon esprit », « afin de me remettre debout. » La métaphore « se remettre debout » témoigne d'une volonté nouvelle, d'une décision d'action après ces années durant lesquelles le sujet était submergé par la souffrance et perdait le contrôle de ses possibilités de se reconstruire.

Il décide de changer les différents aspects de sa vie : conjugale, personnelle, relationnelle, familiale, sociale, professionnelle. Et ce, en se projetant dans un futur proche grâce aux différentes décisions prises pour améliorer sa qualité de vie et lui donner un sens.

À la fin, nous l'entendons dire ceci : « Je sens que je suis en train de ramasser les particules de ma vie et de reconstruire le puzzle détruit. »

Notons, alors, une nette amélioration dans la qualité du discours d'Abed. Les termes utilisés dans les 10 premières séances ont disparu dans les

5 dernières séances, laissant entrevoir une adaptation, une restructuration mentale, et une lueur d'espoir.

Abed essaie de retrouver son équilibre et de se reconstruire à la suite des événements extrêmement traumatisants, vécus auparavant.

Ce travail d'élaboration mentale effectué par Abed ne pourrait-il pas être considéré comme le signe d'un début d'une mise en place durable du processus de résilience ?

SECTION 2 : Cas d'Anicet

« Je place la perception dans la sensation et je demande à l'intelligence de l'organiser »

(Brelet-Foulard et al., 2011).

Données anamnestiques

Anicet, 45 ans, mère d'un enfant unique. Mariée, elle vit avec son mari. Son niveau éducatif est moyen. Elle a fait un brevet technique en soins infirmiers.

Elle travaillait comme aide-soignante à Akkar, Menjez, son village natal.

Elle est née dans une famille nombreuse, formée de 10 enfants.

À l'âge de 23 ans, elle s'est mariée avec Halim. Le couple a eu des difficultés pour avoir un enfant. Après 8 ans de mariage, ils ont vu naître Charles. Et ce, à la suite d'une grossesse IVF, une fécondation in vitro.

L'accouchement a eu lieu au 8e mois, par voie césarienne.

À l'âge de deux ans et demi, Charles commençait à piquer des crises de cris sans cause précise, et de formes inhabituelles chez un enfant de son âge. La difficulté de communication avec lui devient alors assez lourde.

À l'âge de trois ans et demi, au centre Sesobel-Beyrouth, le neurologue, après avoir fait plusieurs examens, annonce aux parents que Charles est un enfant, qui a des troubles du spectre d'autisme TSA.

Actuellement, Anicet travaille comme maîtresse de maison. Elle fait partie du personnel d'encadrement dans une école publique. Tandis que son mari, Halim, travaille à mi-temps dans une compagnie de sécurité. À présent, Charles a 13 ans.

Déroulé des séances

1re séance

Anicet commence par le récit détaillé de sa grossesse et des difficultés qu'elle a eues pour avoir un bébé.

Elle a ensuite raconté son choc d'entendre sa mère lui dire : « Ton enfant n'est pas comme les autres enfants ».

Pour elle, son enfant était bien portant. Elle n'avait rien remarqué d'inquiétant chez son fils durant les 18 premiers mois de sa vie.

2e séance

Anicet reprend le sujet de la dernière fois : son observation de son fils Charles, durant sa petite enfance. Ensuite, elle explique que son refus de voir la réalité a pris fin, quand Charles a atteint l'âge de 3 ans. Elle dit : « Voilà, le médecin nous convoque pour… »

Elle décrit cette annonce comme comparable à un « Tonnerre ».

Elle raconte, avec les moindres détails, sa peine et en même temps son aventure vécue lors de sa recherche d'un centre spécialisé pour son fils.

3e séance

Elle débute en exprimant sa confiance dans le Seigneur en disant : « j'avais confiance dans le Seigneur […] Il ne va pas me lâcher […] Il va tout préparer. »

Ensuite, elle évoque ses problèmes de santé : asthme et diabète principalement.

Elle exprime son anxiété à l'idée d'être de nouveau enceinte en ces termes, une crainte « que mon deuxième enfant soit malade. »

Anicet revient à son enfance, pour se remémorer ses difficultés et ses souffrances de petite fille. Anicet raconte comment sa mère, allait aller acheter des cadeaux pour ses 9 frères et sœurs, mais pas pour elle, sous le prétexte « qu'elle a oublié ». Elle lui faisait aussi comprendre que c'était sa faute à elle (la faute d'Anicet), car elle devait rappeler à sa mère qu'elle existe dans la famille ! Cet « oubli » de l'enfant (qu'elle est) par sa mère, qui n'oubliait ni les autres sœurs ni ses frères, demeure un élément de souffrance psychique.

Elle évoque ensuite un drame de viol qu'elle a subi, le jour de son mariage. Il s'agit d'un cousin de son mari. Elle reproche à son mari de n'avoir rien fait pour la défendre et la protéger. « Mon mari ne s'engage pas dans la famille. » Ce traumatisme physique et psychologique, lors d'un événement très important de la vie affective et sociale d'une femme : un viol le jour de son mariage s'accompagne d'une double perception de trahison familiale et d'abandon. L'auteur du crime est un cousin, et le mari ne s'interpose pas.

4e séance

Elle commence la séance en revenant sur le diagnostic de Charles : « Nouvelle déception avec un enfant autiste et sans la protection d'un homme. »

Cependant, nous la voyons exprimer un soulagement du fait d'avoir l'occasion de nous raconter sa propre enfance. Elle dit : « ce que je viens de raconter était bien au plus profond de moi […] je ne l'ai jamais partagé avec personne. »

Ensuite, elle avoue avoir fait 4 tentatives de suicide. Ceci a créé chez elle un sentiment de culpabilité. Elle estime qu'elle ne mérite pas d'être pardonnée.

Nous la voyons avoir recours au domaine spirituel, en disant qu'à chaque fois qu'elle se sent fatiguée, elle commence à entonner des chants religieux.

Puis, elle se reproche d'avoir parlé de son enfance. Elle doit, selon elle, parler de son fils uniquement. Cependant, elle ajoute : « le fait de parler de mon état, de moi-même, de ce qui est lourd sur mon cœur et mes épaules […] déclenche en moi un sentiment de bien-être »

5e séance

Elle débute en exprimant ses souffrances physiques et psychiques ainsi que ses malheurs. Elle dit : « Je suis comme quelqu'un qui doit courir, mais qui ne peut pas le faire, car il n'arrive pas à porter des espadrilles à cause des cors qu'il a dans ses pieds […] je me sens ligotée et incapable de faire quoi que ce soit pour l'aider […] je suis dans un noir complet […] je suis fatiguée. »

Ces phrases ont été suivies d'une déclaration positive : « Je suis convaincue que Charles est une grâce pour nous, pour moi. »

Ensuite, les pleurs et les silences ont occupé presque la moitié de la séance.

6e séance

Anicet commence à parler d'affects positifs qui ne durent que peu de temps, suivis d'affects négatifs qui viennent envahir son esprit. Elle dit : « une certaine joie qui ne dépasse pas les 5 minutes et après cela, la mélancolie reprend toute la place. »

Elle relève la question de la prière qui lui fait « un petit bien ».

Elle évoque la date de son mariage, la fête des défunts. Elle déclare ceci : « c'est l'injustice que j'ai subie comme enfant dans ma famille […] qui m'a poussée à me marier avec Halim. »

Selon elle, son mariage est une bêtise. Ensuite, nous l'entendons comparer la situation dans son enfance à celle de son fils.

Anicet explique que c'est parce qu'elle a connu, dans le passé, des situations difficiles, qu'elle arrive maintenant à pouvoir aider son fils Charles.

7e séance

Anicet décrit les efforts énormes qu'elle fait « pour pouvoir prendre soin de mon enfant ».

Nous la voyons exprimer un va-et-vient entre des affects positifs et ceux qui sont négatifs, entre le stress, l'inquiétude et le bien-être.

Anicet nous raconte son vécu quotidien avec Charles : ce qui le rend heureux, ce qui le met en colère, ses loisirs, ses besoins, et ses qualités surtout.

Elle nous explique comment Charles devient sa préoccupation de tout instant.

8e séance

Anicet avoue que la dernière séance l'a rendue bien fatiguée, car le travail de « paroles » durant l'accompagnement la pousse à réfléchir longuement, à son retour à la maison.

Elle exprime de nouveau sa tristesse et sa perception négative d'elle-même, se disant : « noire, comme l'asphalte. »

Elle dit que la réflexion la pousse à « essayer de changer cet état », mais qu'elle n'y arrive pas.

Elle relève ses difficultés dans sa vie conjugale, professionnelle, relationnelle, et familiale.

9e séance

Elle commence par expliquer qu'elle a des réactions impulsives. Ceci la dérange, sans qu'elle puisse être capable de maîtriser ses réactions.

Anicet cherche à trouver une solution à ses malheurs. Elle se montre désespérée en disant : « Je ne vois pas de solution… je ne la trouve pas… je ne sais plus rien […] un grand vide dans ma tête […] tout est flou. »

10e séance

Anicet raconte, avec joie, le bien-être procuré en elle, à travers l'écriture sur son carnet de bord. « Ça m'a fait du bien… ceci m'a rappelé ma jeunesse. »

Elle estime que ses malheurs commencent à émerger vers la surface.

Elle les considère, et les cite : « mes troubles ne viennent pas de la situation de Charles […] c'est moi la catastrophe […] ce sont mes difficultés d'adaptation au travail, mes idées noires, ma misère, ma fatigue morale et le stress qui me rendent malade. »

11e séance

Ranger son tiroir, pour Anicet, a le même effet de douleur que celui provoqué par un dentiste qui « creuse les caries de mes dents. »

Autrement dit, Anicet cherchait à communiquer sa gêne et son inconfort face à l'exercice proposé par l'accompagnateur, qui consistait à ranger ses tiroirs, à se débarrasser de ce qui n'est pas utile et à bien organiser ce qui reste.

Nous la voyons entreprendre le sujet de son attachement affectif aux autres. Ceci lui pose des difficultés et des souffrances dans sa vie. Pour elle, l'autre est une source de sécurité pour elle, et aussi de reconnaissance de sa propre valeur.

Elle raconte comment elle s'attache aux personnes avec qui elle travaille. Ainsi, nous comprenons sa gêne de ne pas être en bons termes avec la directrice de l'école, là où elle travaille, comme personnel d'encadrement.

12e séance

Anicet commence en confessant sa grande confiance dans le Seigneur. Puis, nous la voyons faire une relecture de ses réactions en revenant aux sources de sa fatigue et de ses souffrances.

Elle réalise qu'il serait bon de voir le côté positif des personnes et des événements. Elle avoue avoir réalisé qu'elle ne pourrait pas changer ni le monde ni les autres, et que c'est à elle de s'adapter.

Selon elle, la méditation et l'exercice de respiration l'ont aidée à comprendre ce qui se passe en elle. Elle a pu prendre, aussi, grâce à l'accompagnement en cours, des décisions qu'elle devait prendre depuis bien longtemps.

Elle cite : « apprendre à Charles à se calmer, quand il commence à crier […] et à prier avec moi […] j'ai décidé d'inscrire Charles de nouveau dans des séances d'orthophonie […] l'amener pour qu'il joue au football […] lui assurer des cours de musique. »

13e séance

Anicet débute en racontant la crise que vient de faire Charles, ce matin. Elle reproche à son mari de ne pas être impliqué dans la prise en charge de son fils.

Elle dit : « Je ne sais pas pourquoi mon mari ne fait pas d'effort avec notre fils. Il est un père qui a démissionné de sa paternité, il baisse les bras facilement. »

Anicet se souvient de son père, et nous raconte son engagement dans sa famille, et son affection pour ses enfants. Ce qui forme un contraste profond avec les moments de parole lors desquels elle décrit le comportement de son mari.

14e séance

Anicet déclare qu'elle est juste fatiguée physiquement et pas moralement, ce matin. Elle avoue être fautive dans sa réaction devant la directrice de l'école. Elle exprime son regret, et décide d'aller se réconcilier avec elle, en lui présentant ses excuses.

Elle dévoile son attirance vers un homme, autre que son mari. Elle veut bien mettre fin à cette relation avec son amant, mais elle sait d'avance que ce n'est pas facile. Ce, à cause de son attachement aux personnes.

Des moments de pleurs considérables ont ponctué de longs moments de la séance.

15e séance

Elle débute en exprimant son désespoir, et à l'expression d'un doute, en affirmant que ce travail d'accompagnement ne va pas aboutir à son objectif : « l'aider à se développer et à se débarrasser de ses malheurs », dit-elle.

Elle voit qu'elle « fait des pas en avant [...] de regagner la paix et la maîtrise de soi...], mais beaucoup de difficultés [...] elle ne va pas pouvoir s'en sortir. »

16e séance

Anicet parle des effets positifs de la relecture de sa journée. Ceci l'aide à discerner les mauvais affects et réactions qui ont gâché ses heures. De même, cette technique l'aide à être attentive pour rechercher une paix intérieure.

Elle parle d'un sentiment d'ambivalence constante qui l'habite.

Elle pense tenter de réparer ses relations professionnelles et sociales.

17e séance

Elle veut mettre fin à son passé qu'elle décrit en ces termes : « il m'handicape ». Elle parle en terme valorisant de Charles, et de l'importance de sa présence dans sa vie. « Mon fils est la raison de ma vie. Il est la grâce de mon présent. »

Anicet apprécie le temps de repos dans sa journée. Elle « pense mettre un ordre » dans ses journées.

18e séance

Elle relève la fatigue qu'elle eut après les séances, et sa conscience qu'il s'agit d'un travail en profondeur sue le mental : « ce n'est pas une simple visite. »

Elle dit avoir expérimenté les bénéfices de l'écriture de son vécu sur son carnet de bord.

Anicet parle de sa joie de ses efforts déployés au niveau de ses réactions. Elle est heureuse de voir qu'elle a réussi à réagir autrement, avec plus de calme et moins de colère qu'avant le début de l'accompagnement.

Elle décide de se réconcilier avec sa directrice.

19e séance

Anicet commence à changer son style de vie. Elle nous raconte qu'elle est partie faire du sport, le matin, avant d'aller au travail.

Elle parle de la force qu'elle tire de son fils Charles. Elle exprime sa nouvelle confiance en elle-même, qui vient prendre la place de la culpabilité. Et aussi, elle parle de sa joie, de sa satisfaction, et de son sentiment de paix.

20e séance

Anicet évoque le sujet de sa recherche, dans le passé, d'amis qui peuvent lui assurer de la protection. Elle revoit, à travers l'écriture, son passé et ses aventures.

Elle relève des affects positifs, comme la force de relire son passé, mais cette fois-ci sans amertume ni peine.

Elle se dit heureuse de prendre l'initiative d'aller vers l'autre. Elle décide de ne plus attendre de son mari qu'il prenne soin d'elle. Cependant, elle dit qu'elle va « faire un pas vers lui ».

21e séance

Anicet cherche à trouver des moyens pour aider son fils à « se développer [...] à trouver un métier [...] faire des études [...] développer ses compétences. »

Nous la voyons dire réfléchir, avec son mari, pour organiser les projets de la famille. Elle ajoute pour expliquer que leur vie de couple s'est établie de nouveau. Un changement semblerait en cours.

22e séance

À la suite d'une crise de cris, faite par Charles, Anicet a senti un certain malaise. Elle reproche à son mari de « ne pas savoir gérer la situation ». Cette considération étant en contradiction avec l'expression de la séance précédente, mais se rattachant probablement au trauma originel, lié à l'événement dramatique survenu le jour de son mariage.

Ceci la fait repenser à des images négatives d'elle-même et de sa dépendance de l'autre. Ceci « me rend malade », ajoute-t-elle.

23e séance

Après réflexion, Anicet estime que son mari est « la meilleure personne qui puisse m'aider. Je deviens convaincue de cela. » La fluctuation de la considération qu'elle a, vis-à-vis de son mari, revient une nouvelle fois à une tonalité relativement positive.

Elle déclare « être née de nouveau [...] devenue une autre personne [...] grâce à ce temps d'accompagnement. »

Elle raconte son ressenti en employant des expressions, telles que : « le fait d'écrire m'a libérée de mes peurs, de mon angoisse [...] je me sens plus sûre de moi-même [...] j'ai plus de courage, une satisfaction inhabituelle remplit mon esprit », etc.

24e séance

Anicet décrit la paix dans laquelle elle baigne depuis une semaine. Elle raconte qu'elle a dansé « pour la première fois, depuis tant d'années. »

Elle brosse une suite de ressentis positifs, qui l'habitent de nouveau.

Nous l'entendons dire son intention de faire de nouveaux projets pour améliorer les conditions de vie de son fils et de toute la famille.

Anicet découvre que « la présence de Charles dans sa vie » est « une bénédiction » qui l'a « aidée à découvrir le sens de donner et de se donner. »

25e séance

Anicet expose de nouveau ses relations avec les personnes de sa famille. Elle commence par sa relation avec son mari. Ensuite, elle parle de sa relation avec sa sœur, sa mère et sa famille.

Elle voit la nécessité de réorganiser ses relations avec les autres.

Elle reconnaît que cet accompagnement qu'elle est en train de suivre l'a aidée à « découvrir sa force et ses capacités de résister », à « grandir » et à « s'embellir ».

Trouver le sens de ce qu'elle vit la soulage. Nous la voyons libérée de ses affects négatifs, de son intolérance au stress et de son image négative d'elle-même. Elle estime que « prendre sa vie en main »,

mettre de l'ordre dans sa journée, garder l'habitude de faire la méditation chaque jour ainsi que l'exercice de respiration, lui ont offert l'occasion de « déguster la liberté ». Cette dégustation est, pour elle, « comme un trésor »

Observations d'Anicet tout au long de l'accompagnement

Anicet a montré un certain refoulement lors des deux premières séances. Elle passait de longs moments à ne rien dire, dans le silence.

L'expression des affects était fortement présente, pas seulement dans la parole, mais aussi dans le comportement. Nous la voyons avoir recours à des crises de pleurs, non silencieuses, accompagnées de cris. Elle semblait très anxieuse, durant les premières séances.

Ce fonctionnement, avec des manifestations émotives spectaculaires, a diminué au fil des séances, surtout durant les cinq dernières. Nous l'avons vu avoir recours à des procédés avec moins d'affects forts et très expressifs, et ce, via une mise en avant, non plus des affects, mais des idées, et de l'activité mentale.

Anicet, à plusieurs reprises, avait recours à l'humour. Ne serait-ce pas un désir d'une levée de l'interdit ? Nous la voyons faire un appel au clinicien, et ce, en approchant sa chaise de celle de l'accompagnateur.

Cet acte répété, cet étayage de l'objet, pourrait-il être considéré comme un procédé antidépressif ?

Voici les troubles neuro-végétatifs et psychosomatiques remarqués chez elle : difficultés de respiration, oppressions, sueurs, sensations d'étouffement, tachycardie, migraine, insomnie.

Tableau récapitulatif des verbatim et des thèmes utilisés par Anicet dans les 25 séances

Les séances / Les 4 concepts opératoires de résilience	**De 1 à 5**
Stress (tolérance/ intolérance)	J'ai tenté de me suicider (4 fois) ; je n'arrive pas (17) ; situation complexe ; noir complet ; je n'arrive pas à l'aider comme il faut ; je me sens incapable de faire quoi que ce soit pour l'aider ; autisme ! comme un tonnerre ; tant de malheurs ; sans pouvoir comprendre ce qui se passe ; je souffre de beaucoup de stress ; quelqu'un qui se trouve dans un désert ; réfléchir à mon sort ; tout cela me fait réfléchir (4) ; qui suis-je ? où est ma place dans tout cela ? Qui s'occupe de moi ? Mon mari ne s'engage pas dans la famille ; crises d'asthme ; diabète ; vieux quartier ; ne pas ressentir mes pieds sur terre ; j'avais peur que mon second enfant soit malade ; je ne pourrai pas parler avec lui ; ça sera un enfant qui ne dit pas un mot ? comment va-t-il entrer en contact avec les autres ?
Affects (négatifs/ positifs)	Sentiment de regret ; déception ; culpabilité ; injustice m'a détruite ; des cors ; souffrances physiques et psychiques ; tous ces malheurs ; ligotée ; ma santé a été touchée ; je sens que je ne suis pas sur la terre ; perdue ; coincée entre ciel et terre ; comme le choc d'un tonnerre ; moment très difficile ; parler ; sentiment de bien-être ; j'étais une fille bien oubliée ; mal ; seule.

Perception de soi (positive/ négative)	Je suis une personne qui n'est pas digne d'être pardonnée ; je ne mérite pas cette grâce ; personne ne va me croire, ni même être prêt à m'écouter.
Adhérence (ou non) à une croyance	J'ai demandé le pardon du Seigneur ; j'avais peur de prier ; j'avais confiance dans le Seigneur ; conversion spirituelle
Les séances / Les 4 concepts opératoires de résilience	**De 6 à 10**
Stress (tolérance/ intolérance)	Fête des défunts ; incapable de m'exprimer et de parler ; exprimer mon for intérieur ; agréable ; belle personnalité ; beaucoup de difficultés ; crises diminuées ; sans crier ; autisme ;efforts énormes ; impossible de faire tout cela ; mon enfant est riche ; j'ai besoin de trouver une solution ; des soucis ; la nuit ; pas bien dormi ; je n'arrive pas à arrêter de pleurer ; malgré tous mes malheurs, je crois qu'il y a pire ; porter des centaines de kilos sur ses épaules ; rien ne va bien ; je n'arrive pas (20 fois et +) ; injustice ; protéger mes droits ; s'en sortir ; ça me trouble ; mauvais souvenirs ; je ne vois pas de solutions ; je ne trouve pas ; je ne sais plus rien ; tout est flou ; un grand vide dans ma tête ; cauchemars ; mes malheurs montent à la surface ; bien entouré ; c'est moi la catastrophe ; difficultés d'adaptation ; idées noires ; stress ; mettre noir sur blanc ; je n'arrive pas à comprendre ; m'aider à dépasser cela.

Affects (négatifs/ positifs)	Certaines joies ; mélancolie qui prend toute la place ; un petit bien ; pas heureuse ; subir l'injustice ; être en colère ; misère ; se calme ; soulagée ; inquiète ; bien fatiguée ; rentrée légère chez moi ; douleurs psychiques et physiques ; pas en bon état ; éclatée ; malade ; fatigue morale ; mélancolie perpétuelle ; le repos ; burnout ; bonne humeur ; sourire ; impatiente ; je me sens changée.
Perception de soi (positive/ négative)	Je me sens faible et incapable de faire quoi que ce soit ; je me sens inutile et même un vaut-rien ; mon image de moi-même est bien négative, noire comme l'asphalte ; je n'y peux rien et ceci est plus fort que moi.
Adhérence (ou non) à une croyance	J'ai commencé à prier ; Charles aime prier ; le Saint-Esprit ; Jésus ; Marie-Madelaine ; Dieu me soutient.
Les séances / Les 4 concepts opératoires de résilience	**De 11 à 15**
Stress (tolérance/ intolérance)	Creuser ; oser ouvrir ; tiroir bien lourd ; coincée ; je n'arrive plus ; quitter ; pas de projet d'avenir ; je reste seule ; difficultés ; imaginer ; personne ne peut me sauver ; intérêt ; faire semblant ; je trouve une solution ; temps de méditation ; exercice de respiration ; se reposer ; je trouve une solution ; motivations ; don de soi ; ne pas avoir des soucis ; inscrire de nouveau ; assurer ; amener ; se calmer ; peu à peu ; à côté de moi ; inscrire de nouveau ; chanter ; prendre soin de ma santé et de mes relations ; mon mari ; mes collègues au travail ; le moindre dérangement ; bon ; trop naïf ; prendre distance ; froide ; crises ; se promener ; dessiner ; colorier ; efforts ; baisser les bras ; démissionner ; commencer de nouveau ; désir ; prier ; lire ; méditer ; malheurs ; très engagée ; difficulté ; mort ; rupture ; ne pas continuer ; ça ne va pas servir ; troubles

	psychiques ; perdre votre temps ; ça ne sert à rien ; regagner de belles choses ; la paix ; la maîtrise de soi.
Affects (négatifs/ positifs)	Je me sens un peu mieux ; attachement affectif ; en sécurité ; j'ai de la valeur dans ma vie ; bonté en moi ; me fait du mal ; mélancolie ; pessimisme ; dépendance ; fatiguée ; ébranlée ; scène de violence ; paix ; repos ; épuisée ; restée calme ; peur ; j'ai pleuré ; n'aime pas ; embarrassée ; contractée ; honte ; je ne suis pas satisfaite de mon comportement ; sensible ; du mal.
Perception de soi (positive/ négative)	Elle se voit comme une personne « non-aimée ».
Adhérence (ou non) à une croyance	Grande confiance dans le Seigneur ; une Procidence qui m'accompagne ; Charles prie avec moi.
Les séances / Les 4 concepts opératoires de résilience	**De 16 à 20**
Stress (tolérance/ intolérance)	Pas juste avec moi ; perdre le temps ; des pas en avant ; regagner de belles choses ; la paix ; la maîtrise de soi ; je commence à réaliser ; voir les événements d'une autre manière ; saisir les événements qui me font perdre ma paix ; malaise de ne pas saluer ; faire l'exercice ; respiration ; méditation ; le temps de réfléchir ; illimitée ; noir sur blanc ; difficultés ; s'en sortir ; ça me dépasse ; passé bien lourd ; tout en noir ; mon passé qui me handicape ; besoin d'aide ; mauvais souvenir ; se concentrer ; le présent ; un temps pour tout ; mettre de l'ordre ; la montagne ; cueillir du thym ; mes capacités ; j'ai réussi à dire non ; faire du sport ; temps de repos ; de petites choses qui s'offrent à moi ; se débarrasser de la culpabilité ; écrire ; choses

	anciennes ; ami protecteur ; souvenir ; vie assumée ; amitiés ; gestes d'affection ; initiative.
Affects (négatifs/ positifs)	Haïr ; sentiment d'ambivalence ; haine et désir ; réparer ; mélancolie ; oppression ; anxiété ; je pleure ; j'étais opprimée ; reposée ; Je me sens mieux ; regagner ma paix ; calmement ; plaisir ; ne me dérange plus ; faire plaisir et se faire plaisir ; respect pour elle ; mon fils me donne de la force ; moins stressée ; sentiment de paix ; de joie ; le refus ; coup violent ; sans amertume ni peine ; sécurité ; gestes d'affection.
Perception de soi (positive/ négative)	Je suis un vaut-rien ; j'ai confiance dans ma décision ; je commence à sentir le beau parfum d'une certaine confiance en moi ; je suis satisfaite de mes attitudes les jours passés ; je suis devenue une femme forte.
Adhérence (ou non) à une croyance	
Les séances / Les 4 concepts opératoires de résilience	**De 21 à 25**
Stress (tolérance/ intolérance)	Aider mon fils à se développer ; apprendre un métier ; école inclusive ; il a le don de chanter ; jouer de la musique ; accompagnement psychologique ; contenance ; un homme autre ; prendre l'initiative ; se souvenir ; aider ; montagne ; nature ; cueillir ; vie intime ; trahison ; gérer la situation ; écoute ; respect ; attention ; née de nouveau ; devenue autre ; le bien ; confiance ; belle relation ; paisiblement ; relaxation ; méditation ; idées positives ; accepter ; limites ; gérer mes émotions ; vie ; choisir ; résoudre ; découvrir ; le calme ; mieux ; un temps ; parler ; le dessus ; devenir ; grande chance ; projets de vie ; sortie du tunnel ; promenade ; découvrir mes

	forces ; plus de beauté ; ne regrette plus ; prise de conscience ; planche de salut ; grande place ; esprit ; décider ; consacrer ; découvrir ; trouver le sens de donner et de se donner ; trésor ; liberté ; belles idées positives ; bénédiction ; la vie en plénitude.
Affects (négatifs/ positifs)	Affection ; sans amertume ; ni peine ; libérée de mes peurs, de mon angoisse ; courage ; satisfaction inhabituelle ; à l'aise ; déguster le plaisir ; plus équilibrée ; moins anxieuse ; maîtrise de soi ; soulagée ; satisfaite ; heureuse ; sûre de moi-même.
Perception de soi (positive/ négative)	Sûre de moi-même ; personne pro-ductive ; personne ne qui prend sa vie en main ; personne responsable ; capable de résoudre mes difficultés dans ma vie familiale et professionnelle.
Adhérence (ou non) à une croyance	

Analyse des lignes directrices pendant les 25 séances d'Anicet

Durant les cinq premières séances

Nous remarquons, dans la 1re et surtout la 2e séance, le refoulement constant chez Anicet. Nous la voyons décrire sa peine en un seul mot, la métaphore de « Tonnerre », pour passer tout de suite à un nouveau récit interrogatif : comment trouver un centre spécialisé pour Charles ?

Son discours, constamment accompagné de manifestations de stress, est exprimé à travers les verbes et les thèmes cités dans le tableau des verbatim. Nous rappelons quelques-uns des plus révélateurs : « Je n'arrive pas » (une dizaine de fois) ; « tenter de me suicider » (4 fois) ; « incapable de faire quoi que ce soit » ; « tonnerre » ; « désert » ; « souffrances » ; « noir complet » ; « situation complexe » ; « quelle est ma place ? » « Mon sort ? » ; « ne pas pouvoir ressentir mes pieds. » Les champs sémantiques employés dans son vocabulaire sont très symboliques, et fréquents, en psychanalyse, lorsque les patients parlent de leurs souffrances.

Elle fait un va-et-vient entre sa propre enfance et l'enfance de Charles. Elle raconte ses souffrances et ses malheurs d'être « délaissée et oubliée » par ses parents, en particulier sa mère, dont les oublis de sa fille, et les reproches qu'elle lui fait engendrent autant de souffrances dans le mental.

Nous l'entendons exprimer à plusieurs reprises sa déception envers son mari. D'abord en évoquant sa passivité lors du crime dont elle a été victime (un viol par un cousin) le jour de son mariage, puis en d'autres circonstances. Cette douleur s'ajoute à sa peine de savoir que Charles est atteint de troubles du spectre d'autisme.

Nous citons quelques expressions qu'Anicet a utilisées durant ces cinq premières séances, mettant en relief ses affects négatifs, telles que « déception ; regret ; culpabilité ; être ligotée ; être détruite ; coincée entre le ciel et la terre ; choc de tonnerre ; souffrances physiques et psychiques ; comme des cors dans mes pieds ; ça me fait du mal. » Le tout forme un ensemble cohérent définissant son ressenti le plus profond.

Sa perception négative d'elle-même a été clairement formulée durant ces séances, notamment par la culpabilité : « Je ne suis pas digne d'être pardonnée ; je ne mérite pas cette grâce », mais aussi par le sentiment d'abandon : « Personne ne va me croire ». Ou encore par le rappel de l'oubli par sa mère lorsqu'elle était enfant : « Je suis une enfant oubliée. »

Des propos en relation avec ses croyances religieuses ont été précisés à plusieurs reprises. Elle dit : « J'avais peur de prier ; j'avais confiance dans le Seigneur ; j'ai demandé le pardon du Seigneur ; conversion spirituelle. »

Une expression de soulagement a été manifeste à la fin de cet épisode de séances. Ce soulagement est dû au fait d'avoir eu l'occasion de pouvoir exprimer des souffrances accumulées depuis des années dans le mental en toute liberté, et d'être écoutée avec bienveillance. Elle avait beaucoup besoin de parler, surtout de sa propre enfance. Elle a dit n'avoir jamais eu une chance pareille d'être accompagnée, et dans des conditions aussi convenables de son point e vue.

De la 5e à la 10e séance

Anicet fait un aller-retour entre le positif et le négatif, entre le bien et le mal, entre ce qu'elle a vécu dans son enfance et ce que son fils est en train de vivre. Elle associe deux formes de ressentis : ceux qu'elle a en considérant le passé, en se remémorant son enfance, et ceux du présent, avec son fils.

Nous la voyons progressivement diminuer ses affects, pour se concentrer sur des idées et des réflexions.

Tantôt, elle exprime sa joie, son calme, son bien-être, son soulagement. Tantôt, elle revient sur ses souffrances en utilisant des adjectifs comme : « inquiète, bien fatiguée, éclatée, pas heureuse », etc.

Sa perception de soi continue à être bien négative, sans pour autant réfléchir aux possibilités de suicide.

Son adhérence à la foi est présente dans la plupart des séances. Elle évoque la figure de Marie-Madeleine. Est-ce que cela est en lien avec son sentiment d'être coupable et ne méritant pas d'être pardonnée ? N'est-ce pas paradoxal ? Car se référer à Sainte Marie-Madeleine, c'est prendre pour exemple un pardon exceptionnel, qui transforma la vie de cette femme, laquelle suivit dès lors Jésus partout, jusqu'à sa mort et sa résurrection.

À remarquer qu'Anicet clôture cette série de séances, par son recours à la narration, et ce, à travers l'utilisation de son carnet de bord, pour la première fois. Elle dit : « Je me suis mise à écrire […] ça m'a fait du bien […] ceci m'a rappelé ma jeunesse. » Et précisément, comme l'analyse Nayla Chidiac (docteure en psychopathologie et psychologue clinicienne), l'écriture thérapeutique peut transformer la vie d'une personne : « L'écriture peut changer votre vie. Écrire aide à comprendre certains événements personnels, à ordonner ce que l'on a dans la tête et dans le cœur. En nommant et en décrivant nos émotions, en reclassant en phrases et en histoires ce qui est en désordre, nous pouvons obtenir de la clarté, une compréhension de notre récit intérieur. Écrire pour soi offre un temps de retour vers l'intime. »

De la 11e à la 15e séance

Il nous semble que les 10 premières séances ont aidé Anicet à dépasser la difficulté dans l'expression de son vécu émotionnel. Ainsi, nous la trouvons dans ces séances en train de faire une certaine élaboration mentale, et ce à travers le récit de son histoire.

Elle parle des bienfaits de la méditation et de l'exercice de respiration : tels que le calme, la maîtrise de soi, la paix et la bonté. Selon elle, ces actions lui procurent du repos, et l'aident à réfléchir à des solutions aux problèmes qui l'oppressent.

Cependant, nous la voyons faire une « chute » par l'expression récurrente d'affects négatifs, de sa perception d'elle-même, et au niveau de sa capacité à tolérer le stress.

Ne serait-il pas concevable que cette « chute » soit comme un pas en arrière, afin de se préparer pour sauter en avant ? Ne serait-ce pas le signe d'un début de la mise en place du processus de résilience ?

De la 16e à la 20e séance

Juste au début de ces cinq séances, nous entendons Anicet parler d'un sentiment d'ambivalence. Nous la voyons tiraillée entre deux choix. Va-t-elle rester là où elle est, dans son passé : source de malheurs et peines ? Ou bien va-t-elle oser changer et progresser, pour habiter le présent, « se concentrer sur ses priorités », et se projeter dans le futur ?

Anicet commence alors à « voir les événements d'une autre manière ». Elle décide de se réconcilier avec la directrice de l'école, afin de « se débarrasser de sa culpabilité. »

Dorénavant, elle compte prendre des initiatives envers son mari, et ce, pour ne pas rester dans les lamentations. Elle dit : « Au lieu de s'attendre à une attention de mon mari, je fis l'initiative envers lui, et cette attitude l'a rendu un homme autre. »

Elle cherche à faire plaisir aux autres et à se faire plaisir.

Anicet a expérimenté la paix et la satisfaction personnelle, procurées par ces initiatives et ses nouvelles réalisations.

Nous la voyons déguster les bienfaits de la relecture de la journée. Le fait de saisir l'événement qui a semé le désordre et la colère en elle la rend capable d'une maîtrise de soi, dit-elle.

Anicet commence à « voir les événements d'une autre manière ». Elle revoit son passé et ses souvenirs, mais « sans amertume ni peine ». Avec une certaine distanciation.

À la place de « échecs, souffrance, désordre, fatigue, épuisement, culpabilité », nous voyons, dans ces avant-dernières séances, se développer chez Anicet, des notions relevant de champs sémantiques positifs : « organisation de sa journée », « joie », « vie assumée », « réussir à dire NON », « un temps pour tout », « se reposer », « aller à la montagne », « cueillir du thym », « faire du sport », etc. »

Une intégration sociale vient s'ajouter à l'amélioration de ses relations dans sa vie conjugale et professionnelle.

Durant les cinq dernières séances

Anicet s'est affaibli lors de la 22e séance pour retrouver son image négative de soi. Cependant, ce glissement n'a pas duré. Nous la voyons, rapidement, se reprendre, s'adapter avec les conditions difficiles qui l'entourent, sans pour autant accepter la réalité.

Rappelons-le, dans les premières séances, Anicet a utilisé des mots et des expressions, tels que : « Problèmes ; angoissée ; moment très difficile ; malade ; crises ; problèmes ; choc ; tonnerre ; déraciner ; désert ; perdue ; coincée entre ciel et terre ; tant de difficultés ; passé ; souffrances ; déception ; malheurs ; injustice ; très lourd sur mon cœur et mes épaules ; oppression ; avoir des cors dans mes pieds ; mon sort ; situation complexe ; ligotée ; incapable ; je suis dans un noir complet ; fatiguée, etc. » Ces verbatim et expressions sont remplacés progressivement par leurs contraires, qui sont utilisés par Anicet, lors des dernières séances : « Instant présent ; ici et maintenant ; se renaître de nouveau ; paix ; idées positives et constructives ; déguster la liberté ; plaisir ; bénédiction ; bonne santé mentale ; accepter mes limites ; méditation ; relaxation ; points forts ; gérer mes émotions ; soulagée ; plus équilibrée ; moins anxieuse ; sûre de moi-même ; prendre sa vie en main ; découvrir le sens de donner et de se donner ; plus joyeuse ; altruisme ; le calme ; la vie en plénitude ; le devenir ; trésor ; maîtrise de soi ; sortie du tunnel, rien ne nous manque, etc. »

Ainsi, nous pouvons considérer qu'Anicet a fait un travail de développement de ses capacités internes et externes. Elle a pu trouver le sens de ses efforts d'une prise en charge de son enfant atteint de TSA. Elle a découvert le sens de son don de soi auprès de son fils, et de son investissement auprès de son mari et de toute sa famille. Nous la voyons faire face à des difficultés, et les aborder d'une autre manière. Elle a pu sortir de l'emprise des événements traumatiques qu'elle a dû vivre dans le passé, sortir de ce « tunnel noir », pour habiter le présent d'une manière plus rationnelle, qu'émotionnelle, dit-elle.

Anicet se projette alors dans le futur, et ce à travers des projets destinés à améliorer les conditions de vie de sa famille, de son fils, et d'elle-même aussi. Prendre un temps pour se ressourcer, se procurer du plaisir, apprendre à gérer ses émotions et maîtriser ses réactions, continuer à bénéficier de la liberté intérieure nouvellement découverte, et bien d'autres décisions. Ce, afin de pouvoir profiter de la vie et la vivre dans sa plénitude, et non pas rester bloquée dans des souffrances mentales semblant indépassables.

SECTION 3 : Cas d'Augustine

« J'ai appris à transformer le malheur en épreuve. Si l'un fait baisser la tête, l'autre la relève. » (Cyrulnik, 1999)

Données anamnestiques

Augustine, 38 ans, mère d'une famille. Mariée, elle vit avec son mari.

Elle a trois enfants. Tarek est l'aîné. Pierre a 16 ans. Tania a 14 ans.

Elle n'a pas eu des complications durant la grossesse. L'accouchement a eu lieu à terme, et par voie normale. À la naissance de Tarek, Augustine a souffert d'anorexie, et ce, pour un certain temps.

Elle a fait des études scolaires, jusqu'à la classe de 7e. Elle est une femme au foyer. Elle consacre tout son temps pour prendre soin de sa famille.

Son mari fait un double horaire de travail. Le jour, il fait le travail d'un forgeron. La nuit, il fait le gardiennage d'une résidence privée. Il travaillait, il y a une dizaine d'années, dans l'armée.

Tarek avait 3 ans, quand le médecin a annoncé à ses parents qu'il souffre de troubles du spectre d'autisme. Ce n'est qu'après un an et 6 mois que Tarek, a été intégré au centre NAC.

Aujourd'hui, nous comptons 15 ans de prise en charge de Tarek dans ce centre. Il a actuellement l'âge de 19 ans.

Cas d'Augustine

« J'ai appris à transformer le malheur en épreuve. Si l'un fait baisser la tête, l'autre la relève. » (Cyrulnik, 1999)

Déroulé des séances

1re séance

Augustine commence la première séance par parler de sa famille : ses trois enfants et son mari. Elle décrit sa journée : « Je reste enfermée à la maison, pour prendre soin de Tarek [...] pour nettoyer la maison et préparer le repas. »

Elle met l'accent sur les conditions difficiles qui l'entourent. Elle cite : « le travail de mon mari est dur [...] crise économique qui nous a étouffés [...] problèmes de santé [...] mon mari est dur avec les enfants. »

Elle ne manque pas de relever l'impulsivité de son mari envers elle et envers les enfants, Tamer et Tia.

2e séance

Elle débute la séance par l'expression d'un sentiment de culpabilité. Ce sentiment accentué par sa mère, qui lui adresse souvent des critiques et la considère comme : « timide [...] et accepte tout sans rien dire. »

L'absence de son mari, jour et nuit de la maison, laisse un vide en elle et chez les enfants, en particulier Tarek. Elle dit sa souffrance de voir ses enfants, qui deviennent des adolescents, avoir peur de leur père.

Elle décrit comment Tarek est différent des autres enfants, et comment son mari ne supporte pas cela. Il n'a aucun lien avec son fils. Il sort tout seul et demande à Augustine, Tamer et Tia de rester à la maison avec Tarek.

3e séance

Augustine évoque l'ambiance de stress à la maison. Selon elle, ceci n'aide pas Tarek à se calmer. Elle se reproche, à elle aussi, d'être « tout le temps, énervée [...] et pour la moindre bêtise qu'il fait, je crie. »

Elle décrit ceci comme « cercle vicieux » qui rend sa vie « bien compliquée »

Elle parle de ses problèmes cardiaques, de sa solitude, de son manque de soutien.

Ce milieu « sévère » la dérange beaucoup, dit-elle. Ceci crée chez les enfants une inquiétude et de l'angoisse.

4e séance

Elle décrit le style de vie de sa sœur. « Ses enfants sont braves à l'école ; son mari est gentil avec elle. »

Elle exprime son ressenti d'être « comme une femme de ménage » dans sa maison. Elle dit sa souffrance de voir que son mari ne prend pas de temps pour rester avec elle, et « ne montre pas de tendresse à ses enfants. »

Elle se sent coupable de ne pas pouvoir les protéger de la colère de leur père. Elle regrette de ne pas pouvoir leur assurer un milieu plus favorable.

Augustine avoue son hésitation avant d'accepter de mettre son nom dans le bol pour « le tirage au sort » qui a eu lieu au centre *NAC,* car elle dit qu'elle ne savait pas « exprimer ses douleurs [...] Je n'étais pas habituée à parler avec quelqu'un [...] Je parlais avec ma mère [...] elle se fatiguait rapidement et, en plus, elle me faisait la morale. »

5e séance

Augustine raconte la joie de ses enfants, hier, de la voir « moins stressée, plus joyeuse [...] plus soulagée. »

Elle souligne les effets positifs, qu'elle commence à ressentir de notre accompagnement. Elle dit : « Je pense que c'est dû au temps que vous m'accordez et à l'espace que je trouve ici pour parler, pour faire sortir ce qui est lourd sue mon cœur. »

Elle raconte son expérience, vécue pour la première fois, en rencontrant d'autres parents ayant des enfants souffrant de troubles autistiques. Ces rencontres sont organisées par le centre *NAC*.

Elle dit : « ça m'a encouragé à faire face à ma situation de mère ayant un enfant autiste. »

Elle croit qu'elle a eu une « grâce » divine pour « accepter le cas de mon fils Tarek [...] et j'ai un don spécial pour pouvoir prendre de Tony d'une manière très affectueuse et bienveillante. »

6e séance

Ce n'est qu'à la 6e séance, qu'Augustine soulève l'événement traumatique du diagnostic du médecin « qui m'annonçait que Tarek est un enfant autiste. »

Elle décrit son trauma, en disant : « Je ne comprenais pas ce que cela veut dire et même je me rappelle bien qu'à cet instant, je n'entendais plus rien [...] Je voyais les lèvres du médecin qui bougent ; un bruit très gênant m'entourait et m'empêchait d'entendre qui que ce soit et quoi que ce soit. »

Elle raconte aussi un autre drame. C'est la mort de son fils Tamer, à l'âge de 18 mois, en accident de voiture.

Ces deux événements traumatisants ne l'ont pas empêché d'avoir d'autres enfants. De plus, elle a eu « le courage », dit-elle, de donner le même prénom de son enfant décédé, Tamer, à son second enfant.

Augustine rapporte le dialogue inhabituel qu'elle a eu avec son mari. Elle cherche à améliorer sa relation avec les enfants. Elle exprime sa joie de réussir à faire venir son époux à une fête organisée par l'école de Tamer, lui qui n'a jamais été impliqué dans la vie scolaire des enfants.

7e séance

Elle raconte que Tarek a passé quelques jours chez sa grand-mère.

Elle n'a pas tardé à demander à sa mère de l'amener à la maison, car « Je commence à réaliser que ce n'est pas bien d'éloigner Tarek de la maison. »

Pour la première fois, elle demande à son mari de l'aider à donner le bain à Tarek.

Une fois, Augustine a eu le courage de dire ce qu'elle pense à son mari. Nous la voyons chercher une manière de rapprocher Tarek de son père.

8e séance

Le changement dans sa manière de vivre devient clair, pas seulement pour ses enfants, mais pour sa maman aussi, et pour son mari.

« Je sens que ma vie a bien changé [...] Je commence à prendre soin de mon être, de ma santé et de mon look », dit-elle.

Elle a envoyé, et pour la première fois, Tamer chez sa tante, pour étudier pour son brevet officiel. Augustine dit qu'il lui manque, et qu'elle ne pourrait, peut-être pas, supporter son absence.

9e séance

Elle exprime les valeurs qui lui ont été inculquées lors de son enfance. Augustine estime que ces principes sont archaïques, car elles l'ont empêché de s'épanouir et de profiter de la beauté de la vie. Le principe de plaisir est absent de son éducation. On lui demandait de « faire toujours des sacrifices [...] faire attention aux autres [...] s'oublier soi-même. »

Augustine considère ceci, comme « un crime contre mon corps et mon esprit. »

Une fois qu'Augustine prend conscience de ceci, elle veut commencer à éduquer ses enfants autrement. Elle les sensibilise à faire leurs devoirs, et leur dit qu'ils ont aussi des droits. Nous la voyons les responsabiliser à l'aider dans le travail à effectuer dans la maison, comme, le rangement de leurs chambres, etc.

10e séance

Augustine décide de prendre soin d'elle-même, et de sa santé « qui vient en premier lieu », dit-elle.

Nous l'entendons décider d'organiser sa journée, consacrée auparavant uniquement pour le ménage, le repas, les enfants, et son mari.

Augustine commence à effectuer plusieurs breaks dans sa journée. Le matin, elle prend un temps de méditation, et un autre moment pour faire l'exercice de respiration. En après-midi, elle réserve un temps pour savourer le café, calmement, dans son jardin.

Elle exprime sa joie de voir les belles qualités qui existent chez ses enfants. Son image de soi semble verser vers le positif.

11e séance

Augustine exprime des affects positifs. « Je commence à sentir que je suis heureuse et satisfaite de moi-même », dit-elle.

Elle exprime sa fierté vis-à-vis de ses enfants. Elle considère qu'elle a pris un temps pour voir l'épanouissement de ses enfants, et constate qu'elle réussit à bien les éduquer.

Elle raconte qu'elle a organisé sa journée sans oublier de consacrer un temps pour son mari.

Sa confiance en elle-même se fortifie de jour en jour. Elle dit : « Ma famille, la petite et la grande, est entonnée de ma nouvelle attitude. Ils disent qu'ils ont une nouvelle sœur, une nouvelle mère, une nouvelle épouse. »

12e séance

Les « consignes de son enfance », source de souffrances et de sentiment de culpabilité, ne l'ont pas quitté définitivement. Elles visitent son esprit de temps en temps.

Augustine a appris à « chasser les idées qui me reviennent en me concentrant sur les belles choses qui m'entourent et leur aspect positif. »

Le changement de son aspect extérieur a été bénéfique pour son moral. « Je suis allée me faire couper les cheveux [...] C'est la première fois que j'ose faire ce pas. Mon mari aime mes cheveux longs. »

Cette fois-ci, Augustine décide de faire « ce qui me plaît à moi. »

Nous l'entendons parler, pour la première fois, de son adhérence à la foi dans « Le Seigneur, en qui j'ai confiance, m'a rendu les sacrifices que j'ai faits à ma famille durant toute ma vie [...] en me donnant la chance d'être là, d'être écoutée, accompagnée, orientée vers la découverte de la vraie vie en moi et autour de moi. »

13e séance

Augustine raconte tout au long de cette séance ses souffrances dues aux critiques qu'elle entendait de sa grande famille, concernant sa manière d'éduquer ses enfants, ou sa manière de gérer sa maison. On lui reprochait qu'elle ne sache pas prendre soin de son mari.

Elle souffrait de la solitude. « Je suis tombée malade, et personne ne s'est intéressé à moi », dit-elle.

14e séance

Augustine est heureuse de voir ses enfants donner de leur mieux. Elle a mis de l'ordre dans leurs journées, et ceci a donné de bons résultats. Leur application scolaire est nettement meilleure. De plus, Tamer a décidé de travailler durant les vacances pour gagner son argent de poche.

Elle raconte être satisfaite d'elle-même, car elle a pu convaincre son mari de permettre aux enfants de sortir de la maison, d'aller se promener.

Elle témoigne des bénéfices de l'accompagnement, qui lui ont offert la chance de se focaliser sur son courage, et ne pas laisser sa peur prendre le dessus. Elle reconnaît qu'elle a fait « travailler ma raison au lieu de laisser mes émotions m'envahir » et « d'être ferme avec mes enfants, tout en restant tendre. »

Augustine est fière d'elle-même. Sa manière d'éduquer ses enfants est différente de celle de sa mère. Son approche pour voir les difficultés a changé. Pourtant, les difficultés sont les mêmes.

15e séance

[Augustine n'est pas venue à la séance ; elle est allée voir son cardiologue en urgence]

16e séance

Augustine décrit « les effets directs ou indirects de mon changement. » Elle parle d'une « guérison intérieure », d'un « bien-être qui commence à s'installer en moi ». Elle décide de « ne plus faire des sacrifices aux dépens de mon être »,

Augustine décrit le changement de son mari avec elle. Il devient attentif à elle et lui montre une attention à travers des gestes affectueux.

Sa perception de soi devient plus positive que négative. Nous l'entendons dire : « m'épanouir », « m'embellir », « m'affirmer » et « capable de me défendre ».

17e séance

La « boule » d'angoisse et la « boule de tristesse qui s'installait dans mon cœur » ont bien diminué devant les « mêmes situations »

Nous la voyons faire preuve d'une tolérance au stress. Les circonstances n'ont pas changé, dit-elle. Mais « ce sont mes réactions qui ont changé » Augustine a pris de petites décisions dans sa vie quotidienne qu'elle a commencé à appliquer, comme « organiser les repas de Tarek », « ne plus céder à ses caprices par peur de ses crises », « faire le ménage de la maison d'une manière raisonnable et non pas deux fois et plus chaque jour », « je fais participer mes enfants à l'entretien de la maison.

18e séance

Augustine n'est pas venue à la séance ; elle s'est excusée la veille. Elle avait une commission urgente à faire à l'école de ses enfants]

19e séance

Augustine raconte qu'elle a été convoquée pour une réunion au centre NAC. Pour la première fois, elle « ose prendre la parole ». Elle, qui n'avait pas « le courage de poser une question aux responsables du centre »

Elle a fait un témoignage sur les bienfaits de l'accompagnement. De plus, elle s'est « renseignée sur le pronostic de son fils », en posant toutes les questions qui sont restées dans son esprit jusqu'à ce jour sur l'avenir de son fils. « Quel avenir ? », « quel métier ? »

Elle commence à exposer les savoir-faire de Tarek, le développement de ses compétences au niveau de la marche, de la façon de manger, etc.

20e séance

Augustine n'est pas venue à la séance ; elle a attrapé le coronavirus.]

21e séance

Augustine exprime sa satisfaction de « comprendre ce qui se passe en moi et autour de moi », « un courage pour dire ce que je pense » et de « partager mes peines et mes joies ».

Cette prise de conscience de ce qui l'habite mentalement, et de ce qui se passe en dehors d'elle, et le développement de ses relations avec le monde extérieur prennent la place de son « sentiment d'être à l'écart » et de « personne ne veut de moi dans sa vie »

Elle met l'accent sur une « libération en moi de *folles énergies* ».

Elle clôture cette séance en affirmant que, même si elle fait une chute, elle se relève beaucoup plus rapidement qu'avant.

22e séance

Augustine raconte sa joie de voir son mari accepter d'aller, avec elle, voir son cardiologue, à elle. Ce fut une belle occasion pour sortir tous les deux avec Tarek. C'est un événement qui arrive rarement dans la famille.

Elle passe la plupart du temps de la séance à raconter son nouveau vécu avec son mari. Elle est dorénavant convaincue que tout peut changer, que rien ne dure, et que rien n'est impossible.

23e séance

Elle donne un aperçu de sa manière de se ressourcer chaque jour. Elle parle des bienfaits du silence, de la méditation et de la « contemplation de la Parole de Dieu. »

Elle ajoute : « le fait de me concentrer sur ma respiration me fait entrer dans un état de relaxation très bénéfique pour mon rythme cardiaque et mes maux de tête. »

Elle exprime son action de grâce au « Seigneur » pour la présence de ses parents. Elle réalise, maintenant, les aides que sa mère lui apporte en prenant soin de son fils Tarek.

24e séance

Augustine commence par nous faire partager sa joie concernant l'amélioration de sa santé. Son cardiologue a été « agréablement surpris de mon état général. Ma tachycardie a presque disparu. Mon souffle s'est nettement amélioré » l'hypothèse de symptômes pouvant être d'ordre psychosomatique n'est pas à écarter.

Elle décrit l'amélioration aussi, au niveau de la relation de Tia et de Tamer avec leur frère Tarek. « Ce n'est plus le déni ni la honte. Mais au contraire, ils commencent à prendre soin de lui, surtout durant mon absence », dit-elle.

Elle relève le problème de la fermeture du centre NAC durant l'été. Selon elle, Tarek régresse beaucoup durant les quatre mois de l'été. Ceci continue à lui poser problème. Elle pense remédier à ceci en lui organisant un programme pour chaque semaine, et pour voir comment le faire travailler durant ces longues vacances.

25e séance

Augustine exprime sa peine pour sa sœur qui a eu une fausse couche. Cependant, face à cet événement douloureux, elle a pu soutenir sa sœur, et prendre soin d'elle avec courage. Elle qui était « la plus fragile dans la famille ».

Nous la voyons retracer dans cette dernière séance l'amélioration qui a eu lieu dans sa vie, au niveau de sa santé physique et psychique, de sa relation conjugale, de la relation de son mari avec ses enfants, de ses relations avec sa grande famille, en particulier sa mère, et de ses relations sociales.

Elle clôture sa dernière séance en concluant que tout cela lui procure un bien-être personnel « qui réjouit le cœur », et fortifie sa confiance en elle-même.

Observations d'Augustine tout au long de l'accompagnement

Augustine s'est absentée trois fois. La raison pour deux fois était des problèmes de santé. Son absence, pour une 3e séance, était pour un engagement impératif à l'école de ses enfants.

A remarquer que les séances ont commencé le vendredi 26 mai 2023 et se sont terminées le vendredi 1er septembre 2023. Les séances ont eu lieu sur les mardis et les vendredis. Le total des séances effectuées est de 22 séances.

Augustine se montre une personne sensible. Durant les deux premières séances, elle était timide et hésitante, sans pour autant, être méfiante. Pour la suite des séances, elle a fait preuve d'une personne confiante et bien coopérante.

Au début, Augustine se montre une personne anxieuse et ne parlant pas beaucoup. Au fil des séances, elle se montre de plus en plus à l'aise et sûre d'elle-même.

Les troubles neuro-végétatifs remarqués chez elle, tout au long de l'accompagnement, sont : migraine, tachycardie, rougeur, allergie et colites.

Tableau récapitulatif des verbatim et des thèmes utilisés par Augustine durant les séances

Les séances / Les 4 concepts opératoires de résilience	**De 1 à 5**
Stress (Tolérance/ intolérance)	- « Troubles ; autisme ; foyer ; maison ; soins ; nuit ; boule dans ma gorge ; soir ; raison ; problèmes ; santé ; crise ; dur ; faire face ; faire ; pas évident ; absence ; faute ; très dur ; toutes les heures ; ménage ; sans rien ; tachycardies ; malade ; respiration ; difficile ; bêtises ; cercle vicieux ; vie bien compliquée ; impossible ; besoins spécifiques ; milieu sévère ; trop dur ; pauvres ; » - « Braves ; école ; femme de ménage ; ma maison ; lourd ; astuces ; changement ; temps ; espace ; orphelinat ; don spécial ; froid ; la peste ; une honte ; frère pareil » - « Travaille ; rester ; prendre ; rentrer ; déranger ; s'endormir ; crier ; m'engueuler ; préparer ; aider ; se plaindre ; accepter ; critiquer ; dire ; passer ; cracher ; déranger ; éviter ; se trouver ; sortir ; refuser ; voir ; supporter ; se retrouver ; continuer ; se calmer ; s'éloigner ; écouter ; orienter ; donner ; aider ; montrer ; cajoler ; porter ; demander ; venir » - « Raconter ; saluer ; offrir ; apprécier ; décrire ; parler ; fortifier ; accueillir ; accorder ; faire sortir ; penser ; prier. »

Affects (Négatifs/ positifs)	- « Grande anxiété ; étouffées ; très fatiguée ; enfermé (4) ; avoir peur (5) ; angoissée (3) ; soucieuse ; malade ; anxieuse (4) ; énervée ; agressive ; se calmer ; stressée ; pas de tendresse ; très sévère ; colère (2) ; joie ; culpabilité ; joyeuse ; moins stressée ; bien soulagée ; moins fermée ; encouragée ; affectueuse ; bienveillante ; triste »
Perception de soi (positive/ négative)	« -Je suis la plus faible ; -Je suis incapable de satisfaire les demandes de mon mari ; -J'ai un don spécial pour pouvoir prendre soin de Tarek »
Adhérence (ou non) à une croyance	« -Je rends grâce au Seigneur de m'avoir aidé à aimer mon fils Tarek »
Les séances / Les 4 concepts opératoires de résilience	**De 6 à 10**
Stress (Tolérance/ intolérance)	« - Diagnostic ; autiste ; cet instant ; lèvres ; un bruit ; gênant ; malade ; enceinte ; accident ; intelligent ; éveillée ; original ; prétexte ; excuses ; limites ; valeurs ; nouveauté ; ensemble ; travail ; qualité ; quantité ; temps ; impact ; positif ; désir ; du bien ; courage ; preuve ; ennuis ; séances ; vie changée ; bêtises ; santé ; mon être ; newlook ; examens ; sacrifices ; priorité ; plaisirs ; corps ; esprit ; éducation ; attention ; ordre ; premier lieu ; équilibre ; beau ; bien » « -Ne rien entendre ; ne rien comprendre ; empêcher ; entourer ; envoyer ; commencer ; supporter ; avertir ; rêver ; vouloir ; oser ; arriver ; accueillir ; penser ; essayer ; expliquer ; se promener ; prendre un café ; sortir ; casser ; franchir ; réaliser ; tenir ; accepter ; causer ; rater ; remarquer ; prendre soin ; pleurer ; continuer ; ranger ; vivre ; trouver ; mettre ; accorder ; se reposer ; »

Affects (Négatifs/ positifs)	« -gênant ; tranquille ; fatiguée ; encouragée ; violente ; agréablement surprise ; moins énervée ; fière ; agressive ; »
Perception de soi (positive/ négative)	« -Je suis fière ; -Je me vois plus courageuse ; -J'ai confiance en moi-même. »
Adhérence (ou non) à une croyance	
Les séances / Les 4 concepts opératoires de résilience	**De 11 à 15**
Stress (Tolérance/ intolérance)	« -Valeurs ; compétences ; attitude ; retour ; mauvaises idées ; côtés positifs ; belles choses ; cheveux ; décision ; sacrifices ; bienfait ; chance ; vraie vie ; violence ; injustices ; for intérieur ; poison ; mort intérieure ; prix cher ; calvaire ; miracles ; dévouement ; persévérance ; progrès ; raison ; décisions ; identité ; dose ». « -Sentir ; oser ; dire ; réaliser ; consacrer ; accueillir ; demander ; chasser ; manquer ; aimer ; avoir envie ; faire ; protéger ; garder ; reprocher ; donner ; s'intéresser ; tenir ; éduquer ; prendre soin ; pleurer ; gagner ; grandir ; féliciter ; envahir ; fausser ; définir ; commencer ; montrer »
Affects (Négatifs/ positifs)	« -Satisfaite de moi-même ; heureuse ; moins stressée ; culpabilité ; oubliée ; écrasée ; perdue ; fermeté ; tendresse ; attitude positive ; joie intérieure ; confiance en soi ; »
Perception de soi (Positive/ négative)	« -Satisfaite de moi-même ; -Je ne manque pas à mes devoirs envers ma famille ; -Je bâtis une confiance en moi et chez mes enfants. »

Adhérence (ou non) à une croyance	« -Je pense que le Seigneur, en qui j'ai confiance, m'a rendu les sacrifices que j'ai faits à ma famille durant toute ma vie. »
Les séances / Les 4 concepts opératoires de résilience	**De 16 à 20**
Stress (Tolérance/ intolérance)	« -Effets ; changement ; sacrifice ; aux dépens ; rythme ; attentes ; pareilles ; avant ; jamais ; même homme ; désirs ; effort ; ondes ; boule ; circonstances ; réactions ; porte ouverte ; propreté ; compétences ; caprices ; désordre » « -S'installer ; commencer ; gérer ; pouvoir ; prendre soin ; apprendre ; s'affirmer ; se défendre ; s'épanouir ; s'embellir ; voir ; s'intéresser ; garder ; s'exprimer ; permettre ; déranger ; critiquer ; organiser ; visiter ; oser ; poser ; se renseigner ; entendre ; demander ; avancer ; partager ; enfiler ; développer »
Affects (Négatifs/ positifs)	« -Ressenti positif ; guérison intérieure ; bien-être ; épanouissement ; beauté ; plus forte ; sans agressivité ; tristesse ; angoisse ; morte de fatigue ; courageuse ; pas de peur ; ni angoisse ; ni stress ; »
Perception de soi (Positive/ négative)	« Je deviens plus tolérante »
Adhérence (ou non) à une croyance	
Les séances / Les 4 concepts opératoires de résilience	**De 21 à 25**

Stress (Tolérance/ intolérance)	« -Ce qui se passe en moi ; autour de moi ; soleil ; affirmation ; avoir le goût ; énergies ; libération ; chute ; clash ; journée ; raison ; en couple ; essentiel ; mouvement ; chemin ; beau ; bien ; empêchement ; quotidien ; silence ; méditation ; nature ; contemplation ; corps ; esprit ; relation ; accompagnement ; conférences ; famille ; respiration ; relaxation ; bénéfique ; maux de tête ; droit ; surprise ; repos ; absence ; refus ; durée ; dégâts ; ambiance ; ordre ; discipline ; » « -Comprendre ; permettre ; penser ; partager ; diminuer ; parler ; entendre ; savoir ; briller ; remarquer ; pleurer ; profiter ; rester ; plonger ; réussir ; garder ; demander ; accepter ; rendre grâce ; réaliser ; accepter ; connaître ; s'attendre ; réclamer ; exister ; exprimer ; assurer ; commencer ; mettre ; faire ; aimer ; se débrouiller ; apprendre ; consoler ; se réjouir ; devenir »
Affects (Négatifs/ positifs)	« -Courage extraordinaire ; peines ; joies ; être à l'écart ; libération en moi de folles énergies ; patience ; fâchée ; angoisse ; négativisme ; bien-être ; relaxation ; pas de honte, ni peine ; forte ; consolation ; courageuse ; contrôle de mes émotions ; moins stressée »
Perception de soi (positive/ négative)	« -Affirmation de moi-même ; -Moins angoissée et plus confiante »
Adhérence (ou non) à une croyance	« -Contemplation de la Parole de Dieu »

Analyse des lignes directrices pendant les 25 séances

Une petite modification a lieu dans l'analyse des lignes directrices du discours d'Augustine. En effet, Augustine s'est absentée pour trois séances. Ceci nous pousse à garder l'analyse des cinq premières séances et les cinq dernières séances. Cependant, les 12 séances du milieu vont être analysées ensemble, dans un même paragraphe.

Durant les cinq premières séances

Augustine commence ses deux premières séances par des données anamnestiques. Elle semble les répéter pour faire passer du temps.

Elle avait l'intention de ne pas continuer les séances avec nous.

Dans la 4e séance, nous l'entendons avouer qu'elle était hésitante à venir me voir durant les deux premières séances. Elle se considère comme incapable « d'exprimer mes douleurs [...] pas habituée à décrire ce que je vis, même pas à parler avec quelqu'un pour une heure. »

Augustine se lance dans l'expression de sa souffrance de voir son mari si dur avec les enfants : Tamer et Tia. Elle est peinée, surtout, de constater que son mari ne prête aucune attention à Tarek, sous prétexte qu'il est occupé jour et nuit au travail.

« On ne le voit pas à la maison ; ou bien au travail, ou bien il sort voir ses parents et ses amis [...] il n'a aucun lien avec Tarek. Il ne le supporte pas. Elle exprime sa fatigue, et expose ses problèmes de santé. Elle relève l'impact de la crise économique sur sa famille. Ceci la rend « étouffée ». Elle parle aussi de sa difficulté relationnelle et conjugale avec son mari.

« Chaque jour, je dois faire la cuisine, sinon, mon mari m'engueule [...] Mon mari refuse de sortir avec nous et de nous faire sortir de la maison [...] Il reste tout le temps énervé à la maison, etc. »

Augustine estime avoir une « grâce » divine et un « don spécial » pour aimer son fils et prendre soin de lui avec affection et bienveillance.

Elle parle de son anxiété et de sa peur, surtout le soir, quand elle rentre dormir seule. « C'est comme une boule dans ma gorge. »

Elle expose son besoin d'être « aidé, orienté, écouté »

Elle veut protéger ses enfants de la colère et de la sévérité de leur père, mais elle n'y arrive pas. Ceci lui donne le sentiment d'être coupable.

Sa famille ne semble pas être un soutien pour elle. Mais, au contraire, ce sont les propos de sa mère qui l'enfoncent encore plus dans cette culpabilité.

De plus, sa sœur lui fait comprendre toujours qu'elle ne sait pas éduquer ses enfants et qu'elle est incapable de gérer sa maison et les relations entre les personnes vivant dans sa maison.

D'après toute cette description, nous concluons qu'Augustine a un manque de tolérance au stress. Ses affects sont négatifs. Sa perception de soi est loin d'être positive.

Seule, son adhérence à une croyance, sa foi en Dieu, l'a aidée à prendre soin de Tarek, à l'aimer et à être affectueuse et bienveillante avec lui.

Selon Augustine, c'est un don spécial, qui n'est pas donné à toutes les mères ni à tous les pères, ayant un enfant atteint de troubles du spectre d'autisme.

De la 6e à la 20e séance (12 séances)

Exprimant la description de son état mental lors de l'annonce du diagnostic d'autisme chez Tarek : Augustine semble avoir eu un choc très traumatisant.

Nous la voyons donner libre cours à ses émotions, et ce, en prenant le temps de pleurer, temps suivi d'un moment de silence.

Ensuite, elle parle de son courage à décider d'avoir d'autres enfants. Elle exprime des reproches envers son mari, qui « n'accepte pas l'état de son fils Tarek ». Augustine remarque aussi la tension qui caractérise la relation de Tamer et Tia avec leur père. Augustine cherche à réparer cette relation, et ce, en faisant comprendre aux enfants que leur père les aime et en essayant de rendre le père moins sévère avec eux.

Une fois, elle dit commencer à se reconstruire, grâce à l'accompagnement.

Elle relève sa satisfaction de voir la réaction de sa petite et grande famille envers sa confiance en elle-même, nouvellement acquise.

Elle revient sur la manière dont elle a été éduquée. Elle l'a considéré « comme un crime contre mon corps et mon esprit ». Elle décide de ne pas éduquer ses enfants de la même manière. Ne pas toujours faire des sacrifices pour plaire aux autres, mais penser à soi-même et à ses propres plaisirs.

Elle se souvient de son passé, quand elle gardait « tout cela dans mon for intérieur et ceci a été comme un poison qui m'a donné la mort intérieure »

Elle se lance dans la description de sa souffrance, de ce temps révolu, en ayant recours à des propos très forts. Elle dit : « Je ne pouvais pas trouver mon être. J'étais écrasée, oubliée, perdue. Je ne pouvais pas sentir mon être ni définir mon identité ; qui suis-je ? Je ne savais pas pourquoi ni pour qui je vis tout ce calvaire ».

Il est vrai qu'Augustine se considère avoir été, à l'époque, une personne timide, qui n'avait pas grand-chose à dire, qui ne savait pas exprimer ses sentiments, et qui n'avait pas le courage de dire ce qu'elle pensait. Cependant, toute cette expression de recherche de son identité et du sens de sa vie et de ce qu'elle vit, qui a bien commencé depuis un certain temps, prend place d'une manière plus manifeste.

Durant les cinq dernières séances

Le fil conducteur des cinq dernières séances se poursuit en progressant. Cette capacité de relire son passé, de prendre conscience de ses forces, et de ses limites et de trouver du sens à ce qu'elle vit et de ce qu'elle fait, l'ont aidée à se restructurer mentalement, et à reconstruire progressivement une image positive d'elle-même.

Au niveau de la tolérance au stress, nous pouvons analyser que l'idée d'être la fille « la plus fragile » dans la famille, et qui est restée pour longtemps dans son cœur et dans son mental, a disparu.

Nous voyons Augustine mobiliser ses capacités internes et externes pour approcher les événements d'une autre manière. Elle s'est exercée à prendre de la distance avec l'événement, à discerner ses réactions et ses idées. Elle a vibré avec les méthodes et les démarches proposées durant l'accompagnement, telles que la méditation, mettre de l'ordre dans sa journée, s'exercer à la positivité dans l'approche des difficultés, etc.

Ceci lui a procuré une nouvelle confiance en soi, un sentiment de bien-être et de relaxation, une diminution du stress et d'idées négatives. Le courage d'entrer en relation au lieu de rester « à l'écart ». La satisfaction, le sentiment de fierté, et la joie viennent prendre la place de son ressenti d'être incapable de changer ou de se changer.

Au début de l'accompagnement, ses affects cités dans le tableau sont, en majorité, bien négatifs. Rappelons quelques-uns : culpabilité, tristesse, colère, grande anxiété, boule dans la gorge, peur, agressivité, fatiguée, sentiment d'être oubliée, perdue, écrasée et énervée.

Dans les dernières séances, le tableau change, et Augustine exprime un début de guérison intérieure. Les éléments exprimés sont positifs : le courage, la libération de folles énergies, la patience, le bien-être, la consolation, la relaxation, la diminution de stress, le contrôle des émotions, l'épanouissement, la beauté, la force et la confiance en soi, etc.

Au niveau de sa perception de soi, Augustine était convaincue qu'elle est la plus faible de sa famille. Elle voulait satisfaire les demandes interminables de son mari et de toute la famille. Ne parvenant pas à réussir, elle avait l'impression d'être une personne incapable de quoi que ce soit.

Aux dernières séances, nous l'entendons exprimer sa joie envers la confiance en soi qu'elle commence à « bâtir elle-même » dit-elle. Elle devient une personne plus confirmée dans ses choix et décisions, et moins stressée.

En ce qui concerne son adhérence à une croyance, elle exprime son action de grâce envers le « Seigneur qui m'a aidé à aimer et à prendre soin de mon fils Tarek [...] c'est un don spécial »

Elle clôture en exprimant son désir de continuer à contempler la Parole de Dieu, source de bien-être et de paix pour elle.

SECTION 4 : Cas de Halim

« En ces temps de fer et de feu (comme le froid et le chaud), la tiédeur a pourtant son charme [...]

À condition de ne pas la confondre avec le tiédasse. » (Schifres, 2011)

Données anamnestiques

Halim a 47 ans. Marié d'Anicet. Ils vivent ensemble. Ils ont un enfant unique, Charles.

Halim n'a pas prolongé ses études scolaires. Il a quitté l'école en classe de 5e. Il a fait le service militaire durant 22 ans.

Concernant la grossesse, sa femme Anicet, rappelons-le, a fait une fécondation in vitro. L'accouchement a eu lieu au 8e mois, par voie césarienne.

À présent, il travaille dans une compagnie de sécurité, à mi-temps. Il va au travail, 3 nuits par semaine, seulement. Son niveau socio-économique est modeste.

Le jour du diagnostic de TSA de son fils, Charles avait 3 ans et demi.

Déroulé des séances

1re séance

Halim parle de trois points seulement. Il nous raconte le genre de son travail auparavant, dans l'armée. Actuellement, il travaille comme agent de sécurité dans un hôpital, à temps partiel.

Ensuite, il évoque la maladie de son fils en une phrase : « mon fils n'est pas comme les autres enfants. »

Il a hâte de voir le week-end arriver pour prendre la fuite de la maison et aller dans son village. « Je ne supporte pas mon fils », « je laisse mon fils et ma femme à la maison. »

2e séance

Halim parle rapidement de la souffrance de sa famille, de lui et de sa femme, de l'état difficile de Charles.

Il exprime son impatience, et son inquiétude du fait de voir cette situation durer. Il dit avoir pensé au suicide.

Il avoue qu'il n'entretient pas sa relation avec son fils, ni avec sa femme, et pas davantage ses relations sociales, car il ne veut pas être stressé.

3e séance

Il exprime sa gêne vis-à-vis de Charles. Il dit qu'il n'arrive pas à entrer en contact avec lui. Il attend sa femme, Anicet, pour qu'elle vienne faire la prise en charge nécessaire. Pour lui, le fait de rester à la maison avec Charles est déjà un grand sacrifice.

4e séance

Il commence la séance en se plaignant des maux de tête qui l'accompagnent depuis une semaine.

Il passe tout de suite sur un sujet qui n'est pas en lien avec son monde familial et ses difficultés. Il raconte un problème de communication avec les visiteurs de l'hôpital. Cette querelle a terminé par une violence verbale et corporelle de la part de Halim.

Il ne réalise pas pourquoi la direction de l'hôpital lui a donné un avertissement.

5e séance

Il revient sur le sujet de l'avertissement. « J'ai réfléchi tout au long du week-end [...], mais je n'arrive pas à comprendre leur logique. »

Selon lui, il n'est pas fautif. C'est l'autre qui doit être puni, car il n'a pas respecté les consignes.

6e séance

Halim partage avec nous sa difficulté à faire une relecture de la journée. « Le fait de réfléchir me fait du mal et je sens que je vais éclater. »

Il raconte qu'il a pris Charles avec lui, en voiture. C'est la première fois de sa vie qu'il entre dans un café avec lui. Il lui a acheté du chocolat et un jus.

Il est surpris de voir son fils calme et heureux. « Il m'a regardé avec un sourire. »

7e séance

De nouveau, l'insomnie qui commence à poser problème dans la vie de Halim.

Il raconte sa difficulté relationnelle avec sa femme. Ceci le rend « souvent énervé ».

8e séance

Halim arrive heureux. Il a réussi à écrire « sur un papier, ce qu'il a fait durant les derniers jours, ainsi que ses difficultés relationnelles. »

Il a raconté aussi sa recherche d'un plaisir personnel : partir voir ses amis et passer un temps agréable avec eux, dans la nature.

Il relève la difficulté au fait de devoir garder Charles 4 mois à la maison, car, durant l'été, le centre NAC ferme ses portes.

9e séance

Halim commence par nous raconter sa joie d'avoir accompagné son fils dans un terrain de football. De plus, il a demandé à un coach spécialisé de lui apprendre à jouer correctement.

Ensuite, il nous raconte qu'il a eu une querelle avec un voisin. À la suite de cet événement, sa femme lui a reproché d'être agressif. Selon lui, ce n'est pas la première fois qu'Anicet lui exprime une perception négative à son égard. L'autre fois, elle l'a qualifié d'avare, et cette fois-ci le dit agressif. Ne supportant pas ses plaintes, il l'a chassée de la maison. Anicet a refusé de partir sans prendre Charles avec elle.

10e séance

Il arrive ce vendredi soulagé après avoir pris sa décision de demander à sa femme de revenir à la maison. À la suite de son discernement des avantages et des inconvénients de la présence de sa femme à la maison, il a compris que « c'est dans l'intérêt de Charles que [sa] femme soit à la maison. ». En outre, il souligne : « J'ai ressenti un vide insupportable à la maison. […] Elle a ses défauts, mais sa présence est irremplaçable. »

11e séance

Absence

12e séance

Absence

13e séance

Il arrive heureux de nous annoncer qu'il a pu faire revenir sa femme avec son fils à la maison.

Il avoue qu'il a été surpris de la réaction d'Anicet. Il s'attendait à ce qu'elle revienne toute d'elle-même. Mais cette fois-ci elle est restée dans la maison du village. Il a dû agir.

Il déclare que les exercices de respiration lui ont fait du bien.

Il remercie le Seigneur pour cette grâce. Selon lui, ce n'est pas évident de respirer naturellement. Il pense aux gens qui sont dépendants de l'oxygène.

14e séance

Il évoque les bienfaits des méthodes proposées par la psychologue, telles que la méditation, la relaxation, et l'exercice de respiration.

Ces exercices ont fait diminuer sa migraine et son agitation. De plus, mettre de l'ordre dans sa journée lui a permis de penser consacrer un temps pour son fils, et prendre soin de lui.

15e séance

Halim est satisfait de l'amélioration de sa relation conjugale et familiale. Il a organisé une promenade dans la nature, ensemble, tous les trois.

Il dit : « une nouvelle vie et de nouvelles relations et de nouvelles relations avec ma femme, mon fils et mes amis ». Il décide d'aller en avant et jusqu'au bout de cette réconciliation

16e séance

Il relève son bien-être à voir le progrès d'Anicet, son épouse. Il la voit s'épanouir, moins anxieuse, plus patiente et surtout joyeuse.

Il reprend son habitude de prier chaque jour. « Je viens d'expérimenter de nouveau la paix et la sérénité qui me proviennent de ce temps de méditation et de prière. »

17e séance

Il va chercher du travail pour un plein temps. Son actuel travail à mi-temps et irrégulier ne lui suffit pas pour assurer une vie digne à sa famille. Il réalise que le travail de nuit bouleverse sa journée, et ne lui permet pas de prendre soin de sa famille, surtout de son fils.

18e séance

Il raconte que ses réactions ont changé. Ses réactions impulsives ont diminué. Il dit que c'est grâce à l'exercice de respiration qui devient une urgence dans sa vie.

Sa manière de réagir violemment envers sa femme est remplacée par une respiration profonde et une maîtrise de soi, à la manière de l'exercice proposé. « Je n'ai jamais pu contrôler mes réactions, au moins depuis une dizaine d'années ».

19e séance

Il entre en relation avec son fils, encore plus. Ceci rend Charles plus calme et il fait moins de crises. Il commence à faire des achats avec lui et aller faire de la marche ensemble.

« Je commence à apprendre comment communiquer avec mon fils »

20e séance

Il décrit son implication dans la maison, et comment il commence à ranger la maison, à faire la lessive, et à chauffer le repas pour Charles.

Il voit que sa femme se fatigue trop. Il dit : « c'est à mon tour de prendre la relève », quand il la voit rentrer bien fatiguée de son travail.

21e séance

Il décrit sa nouvelle habitude de relire ses journées. Il conclut que ceci l'aide à améliorer son comportement le lendemain.

De plus, il montre son admiration pour l'effet du « principe de la boule de neige ». Il témoigne de son expérience positive dans ce domaine. Être en colère au début de la journée entraîne un renforcement de la colère. Et le contraire est vrai.

22e séance

Il parle du cheminement « extraordinaire » qu'Anicet a fait. Il récolte ses bienfaits dans sa relation avec elle.

De plus, nous l'entendons décrire le développement de son état mental. Il dit : « Pour l'instant, la réalité n'a pas changé. Mais c'est moi qui ai changé… mes comportements, mes pensées, mes réactions et mes jugements sur les autres et sur moi-même. »

Il clôture par cette phrase : « Je suis maintenant plus motivée à être un père et à prendre les responsabilités d'un père et ne plus rester un homme au foyer »

Il décide de faire tout son possible pour assurer de meilleures conditions de vie à son fils.

Observations de Halim tout au long de l'accompagnement

Le total des séances avec Halim est de 21. Il s'est absenté une fois à cause d'une commission urgente concernant son fils Charles. Il n'a pas pu continuer les trois dernières séances pour des raisons majeures en lien avec son boulot.

Les séances ont eu lieu les lundis et les vendredis. Elles ont débuté le lundi 29 mai 2023, et ont pris fin le lundi 4 septembre 2023.

Son expression n'était pas assez profonde, au début. Nous avons remarqué chez lui, surtout dans les premières séances, un évitement du conflit. Sa production verbale était, durant les premières séances, plutôt de caractère chaotique. En général, ses propos et ses associations sont courts. Parfois, nous remarquons une inadéquation de son discours avec le thème abordé. Il passe d'une idée à l'autre et a du mal à aller jusqu'au bout de son idée.

Cette absence de continuité dans le processus associatif, remarquée au début de l'accompagnement de Halim, n'est-elle pas une manifestation défensive ?

Il se montre anxieux. Nous pouvons remarquer son angoisse lors de sa posture étant assis sur son fauteuil. Il bouge sans arrêt.

Une fois débarrassé de sa tension, après quelques séances, le discours de Halim a changé. Ses réflexions et ses paroles deviennent centrées sur son vécu quotidien, sur l'expérience douloureuse dont il souffre, et sur ce qui le dérange.

Il a montré plusieurs troubles neuro-végétatifs. Nous citons, à titre d'exemple : pâleur, sueur, oppression, difficultés de respiration, insomnie, toux répétitive qui s'impose après chaque phrase.

Tableau récapitulatif des verbatim et des thèmes utilisés par Halim durant les séances

Les séances / Les 4 concept opératoires de résilience	**De 1 à 5**
Stress (Tolérance/ intolérance)	« -Service ; armée ; salaire ; dérisoire ; hôpital ; nuit ; mon fils ; là-haut ; suicide ; difficile ; chaque jour ; souci ; relation ; femme ; sociales ; interdit ; mauvais ; avertissement ; saleté ; ordres ; faute ». -Travailler ; garder ; supporter ; laisser ; préférer ; accompagner ; fermer ; ne pas entretenir ; faire ; préférer ; ne pas entretenir ; crier ; exécuter ; défendre ; ne pas comprendre ; ne pas laisser ; essayer.
Affects (Négatifs/ positifs)	« -Peine ; souffrir ; patience ; stress ; fatigué ; épuisé ; énervé ; maux ; être dérangé. »
Perception de soi (Positive/ négative)	- Rien de significatif
Adhérence (ou non) à une croyance	- Rien de significatif
Les séances / Les 4 concept opératoires de résilience	**De 6 à 10**

Stress (Tolérance/ intolérance)	- « Relecture ; café ; ensemble ; réactions ; difficultés ; spécialisé ; argent ; querelle ; des hauts et des bas ; avantages ; inconvénients ; défauts ; intérêt ; humeur » - « Réfléchir ; exécuter ; empoisonner ; contrôler ; entraîner ; frapper ; empêcher ; penser ; maîtriser ; hésiter ; changer ; avouer ; montrer ; dompter »
Affects (Négatifs/ positifs)	- « Avoir mal ; éclater ; calme ; angoisse ; énervé ; agréable ; avoir peur ; se plaindre ; insupportable ; impulsivité ; colère ; un vide ».
Perception de soi (Positive/ négative)	- Rien de significatif
Adhérence (ou non) à une croyance	- Rien de significatif
Les séances / Les 4 concept opératoires de résilience	**De 11 à 15**
Stress (Tolérance/ intolérance)	- « Chercher ; trouver ; faire ; marcher ; rester ; savoir ; revenir ; aider ; penser ; rendre grâce ; réveiller ; réaliser ; prendre en main ; réussir ; consacrer ; décider ; se promener ; voir ; laisser tomber ; s'exercer ; mettre de l'ordre » - « Coup sur ma tête ; respiration ; yeux ; cœur ; repos ; espace ; ressourcement ; plusieurs sujets ; relecture ; méditation ; naturellement ; traitement ; responsabilités ; montagne »

Affects (Négatifs/ positifs)	- « Seul ; inquiet ; relaxation ; maux ; moins agité ; paix ; sérénité ; bien-être ; le positif ; le négatif ;
Perception de soi (Positive/ négative)	- « Je deviens un homme moins agité »
Adhérence (ou non) à une croyance	- « J'ai senti combien le Seigneur m'aime et combien il prend soin de moi »
Les séances / Les 4 concept opératoires de résilience	**De 16 à 20**
Stress (Tolérance/ intolérance)	- « Tentatives de suicide ; progrès ; accompagnement ; sacrifices ; temps ; méditation ; habitudes ; meilleures conditions ; travail ; temps plein ; durant le jour ; argent ; dignement ; possible ; boulot ; suffisant ; vie ; rythme ; système ; humeur ; équilibre ; comportement ; progrès ; énorme ; méthode ; temps ; manière ; piège ; le soir ; promenade ; résultats ; beau temps ; découverte ; bonne nouvelle ; geste ; amour ; rêve ; activités » - « Changer ; sortir de soi-même ; changer ; devenir ; aider ; chauffer ; étaler ; faire plaisir ; progresser ; expérimenter ; consacrer ; assurer ; se développer ; assurer ; demander ; chercher ; permettre ; bouleverser ; sauver ; prendre ; respirer ; compter ; réagir ; répondre ; tomber ; apprendre ; communiquer ; réaliser ; trouver ; nouveau travail »

Affects (Négatifs/ positifs)	- « Très heureux ; paix ; sérénité ; positivité ; joie ; violence ; calme ; énervé ; joie ; satisfaction personnelle »
Perception de soi (Positive/ négative)	- « J'ai fait un énorme progrès » - « J'ai réussi à lui faire plaisir »
Adhérence (ou non) à une croyance	- « Consacrer un temps pour la prière ».
Les séances / Les 4 concept opératoires de résilience	**De 21 à 25**
Stress (Tolérance/ intolérance)	- « Focaliser ; rester ; se rappeler ; sortir d'elle-même ; supposer ; désirer ; rendre grâce ; découvrir ; entrer en relation ; pouvoir ; apprendre ; supposer ; commencer ». - « Cheminement ; partie pleine du verre ; pas la partie vide ; accompagnement ; jugement ; comportement ; réactions ; pensées ; pas comme les autres ; TSA ; points forts ; responsabilités ; père ; homme au foyer ».
Affects (négatifs/ positifs)	- « Positif ; heureux ; plus altruiste ; moins énervé ; être motivé ; vrai bien-être intérieur ».

perception de soi (positive/ négative)	- « La réalité n'a pas beaucoup changé. Mais c'est moi qui ai changé ; il s'agit de mes jugements, mes comportements, mes réactions et mes pensées ». - « Je suis maintenant plus motivé à être un père [...] et ne plus rester un homme au foyer ».
Adhérence (ou non) à une croyance	- « Je rends grâce au Seigneur pour ce qu'il a déjà, mon fils, comme points forts et surtout pour la joie que je commence à découvrir en lui et de lui »

Analyse des lignes directrices pendant les 25 séances chez Halim

Une petite modification a lieu dans l'analyse des lignes directrices du discours de Halim. Comme Augustine, Halim s'est absenté lors de trois séances. Ceci nous pousse à faire à part l'analyse des cinq premières séances. Ensuite, il nous faut faire une analyse de la 6e à la 14e séance. Les huit dernières séances seront analysées ensemble.

Durant les cinq premières séances

Nous relevons chez Halim, durant les deux premières séances, une absence de continuité dans le processus associatif. Il nous semble que cette attitude défensive révèle un refus de dévoiler ce qui est refoulé. Il parle de tout ce qui l'entoure, mais de rien qui soit en lien avec son propre vécu.

La restriction de ses paroles montre une mise à distance de la part de Halim. L'absence du goût pour le plaisir est nettement présente chez Halim.

Il semble fuir la réalité, en se montrant égoïste. Il ne pense qu'à lui-même et à son bien-être, dit-il.

À la fin de cette série de séances, il nous raconte un événement qui révèle son manque de contrôle de ses émotions.

De plus, nous l'entendons exprimer, et pour la première fois, sa souffrance vis-à-vis de l'état de Charles. Ceci dit, il exprime cette souffrance en ayant recours à la première personne du pluriel, le nous. Cette expression de souffrance est suivie, rapidement, d'une phrase contradictoire : « Il s'est amélioré », n'est-il pas encore dans le déni ?

De la 6e à la 14e séance

Ce n'est qu'à la 6e séance que Halim se laisse aller dans l'expression de sa peine et de ses fortes émotions. Nous l'entendons aborder des sujets de son vécu à l'intérieur de sa maison, et non pas faire digression en parlant de ce qui se passe avec les gens dans la rue et leurs problèmes.

L'exercice d'écrire sur un carnet de bord était difficile pour lui. Il n'a pas pu écrire, mais cette réflexion, restée dans sa tête, l'a aidé à réaliser la présence de sa famille dans sa vie.

Sa famille occupe, dorénavant, une place devant ses yeux et dans son mental durant la journée. Ce n'est que là que commence le début d'un lien avec son fils Charles.

Un peu plus tard, nous le voyons faire un aller-retour narratif entre son besoin de parler de ses difficultés relationnelles et de revenir sur l'importance de ses propres plaisirs dans sa vie. Le fait de penser d'une manière individualiste ne pourrait-il pas empêcher la personne d'avoir de bonnes relations avec les autres ?

Halim réussit à entretenir son nouveau lien avec son fils, mais il n'a pas encore fait preuve de maîtrise de soi devant sa femme.

Après analyse, il a reconnu sa faute, et décide de reconstruire ses liens avec sa femme.

De même, l'exercice de respiration et le temps de relaxation l'ont aidé à avoir moins de migraines, et moins d'insomnies et, par conséquent, plus de bien-être et moins d'angoisse et d'agitation.

Tous ces moyens ont laissé un impact de médiation facilitant la reconstruction relationnelle entre Halim et sa famille. À la fin de cette série de séances, Halim décide de mettre de l'ordre dans sa journée. Cet ordre lui procure de la paix intérieure, et l'aide à consacrer un temps à Charles, chaque jour.

De la 15e à la 22e séance

Nous remarquons que Halim a pu trouver, après ce temps d'accompagnement, une compréhension du sens de tout ce qu'il a subi, et surtout de donner un sens à sa vie, et par conséquent, de chercher son propre chemin.

Nous l'entendons dire qu'il vit, dorénavant, les sacrifices qu'il fait pour assurer de meilleures conditions pour son fils, autrement. « Avant, je vivais cela comme un calvaire ou une punition. Aujourd'hui, je décide de vivre ce sacrifice avec joie et conviction. »

Au niveau de la tolérance au stress :

Au début de l'accompagnement, ses affects étaient négatifs. Il était impulsif, impatient, violent, nonchalant, pessimiste, souffrant, coléreux. Il pensait au suicide. Maintenant, il prend le temps de respirer et de réfléchir, de « compter jusqu'à dix avant de réagir. »

Dans les dernières séances, nous le voyons heureux, dynamique, plein d'espoir. Il a réussi à trouver un travail de jour, comme il désirait. Il a donc arrêté son travail de nuit, comme agent de sécurité. Il commence à voir et à apprécier les changements en lui et autour de lui. Son impulsivité a bien baissé, grâce à l'exercice de respiration et à la méditation, selon lui.

Ce nouveau travail, durant la journée, va l'aider à mettre un ordre dans sa journée, pour pouvoir garder la paix intérieure dans sa nouvelle vie, et pour prendre un temps avec sa famille, dit-il.

Des affects comme « La paix, la sérénité, le bien-être, la relaxation » apparaissent et prennent la place des affects négatifs cités précédemment.

. Au niveau de sa perception de soi :

Il se considérait un « homme au foyer », et un homme irresponsable qui ne s'engage en rien. Confiant de lui-même, nous le voyons dans les dernières séances décider d'être un homme responsable de sa famille, et de chercher un travail qui lui permettra d'assurer une vie digne à sa famille.

Il estimait être un homme coléreux, pessimiste, et qui ne se contrôle pas. « Dompter ma colère, maîtriser mon impulsivité ; je deviens un homme moins agité ».

. Concernant son adhérence à une croyance :

À la 13e séance, Halim rend grâce au Seigneur. « J'ai senti combien le Seigneur m'aime et combien il prend soin de moi. »

Tout ceci laisse entrevoir une adaptation, et une lueur d'espoir. Halim essaie de retrouver son équilibre et de se structurer mentalement après des événements traumatisants vécus.

SECTION 5 : Anamnèses des quatre parents formant le groupe témoin

Rappelons-le, les quatre personnes formant ce groupe n'ont pas bénéficié d'un accompagnant. Notre travail avec eux s'est limité à deux procédures. Un recueil de données anamnestiques et une passation de questionnaire et de deux tests.

Nous avons fait deux passations pour les deux tests : Traumaq et Connor-Davidson. Un pré-test, suivi d'un post-test, dans un délai de 3 mois.

Pour cela, nous nous contentons d'exposer, dans cette partie, les données anamnestiques de chacun. Quant aux résultats des échelles, pré et post test, ils figurent dans le 4e chapitre de cette partie d'analyse des résultats.

a-Teresa (mère de Nouhad)

- **Données anamnestiques**

Teresa, 34 ans, mariée. Elle a 3 enfants. Nouhad, l'aînée, a 13 ans. Maroun, 11 ans. Rafka, 7ans.

À l'âge de deux ans et demi, les parents ont été informés par le neuropédiatre de leur enfant que Nouhad souffre de troubles sévères du spectre d'autisme.

Teresa a eu son baccalauréat libanais. Elle travaille comme éducatrice au cycle préscolaire, dans une école officielle.

Son mari sert dans l'armée libanaise. Les parents vivent ensemble.

La grossesse s'est passée sans complications significatives. L'accouchement a eu lieu à terme, par voie basse.

b-Saïd (père de Nabil)

- **Données anamnestiques**

Saiid, 53 ans. Père d'une famille. Il a deux enfants. Nabil, 17 ans. Reine, 15 ans.

Il a eu un diplôme de TS en électricité. Il travaille dans son domaine de spécialisation.

Sa femme a un baccalauréat libanais avec deux années universitaires. Elle ne travaille pas. Les parents vivent ensemble.

L'âge de Nabil au jour du diagnostic est 3 ans et demi.

Durant la grossesse, la maman de Nabil n'a pas eu de complications significatives. L'accouchement était à terme, par voie césarienne.

c-Youssouf (père de Raoul)

- **Données anamnestiques**

Youssouf, 51 ans, père de famille. Il a 6 enfants. Raoul est le 3e enfant. Il a 14 ans.

Il est atteint de troubles du spectre d'autisme. Le jour du diagnostic, Raoul avait 3 ans.

Youssouf a fait des études universitaires en droit. Il a obtenu sa licence. Il travaille dans le domaine scolaire, comme responsable d'un cycle dans une école privée.

La femme de Youssouf ne travaille pas. Elle est femme au foyer. Elle prend soin de sa maison. Les parents vivent ensemble.

La maman de Raoul n'a pas eu de complications significatives durant sa grossesse. Son accouchement a eu lieu à terme, par voie basse.

d-Colette (mère de Jean)

- **Données anamnestiques**

Colette, 49 ans, mère d'une famille. Elle a trois enfants. Miled, 27 ans. Denise, 23 ans. Jean, 17 ans. L'âge de Jean, au jour du diagnostic, est 3 ans.

Colette est mariée, et vit avec son mari. Elle ne travaille pas. Elle est femme au foyer.

Son mari travaillait dans l'armée. Actuellement, il est au chômage. Il a l'âge de la retraite.

Durant la grossesse, il y a eu prise d'antibiotiques à cause d'une bronchite. De plus, elle a vécu un traumatisme psychologique, suite à des problèmes conjugaux.

L'accouchement a eu lieu à terme, par voie césarienne.

CHAPITRE 6 : SYNTHESE DES RESULTATS QUALITATIFS ET DISCUSSION DES HYPOTHESES OPERATIONNELLES

SECTION 1 : Synthèse des résultats

Première hypothèse opérationnelle : l'impact de l'accompagnement psychologique d'inspiration psychanalytique sur la tolérance au stress des parents libanais d'enfant atteint de troubles du spectre d'autisme

Des parents libanais ayant un enfant atteint de TSA, qui suivent un accompagnement psychologique d'inspiration psychanalytique, présenteraient une meilleure tolérance au stress par rapport à leur état antérieur, en comparaison aux parents qui ne suivent aucun accompagnement.

. Concernant Abed

L'accompagnement psychologique, d'inspiration psychanalytique, a laissé un impact positif sur la tolérance au stress chez Abed, père de Sama atteinte de TSA, par rapport à son état antérieur.

. Concernant Anicet

L'accompagnement psychologique, d'inspiration psychanalytique, a laissé un impact positif sur la tolérance au stress chez Anicet, mère de Charles atteint de TSA, par rapport à son état antérieur.

. Concernant Augustine

L'accompagnement psychologique, d'inspiration psychanalytique, a laissé un impact positif sur la tolérance au stress chez Augustine, mère de Tarek atteint de TSA, par rapport à son état antérieur.

. Concernant Halim

L'accompagnement psychologique, d'inspiration psychanalytique, a laissé un impact positif sur la tolérance au stress chez Halim, père de Charles atteint de TSA, par rapport à son état antérieur.

Deuxième hypothèse opérationnelle : l'impact de l'accompagnement psychologique d'inspiration psychanalytique sur la perception de soi des parents libanais d'enfant atteint de troubles du spectre d'autisme.

Des parents libanais ayant un enfant atteint de TSA, qui suivent un accompagnement psychologique d'inspiration psychanalytique, présenteraient une meilleure perception de soi par rapport à leur état antérieur, en comparaison avec les parents qui ne suivent aucun accompagnement.

. Concernant Abed

L'accompagnement psychologique, d'inspiration psychanalytique, a laissé un impact positif sur la perception de soi chez Abed, père de Sama atteinte de TSA, par rapport à son état antérieur

. Concernant Anicet

L'accompagnement psychologique, d'inspiration psychana-lytique, a laissé un impact positif sur la perception de soi chez Anicet, mère de Charles atteint de TSA, par rapport à son état antérieur.

. Concernant Augustine

L'accompagnement psychologique, d'inspiration psychana-lytique, a laissé un impact positif sur la perception de soi chez Augustine, mère de Tarek atteint de TSA, par rapport à son état antérieur.

. Concernant Halim

L'accompagnement psychologique, d'inspiration psychana-lytique, a laissé un impact positif sur la perception de soi chez Halim, père de Charles atteint de TSA, par rapport à son état antérieur.

Troisième hypothèse opérationnelle : l'impact de l'accompagnement psychologique d'inspiration psychanalytique sur les affects des parents libanais d'enfant atteint de troubles du spectre d'autisme.

Des parents libanais ayant un enfant atteint de TSA, qui suivent un accompagnement psychologique d'inspiration psychanalytique, présenteraient un niveau d'affects positifs plus élevé par rapport à leur état antérieur, en comparaison avec les parents qui ne suivent aucun accompagnement.

. Concernant Abed

L'accompagnement psychologique, d'inspiration psychanalytique, a laissé un impact positif sur les affects chez Abed, père de Sama atteinte de TSA, par rapport à son état antérieur

. Concernant Anicet

L'accompagnement psychologique, d'inspiration psychanalytique, a laissé un impact positif sur les affects chez Anicet, mère de Charles atteint de TSA, par rapport à son état antérieur

. Concernant Augustine

L'accompagnement psychologique, d'inspiration psychanalytique, a laissé un impact positif sur les affects chez Augustine, mère de Tarek atteint de TSA, par rapport à son état antérieur.

. Concernant Halim

L'accompagnement psychologique, d'inspiration psychanalytique, a laissé un impact positif sur les affects chez Halim, père de Charles atteint de TSA, par rapport à son état antérieur.

Quatrième hypothèse opérationnelle : l'impact de l'accompagnement psychologique d'inspiration psychanalytique sur l'adhérence des parents libanais d'enfant autiste à leur croyance ou conviction (philosophique, religieuse, éthique, politique, existentielle, etc.)

Des parents libanais ayant un enfant atteint de TSA, qui suivent un accompagnement psychologique d'inspiration psychanalytique, présenteraient un déblocage de leur adhérence à une croyance par rapport à leur état antérieur, en comparaison avec les parents qui ne suivent aucun accompagnement.

. Concernant Abed

L'accompagnement psychologique, d'inspiration psychanalytique, a laissé un impact positif sur le déblocage de l'adhérence à une croyance chez Abed, père de Sama atteinte de TSA, par rapport à son état antérieur.

. Concernant Anicet

L'accompagnement psychologique, d'inspiration psychanalytique, a laissé un impact positif sur le déblocage de l'adhérence à une croyance chez Anicet, mère de Charles atteint de TSA, par rapport à son état antérieur.

. Concernant Augustine

L'accompagnement psychologique, d'inspiration psychanalytique, a laissé un impact positif sur le déblocage de l'adhérence à une croyance chez Augustine, mère de Tarek atteint de TSA, par rapport à son état antérieur.

. Concernant Halim

L'accompagnement psychologique, d'inspiration psychanalytique, a laissé un impact positif sur le déblocage de l'adhérence à une croyance chez Halim, père de Charles atteint de TSA, par rapport à son état antérieur.

Pour conclure, il nous semble important de dire que les résultats des outils psychométriques ont confirmé cette analyse des résultats de l'accompagnement. Un changement positif a été remarqué dans les résultats du test Connor-Davidson et dans l'échelle Traumaq.

Cependant, les résultats du groupe témoin dans les deux passations étaient semblables, au niveau des deux tests utilisés. Ce groupe n'a pas eu un accompagnement psychologique. Dans le chapitre suivant, nous allons développer ces résultats quantitatifs, d'une manière bien détaillée.

SECTION 2 : Discussion et proposition d'une démarche d'accompagnement

« Il faut interpréter le passé à la lumière du présent pour donner sens aux événements accomplis [...] quand on raconte son passé, on ne le revit pas, on le reconstruit [...] pour faire un récit, on utilise les éléments du passé. Mais tout ne fait pas événement dans une vie. On ne met en mémoire que ce à quoi on a été rendu sensible. » (Cyrulnik, 1999).

Nous tenons à préciser, avant tout, le principe et le fondement de notre projet de proposer une démarche d'accompagnement. C'est en premier lieu afin de fournir aux parents ayant un enfant souffrant de TSA une occasion d'une prise de conscience de leurs propres capacités, afin de pouvoir les mobiliser pour faire face aux difficultés qui les entourent, et les aider à gérer des conflits qui s'imposent comme un fardeau mental permanent.

Tout d'abord, nous allons présenter nos objectifs au regard de la démarche proposée. Ensuite, nous rappellerons les grandes lignes concernant la forme de notre proposition d'accompagnement psychologique.

Nous exposerons les principaux axes sur lesquels se fonde notre méthode d'accompagnement.

Nous clôturerons ce chapitre par une description du contenu et des méthodes proposées durant les séances.

Les objectifs de cette démarche

Notre démarche vise plusieurs objectifs. En particulier :

- Accompagner et soutenir les parents
- Être à l'écoute de leur souffrance.
- Inciter les parents à se focaliser dans leur rôle parental.
- Renforcer le lien entre les parents et leur enfant.
- Aider les parents à trouver des moyens pour surmonter leurs difficultés, et pour se reconstruire mentalement après un événement traumatique.
- Amener les parents à mieux vivre avec la réalité, certes, dure, mais pas fatale
- Aider les parents à retrouver un certain équilibre entre leur vie comme parent, comme conjoint, comme personne humaine sociale qui a ses besoins et ses limites.
- Aider à améliorer la santé mentale, biopsychologique, ainsi que les relations sociales, familiales et professionnelles.

La forme ou l'aspect extérieur de notre accompagnement

Notre étude porte sur quatre parents libanais, ayant un enfant atteint de troubles du spectre d'autisme. Il s'agit de deux pères et deux mères, qui n'ont pas eu un accompagnement psychologique auparavant.

Notre mode d'accompagnement est semi-directif. Notre méthode qualitative, utilisée dans cette présente recherche, a permis d'orienter en partie le discours des personnes accompagnées, autour de quatre thèmes définis au préalable.

Nous nous sommes focalisés par un dispositif relationnel lié aux interventions des participants. Le caractère « directif », dans nos entretiens semi-directifs, servait à revenir sur les quatre concepts opératoires de résilience, que nous avons choisis, et qui représentent les quatre volets de la vie psychique : affectif, cognitif, social et conatif. Citons-les :

- La tolérance ou l'intolérance au stress, du volet cognitif
- Les affects positifs ou négatifs, du volet affectif
- La perception positive ou négative de soi, du volet social
- L'adhérence ou la non-adhérence à une croyance (religieuse, philosophique, éthique, politique, existentielle, etc.), du volet conatif.

Étalées sur trois mois, le rythme des séances fut de deux fois par semaine. En total, nous avons effectué environ 25 séances avec chacun des quatre participants du groupe expérimental. La durée de la séance a varié entre 45 et 55 minutes.

Notre travail s'apparente à un type de soutien psychologique. Rappelons-le, l'écoute contenante serait la matière première de la toile brodée. Bien que notre accompagnement soit d'inspiration psychanalytique, cela ne nous a pas empêchés de nous inspirer d'autres approches, en particulier, l'approche cognitive comportementale.

Des facteurs de médiations, comme la positivité, le travail de la respiration, la méditation, ont été d'un grand soutien pour les personnes accompagnées.

Les cinq principaux axes de notre accompagnement psychologique d'inspiration psychanalytique

- L'écoute dans un cadre contenant
- Le travail est penché sur le vécu psychique conscient, plutôt qu'inconscient
- Le vécu quotidien, et les quatre volets choisis, composant la vie psychique : la perception de soi, les affects positifs ou optimismes, la tolérance au stress, et l'adhérence à une croyance
- La narration des souvenirs du passé, et la tentative d'une construction du lien
- La projection dans l'avenir et la construction d'un sens de la vie

Le contenu de l'accompagnement et les astuces pragmatiques proposés

Nul n'est à l'abri de rechutes. Qu'il soit résilient ou non résilient. Qu'il ait bénéficié d'un soutien psychologique ou pas. À chaque instant, la résilience met en jeu l'interaction entre l'individu et son entourage, entre les empreintes de son vécu antérieur et le contexte du moment présent. Toute personne désirant se reconstruire mentalement en s'appuyant sur le potentiel résilient qui existe en elle est invitée à :

- Continuer à avoir le goût de vivre
- Cultiver les points forts, les points positifs et les points qui donnent vie
- Prise de conscience de ses qualités et de ses points défavorisés
- Aimer la vie, malgré ses multiples aspects de morts et de souffrances
- S'exercer à faire face à la souffrance
- Raconter, lier et se relier
- Ne pas se résigner, et ce, en mobilisant toutes ses capacités internes et externes
- Apprendre à habiter le présent. Être fidèle à l'instant présent : vivre l'ici et le maintenant
- Écouter son corps et ses besoins
- Prendre chaque jour un temps pour soi. Une pause pour se reposer, et pour se procurer du plaisir (promenade, musique, café, etc.)
- Gérer la journée : penser un ordre du jour pour être concentré sur l'instant présent

- Passer d'une chose à l'autre en se focalisant sur le positif : le beau et le bien
- Discerner les facteurs et les comportements qui donnent de la paix intérieure, de la joie, de la consolation, et ceux qui lui sèment l'angoisse, le trouble dans le mental, la désolation et la détresse
- Être dans l'Action de grâce pour ce que nous avons déjà
- Prendre l'habitude d'écrire sur un petit carnet ses pensées, ses projets, ses hauts et bas, les fluctuations du moral, et leur fréquence
- Ne pas oublier le principe que rien ne dure. Croire, et avoir l'espoir en un possible changement
- Se projeter dans l'avenir à travers de petites décisions qui seront une nouvelle source de vie en plénitude
- Prendre l'habitude de réfléchir et de respirer avant de répondre
- Chercher à comprendre l'autre, sans pour autant le juger
- Apprendre à s'exprimer, tout en respectant le « quand le dire » et « comment le dire »
- Apprendre avant d'entrer en dialogue
- Se faire de l'autosuggestion, par des formules telles que « je vais bien ; tout va bien ; j'y arriverai, etc. ». Et, précisément, comme l'écrit Émile Coué de La Châtaigneraie : « Si, étant malades, nous nous imaginons que la guérison va se produire, celle-ci se produira si elle est possible. Si elle ne l'est pas, nous obtiendrons le maximum d'améliorations qu'il est possible d'obtenir ».
- Avoir mentalement le concept d'une boule de neige : parler, penser et faire le bien engendre davantage de bien. De même pour le mal
- Choisir la positivité dans son approche des événements de tous les jours : voir le verre à demi plein et non pas à demi vide
- Laisser le temps agir. S'exercer à patienter
- Construire la conviction que rien ne dure. Donc, penser que le moment le plus noir est le début d'une nouvelle aube
- Prendre un temps dans la journée pour se consacrer à soi-même : un petit temps dans la journée pour se faire du plaisir (écouter la musique, prendre un café, faire un shopping, faire une marche dans la nature, s'offrir de petits cadeaux, etc.)

Pour conclure, nous pouvons considérer que cette proposition de démarche d'accompagnement vise à fournir aux parents un soutien essentiel pour faire face au vécu extrêmement difficile, lorsque l'on a un enfant atteint de troubles du spectre d'autisme. Nous cherchons à améliorer la qualité de vie de la famille, et à réduire le stress, en favorisant les prises de décision et la résolution de problèmes.

Notre but dans cette proposition méthodologique est de faciliter la vie des personnes concernées par la problématique de TSA, et d'aider les parents à s'adapter aux conditions difficiles de leur quotidien, sans pour autant les accepter, et à se projeter dans l'avenir à travers de nouveaux projets, qui peuvent être une source de vie en plénitude.

CHAPITRE 7 : CONCLUSION, LIMITES ET PISTES DE RÉFLEXION

L'objectif de ce travail est d'analyser si l'accompagnement psychologique d'inspiration psychanalytique apporté à des parents ayant un enfant souffrant de TSA apparaît comme une variable prédictive d'une amélioration de la résilience et de la qualité de vie de ces parents et si son absence entraîne, au contraire, une augmentation du fardeau qu'ils ressentent.

L'analyse des grandes lignes de cet accompagnement montre son impact positif sur la capacité de résilience chez des parents libanais ayant un enfant atteint de troubles du spectre d'autisme. En effet, une mise en place d'une mobilisation des capacités internes et externes chez ces parents a eu lieu. L'accompagnement psychologique leur a permis de ne plus rester figer dans leurs troubles psychiques, mais de se déplacer pour sortir de leur « tunnel noir » et trouver un sens aux événements traumatisants qu'ils ont rencontrés. |Ces événements difficiles sont toujours là, mais ce sont les parents libanais ayant un enfant atteint de TSA, eux-mêmes, qui ont changé leur manière d'approcher cette réalité.

Rappelons-le, la résilience, comme nous l'avons définie, est un processus dynamique qui n'est jamais totalement acquis, et qui se construit dans l'interaction du sujet avec son environnement.

Dans ce sens, notre objectif avec la présente recherche semble être réalisé. Nous avons pu aider, avec différentes méthodes complémentaires, des parents ayant un enfant atteint de troubles du spectre d'autisme. Le mérite de cette aide est surtout dû à l'accompagnement psychologique d'inspiration psychanalytique.

Durant 25 séances, étalées sur une durée de trois mois, quatre parents, dont deux mères et deux pères, ont témoigné d'un développement de reconstructions dans leur fonctionnement psychique. Ce développement s'est manifesté à travers quatre concepts opératoires de la résilience. La tolérance au stress, les affects, la perception de soi et l'adhérence à une croyance (religieuse, philosophique, éthique, politique, existentielle, etc.).

Ces parents libanais, ayant un enfant atteint de troubles du spectre d'autisme, se sont « déplacées » pour sortir de leur « tunnel noir », pour découvrir le sens des événements difficiles qu'elles ont rencontré. Cette prise de conscience du sens les a poussés à se projeter dans leur vie au présent, et au futur, ce, afin de reconstruire leurs relations familiales, conjugales, sociales et professionnelles.

En d'autres termes, ces personnes traumatisées, dont l'enfant a été diagnostiqué avec un trouble du spectre de l'autisme, ne sont pas restées dans des situations de manque de tolérance au stress, habitées par des affects loin d'être positifs, ayant une perception de soi bien négative et souffrant d'un blocage dans leur adhérence à une croyance, là où elles étaient avant l'accompagnement.

Nous les voyons se reconstruire pour quitter le passé, habiter le présent et se projeter dans le futur. Les événements difficiles sont toujours là, mais ce sont les personnes elles-mêmes qui ont changé leur manière d'aborder cette réalité.

Le travail clinique d'inspiration psychanalytique, auprès des parents ayant un enfant souffrant de TSA, comme celui que nous avons mené, est peu pratiqué, d'où l'intérêt de cette recherche (Rey-Flaud, 2010). Finalement, nous espérons que notre contribution, avec ses limites, permettra cependant d'améliorer et de mieux adapter les interventions et les pratiques de soutien auprès des parents ayant un enfant atteint de TSA.

L'intérêt de cette recherche apparaît aussi dans notre désir d'aider des personnes rencontrant des difficultés à aborder les problèmes qu'ils rencontrent dans leurs trajectoires de vie, et ceci, d'une façon constructive, à partir d'une mobilisation de leurs ressources internes et externes.

La vulnérabilité des personnes en question, et leurs différentes réactions potentielles face à de telles situations difficiles, avec les risques qui en découlent, plaident d'une manière cruciale pour un accompagnement psychologique. Cet accompagnement, renforcé dans de telles conditions, remet en scène toute l'histoire des parents. Ceci met en évidence le besoin d'une recherche qualitative comme celles que nous avons mises en œuvre.

La portée scientifique de notre recherche vise à améliorer la qualité de vie des parents libanais ayant un enfant atteint de TSA. Pour ce faire, nous proposons une liste de « médiations thérapeutiques » (Brun, 2019) qui pourront les aider à mieux s'adapter à la situation difficile que représente le Trouble du Spectre de l'Autisme de leur enfant.

Cooper (2006) relève le fait que « les parents rapportent un manque d'aide et d'écoute de la part des professionnels. L'aide apportée semble insuffisante face à la demande de ces parents dans la détresse. » Les différentes aides apportées à l'enfant sont extrêmement importantes, mais à elles seules, ne permettent pas la diminution de la charge négative liée au handicap, et, par la suite, ne contribuent pas à l'amélioration de la qualité de vie familiale. Ceci ne nous impose-t-il pas de travailler pour multiplier la mise en place des unités spécialisées prenant en charge des personnes souffrantes à la suite d'événements très difficiles survenus dans leur vie ?

Nous avons essayé, à travers notre recherche, de faire en sorte de construire, avec chacune des personnes y ayant participé, une relation forte, fondée sur la confiance et la relation bienveillante à autrui. Pour cela, une des influences les plus personnelles que nous puissions reconnaître est celle de Jésus de Nazareth : « Heureux les affligés, car ils seront consolés ». La résilience des parents d'enfants autistes, lorsqu'elle se manifeste, est plus qu'une consolation. C'est une reconstruction.

L'entretien clinique que nous avons assuré aux parents était une réponse à une personne demandeuse d'aide, et aussi une invitation à s'exprimer et à chercher à comprendre. En d'autres termes, le but ultime est d'amener les parents à « prendre conscience », à « vivre avec », à « s'engager dans la relation », à « s'adapter à cette situation difficile » sans pour autant l'accepter.

Limites de la recherche

Nous rappelons que nous n'avons pas eu recours à des épreuves projectives dans notre recherche. Pour cela, nous ne pouvons pas prétendre comprendre le fonctionnement psychique inconscient, car nous n'avons pas des données objectives qui nous permettraient de le faire.

Cependant, l'accompagnement psychologique, d'inspiration psychanalytique mis en œuvre, semble être, à la fois, un outil d'investigation, mais aussi un outil d'intervention. Nos reformulations, nos reprises et nos inférences, qui ont eu lieu de temps en temps, ont donné lieu à une restructuration des idées des personnes. Cette manière d'intervention était nécessaire, pour orienter le discours vers l'essentiel, vers la variable dépendante qu'est le niveau de résilience, afin d'évaluer la qualité du processus qui se met en place.

Nous relevons aussi le petit nombre de parents qui a composé notre échantillon. La question de la taille de l'échantillon pourrait poser problème sur la signification des résultats obtenus. Mais, rappelons encore une fois que, pour faire une étude sur un grand nombre de personnes réparties sur tout le territoire libanais, elle doit être effectuée sur internet. Or, un nombre considérable de parents d'enfants atteints de TSA au Liban ne dispose pas d'internet d'une manière continue à leur domicile.

De plus, parmi les bienfaits d'une étude qualitative faite sur un petit nombre de personnes, notons que l'enquêteur est présent auprès des personnes à aider. Cette présence pourrait permettre aux sujets de poser des questions, de partager plus facilement leur vécu émotionnel, relationnel, cognitif et conatif.

Ouvertures de pistes

Nous voyons Cooper parler d'une réalité vécue en France, un pays qui investit des moyens considérables au profit de la problématique des enfants souffrant d'autisme, de leurs parents et des personnes qui prennent soin des personnes concernées.

À quoi pouvons-nous nous attendre dans notre pays, alors que nous vivons dans une angoisse perpétuelle de contracter un simple rhume, parce que les médicaments sont souvent en rupture de stock et que les hôpitaux manquent du matériel essentiel pour recevoir un patient infecté par un virus intestinal ?

L'une des difficultés citées par les parents ayant un enfant autiste était celle de la fermeture des centres prenant soin de leurs enfants durant les vacances d'été. Selon les parents, l'enfant régresse durant cette période, qui dure entre 3 et 4 mois sur l'année. N'est-il pas nécessaire de lancer un cri d'urgence pour assurer une prise en charge des enfants d'une manière continue ? Sensibiliser tous les centres qui prennent en charge des enfants souffrant d'autisme sur cette difficulté, afin de prendre ceci en considération ?

L'intérêt international du produit de la recherche

Cependant, ayant soumis au fil des mois certains de nos travaux à des personnalités de différents territoires, nous pouvons constater que le produit de cette recherche, menée au Liban, pourra concerner bien des parents, enseignants, thérapeutes, etc., concernés par le sujet, dans d'autres pays. Par conséquent, nos discussions avec madame Lydie Saint-Victor, membre de l'Atelier de Pratiques Psycho-Sociales, enseignante et conseillère de l'Académie de Guadeloupe (France), chargée de l'inclusion et, dans ce contexte, des enfants atteints de TSA, furent extrêmement enrichissantes. Selon elle, le produit de notre recherche sera très utile dans ces territoires antillais extrêmement éloignés du Liban, mais où les parents ayant un enfant avec TSA vivent des situations mentales, familiales, etc., avec des souffrances très proches de celles des parents libanais.

De même, le Dr Didier Mauro, membre de l'Académie des Sciences d'Outre-Mer de la République française et membre de l'Académie Nationale de la République de Madagascar, a souligné l'intérêt international du produit de notre recherche en ces termes : « Partout où mes recherches m'ont mené, en Afrique, en Amérique latine, en Asie, et bien sûr, en Europe, j'ai pu constater que les parents ayant un enfant avec un TSA, vivent de profondes souffrances mentales. Il existe, bien sûr, partout, des dispositifs d'accompagnement. Mais il faut constamment explorer de nouveaux dispositifs thérapeutiques. Innover. En ce sens, chère Sœur Gloria Douaihy, le produit de votre recherche apporte une contribution novatrice qui sera des plus intéressantes pour tous, celles et ceux qui s'impliquent afin de contribuer à permettre aux parents considérés de construire une résilience, et de trouver, autant que faire se peut dans leur situation, le chemin d'un bonheur. »

RÉFÉRENCES

Alerini, P. (2011). L'autisme : symptôme de l'antipsychanalyse ? Essaim, 27, 7-31.

American Psychiatric Association. (1987). DSM-III-R: Diagnostic and Statistical Manual of Mental Disorders (3rd Édition).

American Psychiatric Association. (2000). DSM-IV-TR : Manuel diagnostique des troubles mentaux. Masson.

American Psychiatric Association. (2013). DSM-V: Diagnostic and Statistical Manual of Mental Disorders (5th edition).

American Psychiatric Association. (2013). Mini DSM-V : Diagnostic and Statistical Manuel of Mental Disorders (5th edition).

Anaut, M. (2007). Humour et résilience à l'école. Dans : École et Résilience. Cyrulnik et Pourtois. Odile Jacob.

Anthony, E.J. (1980). Le syndrome de l'enfant psychologiquement invulnérable. PUF.

Anthony, E.J. (1982). L'Enfant vulnérable. PUF.

Anzieu, D. (1985). Le Moi-peau et la psychanalyse des limites. Dunod.

Audibert, C. (2011). L'incapacité d'être seul. Payot et Rivages.

Barabé, N., & Davidse, C. L. (2004). La question de la réversibilité du démantèlement chez un adulte autiste. Cliniques méditerranéennes, 2(70), 287-306. https://hal.science/hal-01513788/document

Baron-Cohen, S. (1991). The development of a theory of mind in autism deviance or delay? Psychiatric Clinics of North America, 14, 33-51.

Barrer, L. (2020). Le concept de démantèlement sensoriel dans l'autisme et la démarche scientifique. Perspectives Psy, 59, 175-183. https://doi.org/10.1051/ppsy/202059175

Bendris, P. (2018). LA RÉSILIENCE. https://www.linkedin.com/pulse/la-resilience-patricia-bendris/?originalSubdomain=fr

Berger, J. (2014). Sortir de l'autisme. Buchet.

Bergeret, J. (1974). La Personnalité normale et pathologique. Dunod..

Bioy, A., Castillo, MC., & Koenig, M. (2021). Les méthodes qualitatives en psychologie Clinique et psychopathologique. Dunod.

Boddaert, G. (2017). Sécurité informatique : de la résistance à la résilience. L2D-Information, données et documents, 3(54), 42.

Bourbeau, P. (2016). Résiliences : ressemblances dans la diversité. Odile Jacob.

Bourdieu, P. (1969). La distinction, critique sociale du jugement. Minuit.

Bourdieu, P. (1993). La misère du monde. Seuil.

Bouterfas, N., Desrumaux, P., Leroy-Fremont, N., & Boudenghan, M. (2016). Charge de travail, justice, soutien et résilience : quels effets sur l'épuisement professionnel des travailleurs sociaux et quelles médiations par la satisfaction des besoins ? Les Cahiers Internationaux De Psychologie Sociale, Numéro 110(2), 177–207. https://doi.org/10.3917/cips.110.0177

Brelet-Foulard, F., Chabert, C., & Azoulay, C. (2003). Nouveau Manuel du TAT. Dunod

Brown, W.K. (1982). Les évolutions positives de l'enfant vulnérable : présentation d'un cas de comportement délinquant. PUF.

Brun, A. (2019). Les médiations thérapeutiques. Eres.

Buten, H. (2001). Ces enfants qui ne viennent pas d'une autre planète, les autistes. Gallimard-Jeunesse. Paris

Carns, T., & Hotchkin, W. (2002). Therapeutic justice. Alaska Law Review, 19, 1-55.

Chabert, C. (1998). La psychopathologie à l'épreuve du Rorschach. Dunod.

Chabrol, H. (2005). Les mécanismes de défense. Recherche en soins infirmiers, 82, 31-42. https://doi.org/10.3917/rsi.082.0031

Comprendre l'autisme. (n.d.). Histoire de l'Autisme. https://comprendrelautisme.com/lautisme/histoire-de-lautisme/

Crocq, L. (2014). Traumatismes psychiques. Elsevier Masson.

Cusin, J. (2012). Le conseiller en bilan de compétences du CIBC 33 : Un tuteur de résilience pour les personnes en situation d'échec professionnel ? Dans : Association de Gestion des Ressources Humaines.p.79. https://www.cairn.info/revue-agrh1-2012-4-75.htm

Cyrulnik, B. (1999). Un merveilleux malheur. Odile Jacob.

Cyrulnik, B. (1999). Un merveilleux Malheur. Odile Jacob.

Cyrulnik, B. (2001). Les vilains petits canards. Odile Jacob.

Cyrulnik, B. (2004). Parler d'amour au bord du gouffre. Odile Jacob.

Cyrulnik, B. (2005). Le murmure des fantômes. Odile Jacob.

Cyrulnik, B. (2010). Autobiographie d'un épouvantail. Odile Jacob.

Cyrulnik, B. (2012). Le principe de résilience ou comment guérir de ses traumatismes et de ses blessures. Weelearn.

Cyrulnik, B. (2014). Sauve-toi, la vie t'appelle. Odile Jacob.

Cyrulnik, B., & Delage, M. (2010). Famille et Résilience. Odile Jacob.

Cyrulnik, B., & Elkaim, M. (2009). Entre résilience et résonance : À l'écoute des Émotions. Broche.

Cyrulnik, B., & Jorland, G. (2012). Résilience, connaissances de base. Odile Jacob.

Damasio, A. R., & Maurer, R. G. (1978). A neurological model of childhood autism. Archives of Neurology, 35, 777-786.

Damiani, C., & Pereira-Fradin, M. (2006). TraumaQ : Questionnaire d'évaluation du traumatisme. Pearson.

De Mijolla-Mellor, S. (2009). Le choix de la sublimation. PUF.

De Tychey, C., & Lighezzolo, J. (2004). L'évaluation de la résilience : quels critères diagnostiques envisager ? Perspectives Psy, 43(3), 226–233. https://doi.org/10.1051/ppsy/2004433226

De Tychey. (2001). Surmonter l'adversité : les fondements dynamiques de la résilience. Cahiers de psychologie clinique, 16, 56.

Deessi. (2018). Le Cloud accélérateur de croissance pour les PME. https://ivision.fr/resilience-informatique-definition-outils-et-mise-en-œuvre/le

Delage, M. (2004). Résilience dans la famille et tuteurs de résilience. Thérapie familiale, 3(25), 339-345.

Delage, M. (2012). Résilience et famille. Dans : Résilience : connaissances de base. Odile Jacob. p.100.

Delion, P. (2002). La souffrance psychique du bebe : Approches Pluridisciplinaires. Sous la Direction de Pierre Delion, ESF Collection « La vie de l'enfant ». EME Éditions Sociales Françaises -ESF

Englander, H. (2007). École et Résilience. Odile Jacob.

Erikson, E. (1967). Theory on child development.

Ferenczi, S. (1982). Réflexions sur le traumatisme. Payot.

Ferrari, P. (1999). L'autisme infantile. PUF.

Fischman, G. (2009). L'évaluation des psychothérapies et de la psychanalyse. Masson.

Fonagy, P., Steele, M., Steele, H., Higgitt, A., & Target, M. (1994). The Emanuel Miller Memorial Lecture 1992 The Theory and Practice of Resilience. Journal of Child Psychology and Psychiatry, 35(2), 231–257. https://doi.org/10.1111/j.1469-7610.1994.tb01160.x

Fontaine, A.M., & Antunes, C. (2007). Famille et résilience en milieu scolaire. Dans : École et Résilience. Odile Jacob.

Fortin, L., & Bigras, M. (2000). La résilience des enfants : facteurs de risque, de protection et modèles théoriques. Pratiques Psychologiques, 1, 49-63.

Freud, A. (1968). L'enfant dans la psychanalyse. Gallimard.

Freud, A. (2001). Le moi et les mécanismes de défense (15e édition). PUF.

Freud, S. (1916). Introduction à la psychanalyse. Édition PDF. Les inventeurs d'incroyance.

Frith, U. (1991). L'énigme de l'autisme. Odile Jacob.

Gannagé, M. (1998). L'enfant, les parents et la guerre. Delta.

Garmezy N. (1993). Children in poverty: resilience despite risk. Psychiatry, 56(1), 127–136. https://doi.org/10.1080/00332747.1993.11024627

Garmezy, N. (1985). Stress Resistant Children: The search for protective factors. Pergamon press.

Gérard, S., & Gagnon, D. (2017). Le concept de résilience comme indicateur de différenciation sociale des communautés métisses du Canada. Anthropologie et sociétés, 41, (3). 267—286. https://www.erudit.org/en/

Gianfrancesco, A. (1999). La résilience : du mythe a la réalité : Essai d'interprétation historique. ERES.

Golse, B. (1999). Le développement affectif et intellectuel de l'enfant. Masson.

Golse, B., & Delion, P. (2013). Autisme : état des lieux et horizons. Erès.

Goutte, S. (2018). Types de suivis psychologiques et approches théoriques - Psy Bordeaux. http://www.cabinet-goutte.fr/suivis-psychologiques/

Haddad, T. (2013). La résilience des familles ayant un enfant en situation d'infirmité motrice cérébrale. Mémoire de Master en psychologie clinique, Université Abderrahmane Mira De Bejaia.

Haute Autorité De Santé. (2012). Autisme et autres troubles envahissants du développement : interventions éducatives et thérapeutiques coordonnées chez l'enfant et l'adolescent. https://www.has-sante.fr/jcms/c_953959/fr/autisme-et-autres-troubles-envahissants-du-developpement-interventions-educatives-et-therapeutiques-coordonnees-chez-l-enfant-et-l-adolescent

Houssier, E. (2002). Clinique du traumatisme et résilience : regard sur le parcours de B. Bettelheim. Pratiques psychologiques, 1, 65-73.

INERIS. (2021). Comment définir le risque ? https://www.ineris.fr/fr/risques/est-risque/comment-definir-risque

Ionescu, S. (2016). Résiliences, ressemblances dans la diversité. Odile Jacob.

Josse, E. (2019). Le traumatisme psychique chez l'adulte. De Boeck.

Kaëss, R. (2008). Définitions et approches du concept de lien. Adolescence, 26(3). 736-780

Koninckx, G., & Teneau, G. (2010). Résilience organisationnelle : Rebondir face aux turbulences. De Boeck.

Korff-Sausse, S. (2003). Le trauma : de la sidération à la création. Dunod.

Korff-Sausse, S. (2016). Bion, une psychanalyse sans mémoire. Revue Française de Psychanalyse, 2(80), 374-385.

Lacan, J. (1945). Le stade du miroir dans la formation du Je. Revue Française de psychanalyse, 4, 449-560.

Laplanche, J., & Pontalis, J.B. (1996). Vocabulaire de la psychanalyse. PUF.

Lecomte, J. (2004). Guérir de son enfance. Odile Jacob.

Lecomte, J. (2010). Guérir de son enfance. Odile Jacob.

Lemay, M. (2004). L'Autisme aujourd'hui. Éditions Odile Jacob.

Les Grandes Conférences Catholiques. (2024). Programme. Les grandes conférences catholiques https://www.grandesconferences.be/

Lièvre, P. (2016). 5. La construction de l'hypothèse. Dans : P. Lièvre, Manuel d'initiation à la recherche en travail social (pp. 85-91). Presses de l'EHESP.

Lighezzolo, J., & De Tychey, C. (2004). La résilience : Se reconstruire après le traumatisme. Université de Lorraine. In Press.

Lozinski, K, & Guilé, J.M. (2009). Place de l'écholalie différée dans le développement de la communication chez un enfant présentant un autisme de Kanner. Perspectives Psy, 48, 72-83.

Mahler, M. (1973). Psychose infantile. Payot.

Maisondieu, J., & Metayer, L. (2009). Les thérapies familiales. Puf.

Manciaux, M. (2001). La résilience : Un regard qui fait vivre. Études, 395, 321-330. https://doi.org/10.3917/etu.954.0321

Manciaux, M. (2001). La résilience : un regard qui fait vivre. Revue de culture contemporaine, 10(4), 321-330.

Manciaux, M. (2007). L'agression sexuelle : coopérer au-delà des frontières. Cifas 2005.

Martin, S. (2005). La résilience dans les modèles de systèmes écologiques et sociaux. Thèse de doctorat. Mathématiques. École normale supérieure de Cachan.

Matar Touma, V. (2022). Accompagner les personnes déficientes auditives. De Boeck.
Mays, N., & Pope, C. (1995). Qualitative research in health care. Wiley Blackwell.
Meltzer, D. (1980). Explorations dans le monde de l'autisme. Payot.
Michallet, B. (2009). Résilience : Perspective historique, défis théoriques et enjeux cliniques, in, Frontières, 22, (1-2), 10-18. https://doi.org/10.7202/045021ar
Michallet, B. (2010). Résilience. Frontières, 22(1–2), 10–18. https://doi.org/10.7202/045021ar
Michaud, P.A. (1999). La résilience : un regard neuf sur les soins et la prévention. Archives Pédiatriques, 6(8), 827-831.
Ministère du Travail de la Santé et des Solidarités. (2023). Troubles du neurodéveloppement : autisme, Dys, TDAH, TDI. handicap.gouv.fr. https://handicap.gouv.fr/troubles-du-neurodeveloppement-autisme-dys-tdah-tdi
Misès R. (1987). Classification Française des Troubles Mentaux de l'Enfant et de l'Adolescent (CFTMEA).
Noguès, X., Garenne, A., Fiévet, V. & Bouteiller, X. (2022). Fiche 4. Les types d'hypothèses au cours d'une recherche. Dans : éd., Biostatistique (pp. 10-11). Dunod.
Organisation mondiale de la santé. (1993). CIM-10 : Classification Internationale des Troubles mentaux et des Troubles du Comportement : descriptions cliniques et directives pour le diagnostic (10e édition). Masson.
Orofiamma, R. (2019). Narration / narrativité. Dans : Christine Delory-Momberger éd., Vocabulaire des histoires de vie et de la recherche biographique. Érès. https://doi.org/10.3917/eres.delor.2019.01.0122
Pagès, V. (2017). Les psychoses infantiles. Dans V. Pagès, Handicaps et psychopathologies : En 29 notions (pp. 107-112). Dunod. https://doi.org/10.3917/dunod.pages.2017.01.0107
Paquet, G. (1999). La résilience dans l'économie : Recherche menée dans le Centre d'études en gouvernance. Université d'Ottawa.
Pourtois, J., Desmet, H., & Humbeeck, B. (2012). Les Ressources de la Résilience. PUF.
Pourtois, J.P, & Cyrulnik, B. (2007). École et Résilience. Odile Jacob.
Pourtois, J.P. (2012). Les ressources de la résilience. PUF.
Rebourg, C., De Tychey, C., & Vivot, M. (1992). Étude comparée des conceptions de l'imaginaire et de la mentalisation : réflexion sur leur opérationnalisation au test de Rorschach. Bulletin de la société du Rorschach et des méthodes projectives.
Rogé, B. (2015). Autisme, comprendre et agir. DUNOD.
Rosselet, F. (2005). Le déni, une ressource nécessaire. Info Kara, 2(20). 29—30.
Roussillon, R. (2002). Théorie psychanalytique du traumatisme. Jalons et repères de la théorie psychanalytique du traumatisme psychique. Revue belge de psychanalyse, 40, 24-42.

Rutter M. (1985). Resilience in the face of adversity. Protective factors and resistance to psychiatric disorder. The British journal of psychiatry : the journal of mental science, 147, 598–611. https://doi.org/10.1192/bjp.147.6.598

Rutter, M. (1993). Resilience: Some conceptual considerations. Journal of Adolescent Health, 14(8), 626–631.

Seligman, M. (1990). Learned Optimism. How to change your Mind and your Life. Knopf.

Sigman, M., & Capps, L. (2001). L'enfant autiste et son développement. Retz.

Sillamy, N. (1991). Dictionnaire de la psychologie. Larousse.

Soulê, M., & Noel, J. (1999). La prévention médico-psychosociale précoce. PUF.

Theis, A. (2006). Approche psychodynamique de la résilience : Étude clinique projective. Thèse de doctorat en psychologie clinique. Université de Nancy 2.

Tomita, M. (2012). International Conference Social Work Perspectives on Quasi-Coercive Treatment of Offenders 3rd Edition "Violence among adolescents" SPECTO 2012. https://www.researchgate.net/publication/298323229_International_Conference_Social_Work_Perspectives_on_Quasi-Coercive_Treatment_of_Offenders_3rd_Edition_Violence_among_adolescents_SPECTO_2012

Tustin, F. (1989). Autistic Barriers in Neurotic Patients, Londres, Karnac Books ; trad. franc. Le trou noir de la psyché. Le Seuil.

Valentin, É. (2003). Des enfants sans langage, de Laurent Danon-Boileau. Revue française de psychanalyse, 67, 1075-1080. https://doi.org/10.3917/rfp.673.1075

Vanistandael, S., & Lecomte, J. (2000). Le Bonheur est toujours possible : Construite la résilience. Bayard.

Viardot, C., Rizzi, A. & Moro, M. (2020). Incarner l'écriture narrativité, anorexie et adolescence. La psychiatrie de l'enfant, 63, 73-92. https://doi.org/10.3917/psye.631.0073

Wandesk. (n.d.). Resilience. https://www.wandesk.fr/r%C3%A9silience

Winnicott, D.W. (1975). La crainte de l'effondrement. Nouvelle revue de psychanalyse, 11, 35-44.

Youmatter. (2019). Résilience : définition de la résilience -Qu'est-ce que la résilience ? https://youmatter.world/fr/definition/resilience-definition/

ANNEXES

Annexe 1 : Description du NAC

QUI SOMMES-NOUS ?

La National Autism Community -ONG NAC, 1684, fondée par Mme Rima FRANGIEH, est l'organisation mère de plusieurs projets visant à offrir aux individus ayant différents troubles de développement une éducation spécialisée, à soutenir leurs familles, à leur donner le droit à l'inclusion sociale et scolaire et à sensibiliser la société à la divergence des individus.

QUELLE EST NOTRE MISSION ?

Rendre plus autonomes les personnes ayant un trouble neurodéveloppemental au Liban et soutenir leurs familles en leur fournissant des services éducatifs, sociaux et thérapeutiques dès la petite enfance et jusqu'à l'âge adulte, en défendant leurs droits, en les intégrant dans les communautés et en sensibilisant la société.

QUELLE EST NOTRE VISION ?

Créer une société où les personnes ayant un trouble neurodéveloppemental sont pleinement acceptées, respectées et incluses.

QUELS SONT LES DIFFÉRENTS PROJETS DU NAC ?

Nos objectifs sont atteints à travers différents projets :

- North Autism Center : Classes spécialisées et programmes de formation professionnelle
- NAC Inclusion : Inclusion dans les écoles et garderies ordinaires
- Access Office : Inclusion dans les universités
- NCDI : Centre Spécialisé de Diagnostic et d'Intervention Précoce
- NAC Speak Up : Campagnes de sensibilisation
- NAC l'Atelier : Un espace coloré pour les œuvres d'art

QUEL EST LE NOMBRE DE BÉNÉFICIAIRES ?

Pour l'année académique 2023-2024, le nombre de bénéficiaires de tous les services cités ci-dessus a dépassé les 400 personnes. Malheureusement, plus de 800 autres sont actuellement sur notre liste d'attente.

Coordonnées

Adresse : Nord du Liban - Zgharta - Centre Iris FRANGIEH -Derrière le CHN

Téléphone : 009616554830

Courriel : info@naclebanon.org

Fb : National Autism Community - NAC

Insta : Nac_lebanon

Twitter : NACLebanon

Linkedin : National Autism Community

YouTube : NAC Lebanon

Annexe 2 : Entretiens avec Abed

Extraits de séances avec Abed

1re séance : mardi 23 mai 2023

En un instant, j'ai senti que je suis accroché entre ciel et terre […] Il y a dix ans. Toute ma vie a été bouleversée.

J'étais en voyage en Arabie saoudite. Je travaillais là-bas et je venais au Liban durant mes congés. Lors d'une de mes visites (octobre 2013), il y avait la guerre à Tripoli/ nord du Liban, Naher-el-bared. J'étais avec ma femme à la cuisine et d'un seul coup j'entends des tirs proches de chez nous. Je m'apprêtais à demander à ma femme, qui était là, de mettre le linge dans la machine à laver, de s'éloigner du balcon et pouf ! […] d'un seul coup, je n'entendais plus rien, je ne voyais plus rien… Comme une tempête de sable devant mes yeux et comme si mes oreilles ont explosé.

J'ai senti que ma vie est terminée et que je prononce mes derniers souffles […] quelques instants plus tard, je commence à découvrir que, malheureusement, c'est mon amour qui est parti et moi je suis resté pour vivre un grand calvaire, sans elle et avec une fille autiste, âgée de deux ans et demi. Ce fut un choix très difficile à faire. Je quitte tout et tout le monde pour commencer une nouvelle vie, loin de tous ces malheurs, ou bien je reste pour affronter l'inconnu qui se tient devant moi, qui m'attend. Je suis un homme qui ne sait rien de la prise en charge de bébés. De plus, je n'ai pas seulement un bébé, mais deux bébés, dont l'une est un bébé différent des autres.

J'ai deux filles : l'aînée s'appelle Sama et la plus jeune s'appelle Rital.

À l'âge d'un an et demi, j'ai remarqué que Sama n'était pas comme les autres enfants… Elle ne regardait pas dans les yeux de ceux qui lui parlaient… Elle ne parlait pas… Je l'ai amenée chez son pédiatre et il m'a dit que je devais lui faire passer des examens médicaux. Je suis allé voir un neurologue et, tout de suite, il m'a annoncé que ma fille est une enfant autiste.

En effet, au début, je n'ai pas pris au sérieux le diagnostic du médecin. J'ai voulu minimiser la chose pour que ma femme ne soit pas affligée. Sama avait 18 mois quand le neurologue nous a dit que notre fille souffre de troubles autistiques profonds et qu'il n'y a pas de traitement médical qui peut la guérir. J'ai mal compris son discours [...] C'était la première fois que j'entendais parler d'autisme ou de TSA [...] À l'époque, peu de gens en savaient quelque chose.

2e séance : jeudi 25 mai 2023

J'ai décidé de vivre dans le déni pour un bon moment, jusqu'au jour J. cette mort sauvage de ma femme a été racontée à la télévision et plusieurs chaînes de communication audiovisuelle sont venues me demander de parler de mon expérience, mais j'étais incapable de parler de cet instant, de ce traumatisme. En ce jour, j'ai réalisé l'ampleur de mes malheurs : un double trauma. Ce n'est qu'à ce moment-là que j'ai réalisé que j'avais perdu non seulement ma femme, mais que j'étais seul avec deux petites filles, dont l'aînée est autiste et la cadette n'avait pas un an. Oui, seul, car tout le monde m'a quitté. […] Mes parents, ses parents, mes amis… Plus personne à mes côtés.

Je ne mène plus une vie normale. Je dois vivre avec Sama. Manger avec elle, dormir avec elle, marcher avec elle, m'asseoir avec elle… L'effort que je déploie pour prendre soin d'elle vaut celui qu'on ferait pour prendre en charge 50 enfants. Elle prend toute mon énergie. Je ne me plains pas d'elle. Mais je n'en peux plus… Je suis épuisé… Je pique des crises de panique… J'ai perdu mes amis à cause de mon incapacité à parler aux gens. De plus, je n'ai plus de travail, car je dois rester à la maison pour prendre soin de mes deux filles orphelines de mère.

Ma vie devient comme une prison quotidienne. Le matin, à 7 h, un autocar passe prendre Sama au centre NAC et revient à 2 h de l'après-midi. À la maison, il y a ma seconde femme. J'ai eu deux enfants d'elle : un garçon et une fille. Ce mariage fut aussi une catastrophe dans ma vie. Je me suis marié une seconde fois pour assurer une mère à mes filles, Sama et Rital. Or, elle m'a menti. Elle m'avait promis de prendre soin de mes filles, mais au lieu d'être comme leur mère, elle les a maudites… Elle est devenue une sorte de sorcière. Elle les maltraite […]

Un malheur alors vient s'ajouter à mes autres malheurs… c'est une femme très mauvaise. Elle savait que j'ai une fille qui a besoin de soins spéciaux et qu'il est difficile de la côtoyer et, malgré cela, elle a voulu se marier avec moi. Étant dans un état dépressif, je voulais m'accrocher à toute chance d'aide qui se présentait à moi. Mais malheureusement, le but de ma seconde femme était de fuir les difficultés de sa vie antérieure et de sa maison et venir chez moi, car j'étais sa planche de salut. Le contraire n'était pas vrai. Elle a abusé de ma bonté et de ma fragilité psychique pour atteindre son objectif.

3e séance : mardi 30 mai 2023

Je ne voulais pas avoir d'enfants avec elle… c'était une condition préalable à notre mariage. Mais un an après notre mariage, elle m'a menacé de ne plus prendre soin de mes filles si je continue à refuser d'avoir des enfants d'elle. J'ai accepté juste pour sauver mes filles et je l'ai cru, sans savoir que sa haine contre mes filles va être multipliée par 3, 4 fois.

Je défends mes filles et j'essaie de leur assurer une vie autre que celle que j'ai subie. J'ai essayé de mettre à la porte cette mauvaise femme, mais elle ne s'en va pas. De plus, des fois, je pense si elle quitte la maison, elle va me laisser 4 enfants au lieu de deux. Qui pourrait prendre soin d'eux ? Donc, j'accepte de la supporter. Le problème c'est qu'elle sait mes points de faiblesse et se comporte en fonction de cela.

J'ai beau essayé de la changer, mais c'est une femme ignorante. Sama est la cause pour laquelle je supporte cette femme dans ma maison. Sama devient une jeune fille et elle a besoin d'une femme qui puisse l'aider dans ses besoins hygiéniques, surtout que Sama ne sait pas dire qu'elle a besoin de passer aux toilettes. Elle a maintenant 13 ans et elle est toujours dépendante des couches.

Je suis très triste […] je sens que j'ai 90 ans et que je vais bientôt mourir. J'essaie de patienter et je sens que notre Dieu m'aide à rester debout. Je n'ai personne à m'aider. D'où je puise ma force pour continuer à vivre jusqu'à ce jour.

Comment passes-tu ta journée ?

Sama me réveille de bon matin. […] Elle dort à côté de moi. Elle n'accepte pas de dormir seule. D'ailleurs, notre maison est très petite. Une chambre pour ma femme et ses petits et une autre chambre pour moi et Sama. Rital est dans une école interne pour les orphelins. Elle vient seulement durant les vacances à la maison.

Je me lève et je fais la douche à Sama et je lui change sa couche et je joue un peu avec elle et ensuite le bus arrive. Une fois partie à l'école, je sors pour aller chercher un travail pour amener de l'argent pour subvenir aux besoins de ma famille. À 2 h, Sama rentre à la maison. Je dois être à la maison pour l'accueillir. Mais si je sors dans l'après-midi, ma femme la maltraite. Elle frappe Sama. Les voisins m'appellent pour me dire que ma femme est en train de frapper Sama et que je dois venir vite à la maison.

Pour Sama, je représente le monde. Elle m'appelle maman et non pas papa. Rital n'arrive pas à accepter la situation de sa sœur.

4e séance : jeudi 1er juin 2023

J'ai sacrifié ma vie professionnelle pour rester à côté d'elle et prendre soin d'elle. Je tolère les mauvais comportements de ma femme à cause de Sama, afin qu'elle assure la propreté et de l'hygiène de ma fille. Je suis très fatigué… Je suis dans un tunnel noir, et je ne pense pas que je vais pouvoir m'en sortir. Les choses se compliquent de jour en jour. Sama grandi et sa situation devient de plus en plus difficile. Je suis un homme non productif. Ma vie conjugale est très mauvaise. Je n'arrive pas à me débarrasser de ma femme. Je ne supporte pas de parler avec les gens. Quand je veux prendre un café, je vais dans un endroit isolé […] Je ne supporte même pas les entendre parler. Le bruit renforce mon angoisse et ma panique. Je pense à mettre fin à ma vie, mais la seule chose qui m'en empêche : ce sont mes deux filles, en premier lieu Sama. Qui va prendre soin d'elle ? Je ne peux pas la laisser, une proie entre les mains de ma femme sauvage : elle n'a pas de pitié, pas de sens de l'affection, pas d'humanité.

En même temps, si je reste à côté de ma fille, je n'arrive pas à prendre soin d'elle comme il faut. D'ailleurs, personne n'arrive à aider un tel enfant. Même la médecine est bien en retard pour améliorer les conditions de vie des enfants autistes. Dans le centre, je remarque que chaque enfant est différent de l'autre et chaque enfant a un monde différent de l'autre et différent de nous. Je pense que ceci représente un défi pour la médecine dans sa prise en charge des enfants autistes. À quoi bon ça sert que je reste avec ma fille ?

C'est une énigme en soi… elle n'est pas malade, car le malade se soigne lui-même… Ou bien on le soigne, ou bien il meurt… Je prends progressivement conscience qu'il vit dans un monde différent du nôtre. J'essaie de comprendre son monde, mais je ne réussis pas toujours. C'est une mission très compliquée que Dieu m'a confiée avec, mais je lui dis chaque jour que je suis incapable de continuer. Cette fermeture sur elle-même, cette impossibilité de communiquer avec elle, ses crises nerveuses me dépassent de loin et je me sens bien impuissant devant ce cas. Le problème s'aggrave durant l'été. Elle reste à la maison. Le centre ferme ses portes en été, et ce, pour 4 mois. Alors, on voit que ses crises se multiplient et sa colère s'accentue. Notre monde ne lui convient pas et nous, nous sommes incapables de la prendre en charge comme il faut.

5e séance : mardi 6 juin 2023

Je suis une personne non productive. Ça fait 9 ans que je ne travaille pas. Je suis quelqu'un qui se trouve depuis une dizaine d'années dans des situations d'échecs continues. De plus, je ne dois pas oublier ma fille Rital. Je la vois souffrante. Elle refuse sa sœur, mais n'a pas le courage de le dire à haute voix. De plus, elle n'accepte pas ma femme comme une mère pour elle. De plus, elle n'est pas contente (elle ne le dit pas, mais je le sens) d'être dans un internat. Elle accepte cette situation pourtant parce qu'elle veut éviter la maison et la présence de ma femme. Je ne sais pas quoi faire. Là aussi, cette situation fortifie mon sentiment d'impuissance.

J'ai aussi échoué à garder un lien entre mes filles et leurs grands-parents, leurs tantes et leurs cousins. J'ai des frères, mais ils sont irresponsables. Alors, c'était à moi de prendre en charge mes parents aussi.

Depuis la mort de ma femme, je n'arrive pas à me concentrer plus que cinq minutes. Je ne supporte pas être en présence d'autres personnes. Je sens que je suis accroché entre terre et ciel. Le traumatisme ne me quitte pas… Le bruit et les images ne quittent pas ma tête.

Silence avec amertume […] Pour le reste du temps de la séance. Il part même sans dire « au revoir ».

6e séance : jeudi 8 juin 2023

Aujourd'hui, je veux parler de la mort de la mère de mes filles. J'ai envie de vous raconter ce que j'ai vécu et les images qui ne me quittent pas depuis dix ans. C'était 2 h 25 de l'après-midi. J'étais avec ma femme à la cuisine. Elle me disait qu'elle ne se sent pas bien et qu'elle est bien anxieuse de voir les tirs si proches de notre maison. Alors je lui ai dit : allons à l'intérieur de la maison, dans une chambre à l'abri. Elle m'a dit : un instant que je finisse de mettre le linge de mes enfants dans la machine à laver […] Et la catastrophe nous prend. Je n'entends plus rien, je ne vois plus rien, je ne comprends plus rien […] J'ai cru que j'ai perdu ma vue, ma vie et que les tirs m'ont touché […] quelques instants plus tard, la tempête de sable se calme et je vois de la chair et des os collés au mur tout autour de la cuisine. Je ne comprenais rien […] Est-ce que c'est moi ? J'avais oublié pendant un instant où j'étais et avec qui j'étais… Je regarde autour de moi et je vois le corps de ma femme déchiré… une balle de mitrailleuse 12.7 provenant d'un char de l'armée libanaise l'a déchiré. C'était par erreur… Quelle erreur !… Quelle horreur !… Quel destin !…

Silence avec des larmes qui restent coincées dans les yeux d'Abed.

Ma femme n'avait pas de chance dans sa vie. J'avais une relation avec elle durant 7 ans avant que je me marie avec elle. Je n'ai pas vécu plus que 4 ans avec elle à la maison. Elle attendait que je puisse avoir de l'argent suffisant pour que je prépare une maison et être capable de la prendre en charge. 7 ans de connaissance mutuelle. 2 ans et demi de fiançailles et 4 ans seulement de vie conjugale. Durant cette étape, elle ne me voyait que durant mes congés. Sinon, elle était seule à prendre soin des enfants, car j'étais en voyage pour travailler en l'Arabie saoudite.

Elle est l'amour de ma vie […]

Je suis sûr qu'on ne trouve pas une scène plus cruelle ou barbare…

J'étais incapable de comprendre ce qui se passait… J'ai ramassé ce qui restait de son corps et je l'ai emmenée à l'hôpital… En la portant sur mes bras, j'ai senti qu'elle était déjà morte, mais son cœur battait encore. […] plus de 80 poches de sang et l'hémorragie continuait. […] Son corps était bien troué. […] Il était impossible de la ranimer, alors qu'elle était déjà morte.

Il est vrai que je suis resté à son chevet dans le service des soins durant 48 heures. Plusieurs tentatives infructueuses de la sauver. Les médecins m'ont dit qu'il est inutile d'espérer, car tous les organes sont arrêtés : les reins, le foie, le cerveau […] seul le cœur bat encore […], mais la tension est bien basse, 2 !

Cet événement a détruit ma vie : non seulement ma femme, l'amour de ma vie, est partie, mais moi aussi, c'était la fin de ma vie. Je ne pouvais pas supporter la vie après elle… Les images de ce traumatisme me hantaient jour et nuit. Depuis dix ans, j'ai des difficultés de sommeil. Je ne dors pas la nuit… J'essaie de récupérer un peu dans la journée. Je ne sais pas comment j'ai survécu jusqu'à ce jour. Ce n'est pas une vie, c'est une survie.

7e séance : mardi 13 juin 2023

Depuis jeudi dernier, j'ai commencé à faire ce que vous m'avez conseillé : mettre noir sur blanc mon double trauma. J'ai pris un cahier et j'ai essayé de mettre les images terrifiantes sur le papier. Je n'arrive pas à décrire mon trauma […] de plus, personne ne savait que ma fille Sama souffre de TSA. À la mort de ma femme, tout le monde a découvert cette réalité.

Les responsables du NAC sont venus à la maison pour me dire qu'ils allaient prendre en charge ma famille au centre. Quant à moi, j'étais capable de faire n'importe quoi : me suicider, tuer quelqu'un, fuir la maison… Mes émotions me submergeaient, je ne contrôlais plus rien, même pas mon propre corps. Je ne sentais plus mon corps, je ne distinguais plus le jour de la nuit, je restais seul avec les photos et les bruits de cet événement traumatique. Je ne sais pas comment je suis encore vivant.

Je n'arrive pas à comprendre comment j'ai pu accepter Sama… Comment ai-je pu prendre soin d'elle et de sa sœur ? Mais surtout d'elle […]. Car, je suppose, même des parents qui n'ont pas subi des traumatismes n'arrivent pas facilement à prendre leurs enfants autistes en charge.

Ce n'est pas seulement la mort de ma femme, l'amour de ma vie, qui me cause un trauma. C'est aussi la prise de conscience que ma fille autiste ne me permet pas de communiquer avec elle. Je n'arrive même pas à comprendre ce qu'elle veut […] ses besoins, sa douleur, sa joie. Elle ne me regarde même pas. Douleur sur douleur et trauma sur trauma. Je suis épuisé, fatigué, débordé, impuissant, un vaut-rien, un homme malheureux…

<u>8e séance : jeudi 15 juin 2023</u>

Des parents, père avec mère, qui ont toutes les bonnes conditions (affectives, socio-économiques, socio-relationnelles, conjugales, etc.), et trouvent de grandes difficultés à accepter leur enfant et à le prendre en charge. Que dire alors de moi ? Homme seul, père sans mère, sans moyens sur tous les plans, homme traumatisé, sans pairs, sans famille, sans soutien affectif. De plus, une femme sorcière vient envenimer davantage mes souffrances.

Il est vrai que je suis encore vivant, un survivant […] Mais c'est une fausse vie […] une vie pleine de doutes, d'angoisse, de stress, de panique, d'idées noires, de désespoir, de faiblesse, de tristesse, de sentiment d'impuissance, avec une question qui m'habite dès le début : si je ne suis pas ici, quel serait le destin de Sama ? Qui va la prendre en charge ? Qui va lui donner à manger, à boire ?

Elle serait dans la rue […] Ma femme va certainement la mettre à la porte et se débarrasser d'elle. Seule ma foi dans le Créateur qui lui a donné sa vie, il prendra en charge ses créatures. Surtout quand je pense que nous sommes au Liban et l'État ne prend pas soin de ses citoyens. Des fois, je n'ai pas de l'argent pour lui acheter des serviettes d'hygiène. Si je suis vivant et je n'arrive pas à lui procurer ses médicaments parfois. Pour cela, je me demande si je vais me suicider, qui va prendre soin de Sama.

<u>9e séance : mardi 20 juin 2023</u>

J'aimerais parler aujourd'hui de mon sentiment de culpabilité

Sentiment de culpabilité de trancher la question de sa vie : trois jours après l'accident. « L'euthanasie, la mort qui délivre nos bien-aimés des souffrances atroces », je l'ai choisie, mais ceci m'a fait beaucoup de douleurs. Les médecins m'ont demandé de le faire et c'était un choix très difficile pour moi […] Je continue à souffrir quand j'en parle… Je ne pouvais pas faire autrement… médicalement, elle était morte, mais c'est moi qui ai pris la décision… J'aurais aimé ne pas vivre cette atroce situation, qui a marqué ma vie.

Silence et pleurs

Il est bien dommage que nous soyons dans un tel pays qui ne prend pas soin de tels enfants à difficultés. J'aurais pu aller travailler s'il y avait des centres qui prennent soin d'elle.

Étant autiste, Sama est très têtue. Elle refuse de suivre les consignes. Elle est très attachée à moi, elle dort avec moi dans le lit et ne me laisse pas dormir. Il est très pénible de ne pas avoir une maman qui prend soin de sa fille. Je ne supporte plus ce travail dur avec elle. Ma fille a besoin de sa mère. Je dois aller travailler, mais je n'arrive pas à cause de Sama. Je joue le rôle du père, de la mère et du médecin parfois !

Même pour les réunions avec d'autres parents autistes, je n'arrive pas à supporter les gens qui m'entourent. Sur ce, je n'arrive pas à profiter des expériences des autres. Personne n'arrive à croire que je suis le seul à prendre en charge ma fille.

C'est ma première expérience de libération de paroles concernant le sujet de ma fille et de mes traumatismes. Ça fait dix ans que je vis tout cela seul, dans mon for intérieur, dans mon cœur. Je n'ai pas accepté de partager cette expérience avec les autres. Nombreuses sont les personnes qui sont venues de la part de télévisions et de radios pour écouter mon expérience et en faire un « scoop ». Je n'ai jamais accepté.

10e séance : jeudi 22 juin 2023

Depuis ma dernière séance, je réfléchissais à mon vécu. Je me demandais comment j'ai pu tenir debout et quelle est la cause de ma survie. Je pense que Sama est mon ange gardien. J'ai passé mes deux nuits à pleurer […] Je n'ai jamais pleuré […] Même après la mort de ma femme, j'ai souffert, oui, mais je n'ai pas versé de larmes.

Je suis épuisé […] depuis 3 h du matin, Sama était en crise […] en effet, la nuit vers 3 h, je me suis réveillé et je suis allé dans la cuisine pour fumer et réfléchir. J'ai tardé à revenir dans la chambre. Alors elle s'est réveillée et elle ne m'a pas trouvé à côté d'elle. Pour cela, elle a commencé à crier et pleurer sans arrêt. Cette fusion avec Sama rend ma vie très difficile et me rend paralysé. Son attachement à moi m'étouffe et me rend malade. Je n'arrive pas à faire autrement. Elle n'accepte pas que je ne la laisse même pas un instant.

11e séance : mardi 27 juin 2023

J'aime parler aujourd'hui de Rital… ma deuxième fille. Je pense à elle et je sens qu'elle est triste de partir à l'orphelinat. L'assistante sociale demande à me voir. Ses notes scolaires ne sont pas satisfaisantes et elle a des choses à me dire. Je dois lui accorder de l'attention et lui assurer des leçons particulières à la maison durant le week-end. J'essaie de prendre le rôle de la mère, mais je ne pense pas que j'ai toujours réussi. Mais je dois avouer que j'ai fait ce que je peux.

J'ai tenté de faire dormir Rital avec Sama. Mais elle la frappait… Elle ne supportait pas de voir quelqu'un d'autre que moi. J'ai essayé de faire comme vous m'avez dit l'autre fois. Je l'ai mis au lit à 8 h 30 et au lieu de venir dormir à côté d'elle à 11 h, je suis venue à 3 h du matin. Elle s'est réveillée, heureuse de me voir à côté d'elle. Le lendemain, ça n'a pas réussi, mais je pense qu'elle a besoin du temps pour s'adapter. De plus, elle demande à manger tout le temps et à rester devant la télévision. Cependant, je ne peux lui donner de la nourriture que dans des heures précises. De plus, les heures de la TV sont limitées. En revanche, je dois supporter ses crises.

Avez-vous pensé un jour, durant les dix années écoulées, à prendre soin de vous-même… il y a votre personne avant tout et avant tous… vous devez prendre soin de votre corps et de votre bien-être… il faut commencer à penser à ces points. Faire un effort pour lui mettre des limites sans accepter son chantage affectif. Essayer de lui dire non et avoir le courage de la voir faire sa crise. Penser à une autre personne que Sama. Penser à construire sa vie. Essayer de trouver les autres pièces du puzzle de votre vie.

J'ai beaucoup essayé, mais il est impossible d'y réussir.

Un silence entrecoupé de toux sévères…

<u>12e séance : jeudi 29 juin 2023</u>

Je suis très fatigué aujourd'hui. La séance de la dernière fois m'a fait réfléchir. Tout ce qu'on a dit la dernière fois m'a fait réfléchir sur plusieurs questions. C'est la première fois depuis dix ans que je pense à autre chose qu'à Sama et à la manière d'assurer notre pain quotidien.

Je pensais à ma manière de faire avec ma seconde femme. J'ai remarqué pour la première fois que je me comporte de la sorte avec elle, car mon humanité prend le dessus sur ma colère et mon désir de la mettre à la porte. Je me suis souvenu d'elle avant le mariage. Elle montrait beaucoup de compréhension et son désir de prendre en charge pas seulement ma fille Sama, mais aussi ma personne. Elle m'avait promis de me rendre la vie belle comme avant, mais encore mieux. J'ai été très franc avec elle et je lui ai dit que j'étais un homme traumatisé et que je ne supportais pas les relations sociales ni les sorties. Je vis mon trauma dans toute chose. Je n'arrive pas à me débarrasser de mes images et de mes bruits […] ma femme absente est toujours présente dans ma vie, dans mes yeux, dans mes oreilles, dans mon cœur, et surtout dans ma fille, Sama.

Tout ce que je lui ai demandé est d'être une maman à mes deux filles. Mais elle n'a pas tenu longtemps d'être gentille avec elles. Une fois, après la naissance de son premier enfant, elle est devenue féroce avec mes filles. Là, à ce moment j'ai quitté le travail définitivement et j'ai consacré mes journées pour être le body-garde de mes filles : Sama et Rital.

Ma femme est très mauvaise avec Rital. Elle la frappe et ne lui montre aucune affection. Elle compte sur mes points faibles : elle sait que je n'ai personne à me défendre et continue à être très agressive avec mes filles. Elle n'arrête pas de crier sur mes filles.

Je vous invite à prendre un temps de repos : vous retirer seul et vous concentrer sur votre respiration. Essayer de faire cet exercice tout en pensant à de belles choses. Reprendre cet exercice plusieurs fois par semaine. Essayer de relire votre journée. Essayer de décrire votre attitude du matin au soir face aux événements de chaque jour. Il y a votre personne. Il y a les événements. Il y a les personnes qui t'entourent. Il y a le monde qui t'entoure. Il y a vos malheurs. Il y a vos joies. Essayer de penser à votre être, à vos désirs, à votre esprit, à votre vie intérieure. Essayer de mettre de côté tous vos soucis, tous vos malheurs de côté et de voir comment organiser vos priorités.

13e séance : mardi 4 juillet 2023

En effet, j'ai fait cet exercice de respiration. J'ai trouvé beaucoup de difficultés, car j'ai des difficultés à me détendre. J'ai des contractions dans mon corps et j'ai des douleurs dans tout mon corps. J'ai remarqué que je fais des efforts et que ce n'est pas impossible de changer de petites choses ou de faire des modifications sur ma manière de vivre mes journées.

L'idée de se concentrer sur moi-même me plaît et me semble un chemin nouveau qui m'attire. Une fois sorti de la maison, je décide de laisser tout dans la maison. Aller dans une cafeteria pour prendre un café et me concentrer sur ma respiration et essayer de penser à mon être et oublier pour un petit temps les autres choses. Essayer de relire ma journée le soir loin de la tension et des difficultés.

Mon esprit est rempli du passé [...] si j'oublie pour un instant les images et les bruits du passé, je pense à demain et la peur et l'anxiété m'étouffent, car je me sens incapable d'assurer le pain quotidien de demain. C'est dû peut-être à ce que j'ai subi dans ma vie. Je n'arrive pas à me débarrasser de mes angoisses pour le futur et mes malheurs du passé.

Je suis quelqu'un qui a subi un destin très malheureux. Je suis bien triste de vivre le rôle d'une mère et d'un père pour un enfant autiste. Je vis dans une jungle là où les forts dévorent mes filles et me dévorent à moi. J'aurais aimé au moins être dans un pays qui prend en charge les enfants autistes et qui assure au moins leurs besoins fondamentaux, etc.

Je suis perdu. [...] Je suis bouleversé. [...] Je ne peux plus me concentrer.

14e séance : jeudi 6 juillet 2023

Je me sens très mal à l'aise. Ma femme est très rancunière envers moi et mes filles, en particulier Sama. Sama a frappé son frère [...] elle n'a pas conscience de ses actes. Tout le monde le sait. Alors, elle lui a donné une gifle et ceci m'a rendu fou. Je ne supporte plus cette situation. Je dois voir où mettre Sama, dans un centre. Je dois aussi renvoyer ma femme et me divorcer d'elle. Je ne sais pas quelle faute que j'ai faite dans ma vie pour mériter un tel sort !

Il a raconté ses difficultés avec sa femme. Il répète, encore et encore, comment elle frappe Sama. Elle rend sa vie très difficile.

Je dois trouver un lieu qui peut accueillir ma fille jour et nuit. Je pense que c'est la meilleure solution pour nous tous. Je ne veux plus rester résigné devant toutes mes difficultés. À ce moment, je pourrais trouver un travail et je divorce avec ma femme.

Je pense que c'est la meilleure planche de salut […]

Silence et soupirs…

15e séance : mardi 11 juillet 2023

Le 24/10/2013 à 2 h 15, ma vie s'est arrêtée […] dix ans d'accrochement entre ciel et terre. Pas d'espoir pour changer ma vie [...] aucune lueur [...] Je suis en train de sombrer dans la dépression [...] tout est noir [...] comment ai-je pu attirer une telle personne dangereuse ? Je prie Dieu de me prendre ou de prendre ma fille […] je ne peux plus supporter cette situation […] je suis un faux vivant. Je sens que je suis en train d'agoniser […] j'ai beaucoup lutté […] J'avais pensé à tuer mes deux filles et à me suicider […] c'était la seule solution possible dans ma tête pour les débarrasser de leurs malheurs.

Cette femme a détruit le peu qui me restait de mon désir de vivre et de ma force à lutter pour protéger Sama et Rital. Je ne peux plus.

Il y a deux ans, j'ai essayé de présenter mes papiers et le dossier de Sama à l'ambassade de Suisse, mais le dossier a été refusé. Je ne sais pas pourquoi ma vie est bien difficile.

En effet, hier j'ai revu tout cela et j'ai réalisé que Dieu m'a confié ces responsabilités pour voir comment je vais réagir, mais il n'oublie pas ses créatures.

J'ai essayé de faire comme vous m'avez demandé : me retirer et prendre un petit temps pour moi, mais je n'ai pas réussi. Je pense tout le temps à mes malheurs et j'ai senti que mes malheurs prennent le dessus sur moi.

Je suis très énervé […] j'ai des courbatures dans tout mon corps […] je suis malade […] j'ai mal partout […] j'ai oublié de prendre mon médicament avant de venir ici.

Un silence entrecoupé de toux sévères et difficultés de respiration…

16e séance : jeudi 13 juillet 2023

Rien ne dure. Tout change. Tout a une fin : le mal comme le bien. J'ai un sentiment que les choses vont changer. Je pense commencer à changer mes idées et mes comportements avec elle.

C'est la première fois depuis 10 ans que je pense de cette manière.

Ma fille Rital ne va pas bien. Je ne voyais pas avant ses souffrances. Mon trauma prenait toute la place de mon esprit et de mon cœur. J'étais emmailloté par ses cordes et incapable de faire quoi que ce soit et même incapable de penser à autre chose.

En effet, ma femme est très mauvaise. Agressive, rancunière et surtout avec mes deux filles. Rital est extrêmement sensible, c'est pourquoi elle est particulièrement affectée par cette mauvaise personne.

Mais je ne sais pas comment j'ai cette patience et cette retenue de ne pas la tuer.

Je sens que, même si je vais au paradis, je vais rester fatigué […] tout cela me rappelle aussi mon enfance. Pour cela, je dois faire tout mon possible pour les protéger. Si je vais rester comme ça, ma femme va les détruire et me détruire.

Je dois réfléchir à sortir de ce cercle étouffant.

Silences. Très sévère, il se lève subitement pour ouvrir la fenêtre et prendre de l'air.

17e séance : mardi 18 juillet 2023

Depuis le jour J, je n'avais pas envisagé qu'il y ait des solutions à mes malheurs.

Aujourd'hui, je commence à réfléchir à changer mon destin. Le changement n'est pas impossible.

Pour cela, je me retrouve contre le mur et je pense que, si je reste à ne rien faire, il y aura une bombe qui va éclater en moi et que je vais détruire tout ce que j'ai pu faire durant ces 10 ans.

Je commence à réaliser l'ampleur des malheurs dans lesquels je fais vivre mes deux filles. Je commence à réaliser ce que je suis en train de subir de ma femme.

Le fait d'essayer de relire ma journée et de faire l'exercice de respiration m'ont beaucoup aidé, j'ai commencé à voir les choses qui m'entourent. Pour peu de temps, mes images et mes bruits sont remplacés par ma lecture des événements de ma journée.

Inviter Abed à prendre un temps de silence à l'écart, à penser à de belles choses (dans la nature, au soleil, etc.) et à se concentrer sur sa respiration. Ensuite, lui demander de mettre par écrit ce à quoi il a pensé et d'essayer de déterminer ses limites et ses capacités. Enfin, répondre à la question suivante : quelle est l'image que vous avez de vous-même.

18e séance : jeudi 20 juillet 2023

J'ai envie de vous faire connaître mes filles, en particulier Rital. Elle est très gentille, affectueuse, polie, timide et mérite une meilleure vie.

Mon objectif dans la vie est de leur assurer un bel avenir ou au moins une vie digne d'elles. Je l'ai mise dans l'orphelinat pour la protéger de ma femme. Rital faisait des cauchemars la nuit avec des troubles somatiques : angoisse, peurs bleues […] Ma femme lui a fait comprendre qu'elle n'a pas de place à la maison et qu'elle va la mettre dans la rue.

En effet, j'ai essayé de me débarrasser des mauvaises idées et de réfléchir aux petites choses positives qui se trouvent en moi et autour de moi.

C'est la première fois que je pense à moi-même […] Sentir mon corps […] méditer aux oiseaux dans la nature […] J'ai un désir de bouger et de changer mon attitude. J'ai remarqué que mon Dieu me voit et me voyait et m'a accompagné durant ces temps difficiles.

19e séance : mardi 25 juillet 2023

Sortie à la plage […] elle a manifesté une joie inhabituelle. Elle a beaucoup aimé l'eau et elle a montré une communication exceptionnelle lors de sa présence dans l'eau.

J'essaie d'aller me reposer, mais je reçois des dizaines d'idées qui m'empêchent de me concentrer […] Une bataille en moi qui me trouble. Pas de concentration, pas de décision, une vie stoppée.

Sama me donne des ennuis […] je n'arrive pas à savoir ce qu'elle veut ou comment faire avec elle. Ça fait une semaine qu'elle est à la maison jour et nuit, car l'école est terminée et le centre est fermé. Donc, elle ne va pas au centre et devient plus agressive à la maison.

J'ai réussi à faire cette prise de conscience de mon vécu, mais pas pour longtemps.

J'aime bien avancer dans cette prise de conscience. J'ai besoin d'aide. Je pense que j'ai besoin du temps pour me débarrasser de mes idées et de mon esprit troublé.

Si j'étais une montagne, j'aurais été détruit, à cause de mes expériences passées.

Inviter Abed à faire un examen intérieur pour savoir quelle est la première idée qui vient troubler son esprit ? Essayer de faire une autosuggestion du bien et éloigner ce qui est mauvais.

Je deviens conscient de ce que je fais comme effort pour tenir bon jusqu'à ce jour. Certes que j'ai en moi de bonnes capacités de résistance.

Je me suis mis à l'écart et j'ai fait l'effort de respirer et de voir mon état actuel… j'ai senti un repos intérieur remarquable. Ça fait une dizaine d'années que je n'ai pas goûté à cette paix intérieure et cet état de bien-être. Il est vrai que ça n'a pas duré, mais j'ai réussi à le goûter.

J'ai décidé de répéter cet exercice… je ne vous cache pas que je suis allé au cimetière où repose ma femme et, là-bas j'ai demandé à la mère de mes filles, de m'écouter et de m'aider à trouver une sortie de ce tunnel noir. J'ai senti qu'elle est présente en esprit et le fait de parler m'a fait du bien.

Je n'arrivais pas à bien dormir. Je vous ai dit que j'ai des troubles de sommeil, même avec des médicaments. J'avais aussi des cauchemars la nuit et un état de contractions musculaires avec des crampes douloureuses qui me font réveiller. Hier, c'est la première nuit où j'ai dormi 4 h à la suite. Je ne sais pas si cette visite et cet exercice m'ont fait du bien.

20e séance : jeudi 27 juillet 2023

En faisant l'autre jour mon exercice de respiration et en méditant devant la nature, exposé au soleil, j'ai soudainement eu l'idée de la Providence… comment notre Dieu prend soin de nous… Si moi, un homme pauvre et brisé, j'ai pu rester debout pendant dix ans avec toutes mes blessures, mes angoisses, mes atroces images et mes bruits, mes peines et mes difficultés…

Je pense que notre Dieu m'a donné cette force juste pour ne pas quitter ma fille, Sama, qui est seule, et pour protéger ma fille Rital de sa belle-mère sauvage.

Que dire alors de notre Créateur, le Tout-Puissant ? Lui, qui a créé le monde, n'est-il pas en train de prendre soin de chacun de nous et moi en particulier ? C'est lui qui ne m'a pas lâché. Sinon, je n'aurais pas pu rester vivant jusqu'à ce jour.

Il m'a donné des forces extraordinaires pour lutter et persévérer.

Entre autres, les idées qui me sont venues durant cet exercice en me concentrant sur ma respiration, c'était mon style de vie avant le jour J qui a détruit ma vie. Je voyageais pour travailler et je faisais des temps de repos et de relaxation au bord de la mer et je faisais des voyages pour me reposer. Je tenais à faire un certain équilibre entre le travail et le repos, entre le travail et mes désirs, entre la fatigue et le repos. Ma femme, mon amour, était contente de vivre avec moi ces temps de congés et de sorties.

10 secondes ont bouleversé ma vie. La femme que j'aimais est morte. Ma première enfant est autiste… Cette mauvaise surprise m'a complètement bouleversé. J'avoue que j'ai pris un temps très long pour commencer à sortir de mon cocon, de mes problèmes, des images et bruits de mon trauma […], mais tout d'abord, je n'ai jamais eu d'aide : je ne l'ai pas demandé et même je ne voulais pas parler de mon trauma. De plus, Sama mon enfant qui souffre de TSA ne rend pas les choses faciles. Si j'allais sortir d'un trauma, je ne peux pas oublier la réalité de Sama qui est devant mes yeux chaque jour. À ne pas oublier mon second mariage si mauvais qui a aggravé mes troubles et les mauvaises conditions de ma vie.

21e séance : jeudi 4 août 2023

Hier, j'ai commencé à voir que je tire une partie de ma force de Sama. Je la vois d'une autre manière. Sans me rendre compte, elle m'a donné le courage et la patience de pouvoir continuer jusqu'à ce jour.

Hier aussi, ma femme m'a causé beaucoup de tensions et de problèmes, mais elle n'a pas réussi à me provoquer pour faire quelque chose d'irréversible. Quelqu'un d'autre à ma place aurait perdu sa maîtrise de soi et aurait tué une telle femme. Je commence à voir combien je commence à avoir de la patience et une maîtrise de soi durant le stress. J'en suis sorti gagnant.

Elle a frappé ma fille, mais je n'ai pas réagi avec colère. Je suis venu prendre ma fille sans dire quoi que ce soit. Pour la première fois, j'ai vu la peur et l'angoisse dans les yeux de ma femme. Elle n'a pas pu comprendre ce qui se passe, car c'est pour la première fois qu'elle me voit réagir de la sorte.

Le verre à mi-plein et pas à mi-vide. Inviter Abed à voir ce qu'il y a dans son verre.

Il y a deux jours, j'ai amené un petit carnet et j'ai écrit ce que je commence à voir dans mon verre.

Je voudrais vous dire que c'est pour la première fois que je peux me dire que je vais bien. J'ai pris soin de mon esprit.

J'ai ignoré mon corps et mon esprit pour de longues années […] Une dizaine d'années

J'ai espoir qu'il y a quelque chose qui va changer

Dans ma vie, je vois une petite lumière qui apparaît devant moi

Un sentiment de sécurité ou de stabilité qui jaillit en moi. C'est vrai en petite dose, mais je l'ai expérimenté. Un petit changement dans mon sommeil qui m'a fait sentir moins de contractions dans mon corps.

Ça m'arrange de penser à de belles choses. Pour cela, j'ai répété cet exercice plusieurs fois dans mes journées. Ceci me convient, pour cela, même au sein de toutes mes difficultés, je commence à voir ce qui est possible à changer, ce qui est positif en moi, et que j'ai la possibilité de faire quelque chose.

22e séance : jeudi 10 août 2023

J'ai mis plusieurs points sur mon carnet : sortir de ma prison, tourner ma page de malheurs et d'angoisse et de tristesse, continuer à faire une autosuggestion du bien et du beau, prendre soin de mon corps en faisant du sport pour reconstruire mes muscles, mettre fin aux malheurs avec ma femme par le divorce, chercher un centre (même si en dehors du pays) en allant dans les ambassades pour présenter le dossier de Sama et demander de nous trouver une solution, trouver un travail qui me convient, car ceci va m'aider à oublier mon passé.

J'ai pensé aller voir mon père alité depuis plusieurs années. Je ne suis pas allé le voir, car j'étais emprisonné par mes malheurs, mais maintenant je veux aller prendre soin de lui, car personne ne s'intéresse à lui. Il a besoin de moi. C'est vrai que je suis fatiguée, mais je veux mettre cet acte sur la liste de mes projets à venir.

Je sens que je suis en train de ramasser les particules de ma vie. Je suis étonné de réaliser que mon sentiment d'être éparpillé et la non-concentration diminuent.

J'ai pensé renouer des liens avec ma famille : pas seulement mon père, mais aussi mes frères. De plus, renouer des liens avec les grands-parents maternels de mes filles.

Je suis fier de pouvoir prendre soin de Sama : même avant la mort de ma femme. J'ai pu lui apprendre à marcher à l'âge de deux ans. Les médecins ne s'attendaient pas à cela.

De plus, je revois les images et les sons du jour J : la guerre du Jabal Mohsen et Tebbani (à Tripoli-nord du Liban), et la balle qui a déchiré le corps de ma femme. Mais je les vois sans être trop troublé.

En me replongeant dans mon passé, je suis fier d'avoir fait des efforts pour pouvoir me marier avec l'amour de ma vie, même si elle est partie après seulement 4 ans de mariage, mais j'ai pu avoir deux belles filles comme souvenir d'elle. Elles sont là avec moi, même avec le grand problème de Sama et les difficultés de Rital, je les vois aujourd'hui comme une bénédiction pour moi. Elles ont été, peut-être, la source de mes forces et de ma persévérance.

Je suis heureux de voir que je n'ai pas perdu ma tête. J'ai gardé quand même le cap. Ce n'est pas évident. Quelqu'un à ma place aurait pu perdre sa tête et laisser ses filles et se retrouver dans la rue pour faire tous genres de délinquances et d'infractions. Je commence à réaliser que ma capacité de patienter est incomparable. Je suis resté debout après dix ans de tunnel noir et de tristesse et des difficultés dans tous les domaines.

23e séance : jeudi 17 août 2023

Jour après jour, je réalise que je suis un homme qui a des qualités et je dois rendre grâce au Seigneur pour ces dons. Ceci me fait du bien.

Je dois regagner ma force de supporter, ma persévérance, ma volonté de changer ma réalité comme j'avais fait pour réussir à me marier avec ma femme. Je suis allé travailler dans les pays arabes dans des conditions très difficiles et j'ai réussi à avoir une maison et à assurer tous les besoins de ma famille.

Je vais continuer à reprendre soin de ma santé et de mon esprit pour ramasser mes pièces de puzzle afin de me remettre debout à nouveau pour changer ma réalité. Je vais continuer à penser à tout ce qui est positif en moi et autour de moi.

J'ai intérêt à me concentrer sur le positif pour faire durer le bien-être dans mon for intérieur.

Cet état m'incite à réfléchir à la façon de mieux organiser ma vie ou encore à prendre les rênes de celle-ci, au lieu de continuer à la subir. Je dois faire de nouveaux choix dans ma vie.

Je sens un bien-être que je n'ai pas connu depuis de longues années. Je vais beaucoup mieux qu'avant. Mes courbatures ont bien diminué. Mes nerfs sont moins stressés […] un repos somatique et spirituel, psychique inhabituel.

C'est comme si la lecture de mes 10 dernières années avec vous, à la fin de ces trois mois d'accompagnement avec vous, m'a beaucoup changé. Ceci a provoqué un changement profond dans ma vie, dans ma vision des choses, dans ma tête, dans mon cœur, dans mon esprit, dans mes journées, dans mes nuits, etc.

24e séance : jeudi 24 août 2023

Cette tempête de sable commence à se calmer devant mes yeux […] à la place du sable, je sens une brise légère qui vient prendre la place de la tempête. Les événements sont les mêmes, mais c'est un changement dans ma mémoire, mes émotions, devant ces événements. Ma lecture devient plus nette, mes images sont moins écrasantes dans mon esprit et mon souffle.

J'ai pris une distance par rapport à ces événements. […] La mélancolie et le noir sont moins présents dans mes idées et mes journées. Les projets que j'ai mis sur papier m'habitent de plus en plus et font l'objet de mes idées au quotidien.

Je ne me sens plus comme un soldat qui fait la guerre contre un inconnu. Aujourd'hui, ce n'est plus le cas. Actuellement, cet inconnu commence à devenir un peu plus connu. […] Je franchis un pas vers cet inconnu. Pour cela, je pense que je suis en train de dévoiler sa réalité.

Ceci me rend tranquille et me donne de la sérénité. Je ne suis plus dans un état de quelqu'un perdu. Je retrouve mes traces durant les 10 années précédentes.

Je ne vais pas laisser l'état de Sama, cette maladie inconnue me prendre le dessus. Je vais faire face et changer ma position. Je sens que je me familiarise avec son état. Je vis cela sans stress ni tristesse. Je vais reprendre ma vie d'homme responsable, productif.

Je suis heureux de voir que je suis « débloqué ». J'avance, même à petits pas, mais ça me fait sentir une satisfaction morale très importante pour moi. Ces petits pas sont pour moi comme un travail bien puissant [...], car ce que j'ai subi pouvait me détruire pour de bon.

Je suis heureux de voir que je prends soin de mes filles. Je vois que je n'étais pas si faible, mais au contraire. Je vois que j'étais fort malgré mes malheurs et aussi ma malchance avec ma seconde femme. Cette personne très méchante, au lieu d'être un soutien pour moi, elle est devenue une ennemie dans ma maison qui vient s'ajouter à mes malheurs.

25e séance : jeudi 31 août 2023

Tout cela, toutes ces conclusions, toute cette relecture avec un tel contenu m'ont soulagé infiniment. Ça fait dix ans que je suis replié sur moi-même. Après avoir fait cette relecture, je commence à me reposer, à voir la lumière en moi et devant mes yeux [...] je vais mettre mes compétences au service de mon projet.

J'ai confiance en Dieu et je le remercie, car il ne m'a pas lâché. Il connaissait mon cœur et mes intentions. Cette foi a donné ses fruits.

Revoir comment mes dix années se sont écoulées [...] comment j'ai vécu les événements, comment j'ai pu les supporter. D'où j'ai puisé mes forces. Personne n'était à mes côtés [...] déjà cette réflexion en soi, je la reçois comme une bénédiction et comme un début d'ouverture dans ma vie fermée, noire, triste.

Je réalise que j'étais fort, mais mon image de moi-même était très négative... Je me voyais comme un homme lâche, ayant échoué, un vaut-rien. Or, après ce temps de relecture, je vois que je suis fort et je veux creuser encore mes points forts et j'accepte mes limites.

Je n'ai jamais été égoïste [...] j'aime l'humilité [...] je suis prêt à travailler n'importe quoi. Je pense que cette confiance que j'ai acquise nouvellement en moi va m'aider à faire face devant le harcèlement.

Aider Rital à prendre des leçons particulières pour consolider ses connaissances.

Prendre Sama et Rital à la plage et ne pas avoir peur de me faire harceler, moi et mes filles, surtout Rital.

Chercher un travail

Mettre fin à mon second mariage

Prendre un temps de méditation chaque jour : silence et concentration sur ma respiration

Essayer d'assurer des séances d'orthophonie et de psychomotricité à Sama.

Annexe 3 : Entretiens avec Augustine

<u>Des extraits de séances avec Augustine</u>

<u>1re séance : vendredi 26 mai 2023</u>

J'ai trois enfants : Tarek, Tia et Tamer. Tarek a des troubles du spectre d'autisme. Je ne travaille pas. Je suis une femme au foyer. Je reste à la maison et je prends soin de Tarek, une fois qu'il rentre du centre à 2 h.

Le métier de mon mari est forgeron. Son travail est dur. Il est obligé de faire un travail supplémentaire la nuit comme gardien pour que nous puissions faire face à cette crise économique qui nous a étouffés.

Je suis très fatiguée moralement et physiquement. J'ai des problèmes de santé et particulièrement des problèmes cardiaques. Mon mari est très dur avec les enfants. Tarek est l'aîné. Tamer est le second et Tia est la plus jeune.

Je n'ai personne qui m'aide à la maison et je reste enfermée tout le temps à la maison avec Tarek. Le matin, quand il est au centre, je dois nettoyer la maison et préparer le repas. Chaque jour, je dois faire la cuisine, sinon, mon mari m'engueule.

Je fais tout ce qu'il me demande pour ne pas lui donner une raison pour crier à la maison, surtout en présence de nos enfants.

Mon mari travaille la nuit. Il est un gardien. Le soir, quand mes enfants rentrent dormir, je sens une grande anxiété. C'est comme une boule dans ma gorge.

Je commence à avoir peur de chaque bruit. Je me mets à prier, je me glisse dans le lit et je m'endors. Mais ce n'est pas évident. Son absence la nuit me dérange et devient une source d'angoisse pour moi.

<u>2e séance : lundi 29 mai 2023</u>

Ma mère me dit que j'ai toujours été timide et je ne me plaignais de rien. Selon elle, c'est ma faute d'accepter tout sans rien dire. De plus, elle me critique beaucoup pour toutes les heures que je passe à la maison à faire le ménage.

Quand je regarde mes sœurs, je vois qu'elles sont plus fortes que moi et que moi je suis la plus faible. De plus, elles n'ont pas de difficultés dans leurs couples ni de maladies dans leurs familles. Elles ont la santé, elles avec leurs maris et leurs enfants.

Or, moi, je suis toujours soucieuse et incapable de satisfaire les demandes interminables de mon mari et de mes enfants. De plus, le cas de Tarek nous empêche de faire des sorties et même on évite de se retrouver avec la grande famille, car il dérange les autres et ne mange pas comme les autres à table et crache ses saletés partout.

Mon mari refuse de sortir avec nous et de nous faire sortir de la maison. Il me demande de rester avec tt toujours à la maison. De plus, on ne le voit pas à la maison : ou bien il est au travail ou bien il sort voir ses parents et ses amis et n'accepte pas qu'on vienne avec lui.

En effet, mon mari n'a aucun lien avec Tarek. Il ne le supporte pas. Il reste tout le temps énervé à la maison. Tamer et Tia ont peur de leur père et ceci me rend malade de plus en plus.

Je reste stressée à la maison. J'ai beaucoup d'anxiété et je fais des tachycardies d'une manière répétée. De plus, j'éprouve de la difficulté à respirer la plupart du temps.

3e séance : vendredi 2 juin 2023

Mon pauvre fils Tarek se retrouve dans une famille qui est tout le temps énervé. Pour la moindre des bêtises qu'il fait, je crie et je suis souvent très agressive avec lui.

Pourtant, je sais que ce n'est pas bien, car cette réaction de ma part le rend, lui aussi, agressif. Je vis dans un cercle vicieux et je ne sais pas comment nous allons pouvoir continuer de la sorte.

Le médecin, mon cardiologue, me demande de me calmer et de s'éloigner de toute source de stress. Or, il m'est impossible de le faire, car ma vie est bien compliquée et je n'ai personne pour m'aider, m'écouter, m'orienter, me donner des conseils.

Tia et Tamer sont devenus des adolescents. Ils ont maintenant des besoins spécifiques et ont besoin de leur père, surtout Tamer. Mais mon mari ne montre pas de tendresse à ses enfants. Il a grandi dans un milieu très sévère.

Son père, à lui, était trop dur, lui aussi. Alors, mon mari dit à son fils : « tu veux que je te cajole tout le temps ? Tu deviens un homme […] tu dois porter la responsabilité de la famille avec moi ! ».

Ceci me dérange beaucoup. Je n'y peux rien. Je ne fais que pleurer. Je n'ose pas contredire mon mari, sinon, il va crier et mes enfants auront peur. Ils sont déjà très angoissés.

À chaque fois qu'ils rentrent de l'école, ils viennent me demander si ma journée a été calme ou si leur père a fait une scène de colère. Les pauvres, eux aussi, deviennent anxieux, et ce à cause de moi.

4e séance : lundi 5 juin 2023

Hier, ma sœur est venue me voir. Elle avait ses enfants avec elle. Elle n'a pas arrêté de me raconter sa joie de voir ses enfants si courageux à l'école et de me parler de l'amour et de la gentillesse de son mari envers elle. Elle me disait que je vis comme une femme de ménage dans ma maison et me demande pourquoi mon mari reste toujours chez ses parents et souvent en dehors de la maison.

Oui, en effet, ses enfants sont braves à l'école, mais je ne les vois pas. Personne ne les voit. Ils sont toujours enfermés dans leurs chambres pour étudier. Tandis que mes enfants sont venus la saluer et lui offrir un gâteau qu'ils avaient préparé eux-mêmes à la maison. Elle n'a pas apprécié en disant : « comment peux-tu laisser tes enfants perdre leur temps à faire des gâteaux […] ils devraient d'étudier. »

Je ne vous cache pas que j'étais hésitante à venir vous voir les deux premières séances. Il est vrai que c'est moi qui ai demandé et je voulais que mon nom figure dans le tirage au sort.

Cependant, je n'avais pas à vous dire grand-chose. Je ne savais pas exprimer mes douleurs. Je n'étais pas habituée à décrire ce que je vis, même pas à parler avec quelqu'un pour une heure.

Il est vrai que je parle parfois avec ma mère, mais ce n'est pas la même chose. Elle se fatigue rapidement de m'écouter et, en plus, elle me fait la morale : tu dois faire ceci et ne pas faire cela et fortifie en moi le sentiment de culpabilité.

5e séance : vendredi 9 juin 2023

Il y a quelques jours, mes enfants m'ont dit qu'ils étaient heureux de me voir moins stressée, plus joyeuse, et qu'ils appréciaient le fait que je sois présente pour les accueillir lorsqu'ils arrivent de l'école. Ils m'ont dit qu'ils sentent que mon visage est moins fermé et que je suis plus soulagée qu'avant.

On m'a demandé la cause de ce changement et je pense que c'est dû au temps que vous m'accordez et à l'espace que je trouve ici pour parler, pour faire sortir tout ce qui est lourd sur mon cœur. Les astuces auxquelles on pense ensemble ici m'aident beaucoup dans ma relation à mes enfants.

Suggérer à Augustine d'écrire chaque soir, sur un carnet, les événements qui l'ont dérangée le plus et ceux qui lui ont donné un sentiment de bien-être.

Oui, vous m'avez encouragée à participer aux sorties organisées par le groupe des parents du centre NAC. L'autre jour, j'ai été avec le groupe à Beyrouth pour rencontrer d'autres familles. C'était dur de voir qu'il y a des mères qui ont deux enfants ayant des troubles autistiques. Mais ça a été aussi un « push » pour moi. Les partages des mères m'ont encouragée à faire face à ma situation de mère ayant un enfant autiste.

Je rends grâce au Seigneur de m'avoir aidé à aimer mon fils Tarek. Il y a pas mal de parents qui refusent d'accepter leurs enfants. Je commence à réaliser que j'ai un don spécial pour pouvoir prendre soin de Tarek d'une manière très affectueuse et bienveillante. C'est mon fils […], mais en même temps, je suis triste de voir son père si froid dans sa relation avec lui.

Je me rappelle qu'il y a des personnes de la famille, très proches de moi, qui me conseillaient de le mettre dans un orphelinat, loin de nous. Leur raisonnement est de protéger sa sœur de son frère […] comme s'il était la peste ou une honte d'avoir un frère pareil. Ça m'a bien blessé. Je regrette de ne pas pouvoir leur répondre.

6e séance : lundi 12 juin 2023

À l'âge de trois ans, j'ai reçu le diagnostic du médecin qui m'annonçait que Tarek est un enfant autiste. Je ne comprenais pas ce que cela voulait dire et même je me rappelle bien qu'à cet instant, je n'entendais plus rien […] je voyais les lèvres du médecin qui bougeaient, mais un bruit très gênant m'entourait et m'empêchait d'entendre qui que ce soit et quoi que ce soit.

Silence et pleurs

Ça fait 15 ans que Tarek est au centre NAC. À l'âge de 4 ans et demi, j'ai commencé à l'envoyer au centre. Il va le matin et rentre à deux heures. Je ne supporte pas son absence plus que 6 h en dehors de la maison.

J'ai eu le courage d'avoir des enfants après Tarek. Je ne craignais pas d'avoir un autre enfant ayant les mêmes troubles. Mon gynécologue m'avait averti qu'il y a possibilité d'avoir un enfant malade.

Tarek avait deux ans et je suis tombée enceinte. J'ai eu un garçon et je lui ai donné le prénom de Tamer, le père de mon mari. Cependant, il est mort à l'âge de 18 mois. C'était un accident de voiture. Il était très intelligent et bien éveillé. À l'âge de trois mois, il a marché et a parlé […] il n'était pas comme les autres enfants, non plus !

Je rêvais avoir beaucoup d'enfants. Dans ma famille, nous sommes six enfants. Nous sommes souvent tout autour de ma mère. On prend soin d'elle. On l'aime bien. Je suis habituée à la grande famille. Peut-être, ceci m'a encouragée à avoir trois autres enfants. Je veux que mes enfants prennent soin de moi plus tard et qu'ils restent unis. Déjà, ils prennent soin de leur frère.

Quant à mon mari, ce n'est pas le cas toujours. L'autre jour, j'ai osé lui dire : « si toi, son père, tu n'arrives pas à accepter Tarek et à l'accueillir tel qu'il est, comment on va demander aux autres de le supporter ? »

La nouveauté pour lui, c'est casser l'original, c'est franchir les limites posées par les valeurs.

Je lui demande, par exemple, d'aller se promener avec lui ou de prendre un café ensemble, même à la maison, mais il a toujours des excuses pour sortir ou pour aller dormir sous prétexte qu'il est fatigué.

Tout le monde à la maison a besoin de lui. Mais il n'a pas de temps à nous donner. J'essaie d'expliquer à mes enfants que leur père est vraiment occupé au travail et qu'il rentre vraiment fatigué.

Je leur ai dit que la qualité du temps passé par papa avec vous est plus importante que la quantité du temps passé à la maison. J'ai retenu, l'autre jour, cette phrase de vous et ça m'a plu. Je pense que ça a fait un impact positif sur mes enfants.

7e séance : vendredi 16 juin 2023

Ma mère m'a appelé hier pour me dire que ça fait longtemps que je ne suis pas venue passer quelques jours chez elle avec mes enfants. Tarek lui manque. Je profitais de son désir d'accueillir Tarek pour laisser mon mari tranquille quelques jours. Je pensais que ça fait du bien à Tarek et à mon mari.

Mais, là, je commence à réaliser que ce n'est pas bien d'éloigner Tarek. J'ai pris mon courage à deux mains dernièrement et j'ai demandé à mon mari de faire la douche à Tarek. Je lui ai dit qu'il est devenu un homme et que je n'ai pas toujours la force de le tenir entre mes mains. Je m'attendais à une réaction violente de sa part. J'étais agréablement surprise de sa réaction. Il a accepté et il a fait l'affaire. Tarek était ravi de voir son père s'approcher de lui pour lui donner le bain. Preuve en est, Tarek était très calme et il a dormi rapidement et toute la nuit sans causer des ennuis aux autres.

Samedi dernier, Tamer avait une fête et son père ne voulait pas venir. Mais je lui ai demandé calmement d'y aller pour faire plaisir à notre fils. J'ai pensé que lui aussi a besoin d'attention. Ça fait longtemps, des années, que je ne lui ai pas accordé de l'attention. Alors, j'ai réussi à le faire venir à la fête et c'était une surprise agréable pour Tamer et pour ma famille.

Sa culture est autre. Son éducation est autre.

8e séance : lundi 19 juin 2023

Ce matin, ma mère m'a appelé pour aller prendre un café chez elle. Je lui ai dit que j'ai un rendez-vous avec vous et que ça me fait beaucoup de bien et que je ne veux pas rater cette séance, car c'est une chance pour moi pour être écoutée.

En effet, je sens que ma vie a bien changé. Même mon mari a remarqué qu'il y a un changement dans ma manière de me comporter avec lui, de réagir quand les enfants font des bêtises et, même avec Tarek, je suis moins énervée.

J'ai commencé à prendre soin de mon être, de ma santé et de mon look.

Mais ce matin, j'ai beaucoup pleuré […]

Un silence et des pleurs

Il y a deux jours que mon fils Tamer est parti faire sa retraite pour les examens du brevet d'études complémentaires chez ma sœur. Je ne suis pas habituée à vivre sans mes enfants.

9e séance : vendredi 23 juin 2023

On a été élevé à faire des sacrifices et oublier soi-même. On ne prenait pas soin de soi-même. Des sacrifices sans cesse. Nos parents nous ont appris à donner la priorité aux autres. Ils ne nous ont jamais poussés à trouver des plaisirs pour nous-mêmes.

De même, mon mari a été élevé par des parents très durs et à son tour, il veut élever ses enfants de la même façon.

Maintenant, je commence à voir cette manière de vivre pour faire toujours des sacrifices, comme un crime contre mon corps et mon esprit. Aimer soi-même est inhabituel dans notre éducation.

J'ai rassemblé hier la famille et je leur ai expliqué que cette quantité de travail qui tombe sur moi ne peut pas continuer ainsi. J'ai dit à Tamer et Tia qu'ils doivent ranger leurs chambres et prendre soin de leur frère et aussi de m'aider de mettre de l'ordre dans la salle de séjour.

Je leur ai dit que leur devoir pour l'instant est de prendre en main leurs études, mais aussi de prendre soin de leurs affaires, de leurs chambres, etc. Je les ai encouragés à accorder de l'attention à leur frère.

De plus, j'ai dit à mon mari que je vais faire mon possible à la maison. S'il arrive à la maison et ne trouve pas tout dans l'ordre, il n'a pas à me reprocher quoi que ce soit. Car, pour moi, dès maintenant c'est ma santé qui vient en premier lieu. Je veux prendre un temps dans la journée pour me reposer.

10e séance : lundi 26 juin 2023

Dimanche, dans l'après-midi, j'ai préparé un café et je suis sortie au jardin pour le savourer calmement, seule. De plus, depuis quelques jours j'ai commencé à faire l'exercice de respiration et de méditation que vous m'avez conseillé.

Ma sœur aînée est venue me voir. Comme d'habitude, elle veut me critiquer ainsi que mes enfants. Alors, cette fois-ci au lieu de se taire et d'avoir mal au ventre, j'ai décidé de lui faire face, sans être agressive ni énervée.

Je lui ai dit que je suis fière de mes enfants qui sont épanouis dans plusieurs dimensions. Ils sont respectueux des adultes. Ils sont sociables. Ils m'aident à la maison. Ils font leurs devoirs seuls. Il est vrai qu'ils ne sont pas classés premiers en classe, mais ils réussissent et ont des amis et aiment aller à l'école. Ils ont de l'équilibre dans leur vie : entre études, travail à la maison, attention à leur frère, respect et non pas peur envers leur père. En un mot, ils sont heureux, n'ont pas peur de la vie ni de la phobie des autres et essaient de donner de leur mieux. Ils veulent grandir et toujours chercher le plus beau et le meilleur.

Tandis que ses enfants, à elle, sont très renfermés et ne savent pas se comporter dans la société, même pour saluer les gens. Je pense que ça sera la dernière fois qu'elle va me critiquer.

11e séance : vendredi 30 juin 2023

Je commence à sentir que je suis heureuse et satisfaite de moi-même. Je n'ai jamais osé dire ce que je pense et même je ne réalisais pas la véritable valeur de mes enfants ni leurs compétences.

Ma famille, la petite et la grande, est étonnée de ma nouvelle attitude. Ils disent qu'ils ont une nouvelle sœur, une nouvelle mère, une nouvelle femme.

Concernant mon mari, j'ai consacré du temps pour l'accueillir à son retour. Je demande à mes enfants de faire attention à leur père et d'être calmes à son retour du travail.

12e séance : lundi 3 juillet 2023

À chaque fois que j'ai de mauvaises idées, je les chasse tout de suite. Je me sens beaucoup moins stressée. Parfois, j'ai un sentiment de culpabilité, car notre éducation nous pousse à réfléchir de la sorte. Mais je ne tarde pas à changer mon regard et à me concentrer sur les belles choses et les côtés positifs.

Je suis allée me faire couper les cheveux… c'est la première fois que j'ai osé faire ce pas. Mon mari aime mes cheveux longs. Mais j'ai décidé de faire ce qui me plaît à moi, en premier. D'autant plus que je ne manque pas à mes devoirs. Donc, il me semble que c'est le temps de faire ce que j'ai envie de faire.

Quand j'ai pris cette décision, je ne savais pas que ça va faire du bien à ma relation à mon mari. Je m'attendais à quelque chose de malheureux.

Je pense que le Seigneur, en qui j'ai confiance, m'a rendu les sacrifices que j'ai faits à ma famille durant toute ma vie. Il m'a rendu le bienfait que j'ai accompli, même au prix cher de ma santé physique et morale, en me donnant la chance d'être là et d'être écoutée, accompagnée, orientée vers la découverte de la vraie vie en moi et autour de moi.

13e séance : vendredi 7 juillet 2023

J'ai beaucoup souffert pour protéger mes enfants de la violence de leur père et aussi des critiques injustes de leur entourage. J'étais très faible et je n'avais pas à dire un seul mot. Je gardais tout cela dans mon for intérieur et ceci a été comme un poison qui m'a donné la mort intérieure.

Je suis tombée malade et personne ne s'est intéressé à moi. En plus de cela, ils me reprochent d'être une femme qui ne sait pas tenir sa maison, qui ne sait pas éduquer ses enfants et qui ne prend pas soin de son mari, etc.

J'ai beaucoup pleuré avant, car je ne pouvais pas trouver mon être. J'étais écrasée, oubliée, perdue. Je ne pouvais pas sentir mon existence ni définir qui je suis… qui suis-je ? Je ne savais pas pourquoi ni pour qui je vis tout ce calvaire…

Des pleurs. Silence entrecoupé de soupirs

14e séance : lundi 10 juillet 2023

Heureuse de voir le progrès qu'a fait Tamer dans les études. Il a pris ses études au sérieux. Son séjour chez ma sœur et le suivi de sa part ont fait des miracles en lui. Il est intelligent, mais ne voulait pas travailler. Hier, on m'a appelée à l'école pour me dire que Tamer fait des progrès remarquables et a une attitude très studieuse en classe. Il commence à parler de ses rêves dans la vie. Il est convaincu maintenant de la nécessité de faire des études.

De plus, il a décidé de travailler durant les vacances pour gagner son argent de poche. Il a grandi subitement. Son responsable au travail l'a félicité pour sa persévérance et son dévouement au travail.

C'est grâce à vous que j'ai fait travailler ma raison au lieu de laisser mes émotions m'envahir et fausser mes décisions, d'être ferme avec mes enfants, tout en restant tendre.

Je commence à montrer de la confiance à Tia. Je veux l'aider à bâtir une confiance en elle-même. C'est la chose que ma mère, mes parents, n'ont pas su nous donner.

Mon frère est venu me parler de ses difficultés […] Je lui ai dit :

« Prends soin de toi-même pour que tu puisses prendre soin des autres. »

Il a été très surpris de mes propos et de mon attitude positive.

Je suis satisfaite de moi-même […] Ceci m'a donné une bonne dose de joie intérieure.

15e séance : vendredi 14 juillet 2023

Augustine s'est absentée sans me dire à l'avance […] Le jour même, elle m'a dit qu'elle a été voir son médecin.

<u>16e séance : lundi 17 juillet 2023</u>

Toute ma famille a ressenti les effets positifs, directs ou indirects, de mon changement, de ma guérison intérieure, du bien-être qui commence à s'installer en moi depuis un certain temps. J'ai appris que je ne dois pas faire des sacrifices aux dépens de mon être.

Pour pouvoir prendre soin de ma famille, je dois commencer par moi-même. Je gère ma maison à mon rythme et non pas selon les attentes de mon mari ou de ma famille.

Mon mari est venu me dire, l'autre jour, qu'il est heureux de me voir en train de m'affirmer et de me défendre. Il m'a dit aussi qu'il est content de me voir en train de m'épanouir et de m'embellir.

Il ne m'a jamais dit des choses pareilles avant. Il devient plus attentif à moi et fait un effort pour passer un temps à la maison et s'intéresser à moi et à mes désirs. Ce n'est pas le même homme que j'ai vécu avec plus de vingt ans.

<u>17e séance : vendredi 21 juillet 2023</u>

Je me sens plus forte. Je me défends sans agressivité. Je gardais tout dans mon cœur et une boule de tristesse s'installait dans mon cœur. Maintenant, je commence à m'exprimer et je ne permets à personne de me déranger, de m'humilier, de m'envoyer de mauvaises ondes. Si quelqu'un me critiquait, je me mettais à pleurer et je n'osais pas répondre.

Même avec mon mari, je commence à lui dire ce qui me dérange. Je n'ai plus cette peur, cette angoisse, ce stress. Ça diminue et devant les mêmes situations. Les circonstances n'ont pas changé, mais ce sont mes réactions qui ont changé.

Avant, je ne savais pas dire non à Tarek, même si je suis convaincue que ce n'est pas bien pour sa santé. Par exemple, je me levais le matin, et en arrivant à la cuisine, je trouvais Tarek par terre, devant le réfrigérateur, porte ouverte, et il est en train de manger de tout ce qu'il y trouve. Maintenant, je sais comment organiser ses repas et je lui explique que c'est pour son bien. Il est vrai qu'il a fait sa crise les premiers jours, mais après il s'est habitué et a compris que je ne vais plus céder à ses caprices.

J'étais obsédée par la propreté de la maison. Je faisais le ménage le matin et le soir. Aujourd'hui, je fais le ménage de la maison, mais d'une manière raisonnable. Je tolère de voir un peu de poussière par terre et je laisse tomber. Avant, même si c'est la nuit et que je suis morte de fatigue, je ne pouvais pas dormir sans nettoyer toute la maison. Maintenant, je fais mon possible et j'implique mes enfants Tia et Tamer dans le maintien de la propreté de la maison.

<u>18e séance : lundi 24 juillet 2023</u>

Augustine s'est absentée avec excuse la veille. Elle a une commission urgente à faire à l'école de ses enfants.

19e séance : vendredi 28 juillet 2023

J'ai visité la semaine dernière le centre NAC. Il y avait une réunion pour les parents. J'ai osé prendre la parole pour leur dire que j'ai eu la chance d'être choisie entre toutes les mères qui viennent au centre. Je ne parlais pas durant les réunions et même je n'avais pas le courage de poser une question aux responsables du centre.

Je me suis renseignée du pronostic de mon fils Tarek. Quel avenir ? Quel métier pourrait-il faire dans les années à venir ? Pour la première fois, j'ose entendre les difficultés de mon fils et demander des conseils pour savoir comment avancer avec lui. Par exemple, il n'ose pas descendre l'escalier sans tenir la rampe, il est un jeune capricieux, mais aussi un jeune qui a des compétences. J'ai partagé avec eux mon vécu avec lui à la maison et la façon dont je vois mon fils.

C'est un jeune qui sait bien faire l'enfilage, la mosaïque, éplucher des pommes de terre. Il aime préparer un gâteau, par exemple. Je le laisse faire même s'il met tout en désordre et laisse beaucoup de saleté autour de lui, etc.

Je découvre que mon fils Tarek est capable de faire de belles choses et je l'encourage à les faire avec moi à la maison et dans la cuisine et dans la préparation des repas. J'ai aussi attiré l'attention des éducatrices au centre que mon fils a des capacités et je leur ai demandé de bien vouloir les développer chez lui.

20e séance : lundi 31 juillet 2023

Augustine s'est absentée. Elle a appelé la veille pour dire qu'elle est bien grippée et qu'elle ne peut pas venir.

21e séance : vendredi 4 août 2023

Je deviens capable de comprendre ce qui se passe en moi et autour de moi. De plus, j'ai acquis un courage extraordinaire qui me permet de dire ce que je pense et de partager mes peines et mes joies. Mon sentiment d'être à l'écart et que personne ne veut de moi dans sa vie a bien diminué. Au moins, je sens, quand je parle, que les autres sont attentifs et certains sont heureux de m'entendre parler et partager avec eux. Une affirmation de moi-même est bien remarquée par tous. On veut savoir quelle est la raison de cette libération en moi de « folles énergies ».

Le soleil brille toujours quelque part, sinon, la vie n'aura pas de goût et l'homme ne sera pas vivant. Une patience extraordinaire s'installe en moi.

J'ai fait une chute. L'autre jour, il y a eu un « clash » avec mon mari. J'ai passé ma journée à pleurer et je n'ai pas profité de ma journée. Je ne sais pas pourquoi j'ai perdu mes acquis. Il se peut que ce soit à cause de la fin de l'école de Tarek. Il n'a plus d'école. Il est déjà en vacances. Je le sens très nerveux quand il reste à la maison […] Je suis fâchée de moi-même, car je n'ai pas pu réussir cette fois à garder le positif et ne pas plonger dans le négativisme et l'angoisse.

22e séance : vendredi 11 août 2023

D'habitude, je vais voir mon cardiologue toute seule. Mais cette fois-ci, j'ai demandé à mon mari de venir avec moi. On a pris Tarek avec nous. Tarek était toujours la raison pour laquelle mon mari ne venait pas avec moi, car il devait rester avec Tarek.

Or, cette fois, je lui ai dit qu'il est possible de prendre Tarek avec nous et sortir tous les trois ensemble. Il a accepté et c'était comme une sortie pour nous trois. J'ai pu voir mon médecin et, en même temps, me balader avec mon mari, sans que Tarek soit un empêchement. Sa présence était agréable. [...] Il n'a pas fait de quoi avoir honte ou s'énerver. Il est vrai que nous sommes rentrés fatigués, mais ça a fait du bien à chacun de nous.

Dialoguer avec mon mari, le voir, passer un temps avec lui est très important pour moi et pour ma vie en couple. Durant mon temps de méditation, l'autre jour, j'ai réfléchi à ma chute et j'ai dit que c'est normal. Il n'y a rien qui reste inchangeable, puisqu'il y a la vie, il y a donc un mouvement [...] l'essentiel est de se relever, de trouver le bon chemin et de chercher le bien et le beau. Je me suis rappelée ce que vous m'avez dit plusieurs fois.

23e séance : vendredi 18 août 2023

J'essaie d'être fidèle à ce temps quotidien de silence, parfois de méditation de la nature, parfois de contemplation de la Parole de Dieu. Ceci me fait un état de bien-être très nécessaire à mon corps, à mon esprit et à mes relations à ma famille et aux autres. Le fait de me concentrer sur ma respiration me fait entrer dans un état de relaxation très bénéfique pour mon rythme cardiaque et mes maux de tête.

Je rends grâce au Seigneur pour mes parents. Je réalise qu'ils acceptent Tarek et l'aiment bien. Je connais pas mal de mamans dont les parents ne supportent pas leurs enfants qui souffrent de TSA.

Je ne m'attendais pas à ce que mon mari accepte ma nouvelle manière de faire : lui demander, par exemple, de garder les enfants, de leur donner à manger durant mon absence, d'accepter que j'aille assister à des conférences et de venir faire cet accompagnement.

C'était impensable pour lui de me voir réclamer mon droit de sortir me promener et de consacrer un temps pour moi-même et de prendre soin de moi-même.

24e séance : vendredi 25 août 2023

Je suis allée voir mon cardiologue, l'autre jour, quand je me suis absentée. Après m'avoir examinée, il a été agréablement surpris de mon état général. Ma tachycardie a presque disparu. Mon souffle s'est bien amélioré.

La relation de mes enfants à leur père.

La relation de Tamer et de Tia à leur frère. Ce n'est plus le déni ni la honte. Mais au contraire, ils commencent à prendre soin de lui durant mon absence, ou même durant le temps de mon repos. J'ai fait comme vous me l'avez dit, je prends chaque jour un temps de repos dans l'après-midi.

La relation de mon mari à notre fils Tarek. Il n'est plus dans le refus de son fils ayant des troubles d'autisme. Il commence à prendre soin de lui. Il lui donne le bain. Il lui exprime une affection qui n'existait pas avant.

Le fait de terminer mi-juin et rester à la maison jusqu'à la fin de septembre rend la vie difficile dans la maison.

Cette longue durée, en dehors de l'école, fait beaucoup de dégâts à mon enfant. Chaque année, Tarek régresse durant cette période, à tous les niveaux. Si l'on pouvait lui assurer cette même ambiance de l'école sur les douze mois de l'année, ça aurait été très bénéfique pour mon enfant et pour tous les enfants du centre.

Mais cette année, je sens que je prends les choses autrement. Je commence à lui mettre un ordre dans ses jours passés à la maison. De plus, je lui ai acheté un matériel pour faire des colliers. Il aime pratiquer des travaux manuels. Dans les années précédentes, la présence de Tarek à la maison pour de longues vacances me rendait affolée. Maintenant, je me débrouille et ça ne me bouleverse plus comme avant. Je profite aussi de sa présence pour lui apprendre un plus de discipline dans sa manière de faire.

25e séance : vendredi 1er septembre 2023

Ma sœur a avorté. J'étais surprise de ma force de supporter cette situation. Je suis connue dans la famille que je suis la plus fragile. Ma sœur en question était très peinée et a réagi comme une mère qui a perdu son enfant.

J'étais agréablement surprise par l'attitude de mon mari : il m'a demandé de faire venir ma sœur chez moi et de prendre soin d'elle.

Alors, je l'ai fait venir chez moi et j'ai pris soin d'elle. J'ai eu la force d'être à ses côtés. J'ai pris soin d'elle et j'ai essayé de la consoler.

À son tour, mon mari a été surpris de me voir si courageuse et en train de consoler ma sœur sans perdre le contrôle de mes émotions.

Il est vrai que cet événement m'a peinée, mais j'ai pu garder une certaine maîtrise de moi-même et j'ai pu rester debout à côté de ma sœur qui avait besoin de moi.

Grâce à Dieu, je me sens moins stressée. Ma manière de gérer les sujets chauds a changé. Je pense que ma famille a bien vu le changement que je commence à connaître.

Je suis heureuse de voir que la relation de Tarek avec son père et son frère Tamer, surtout s'est bien améliorée. De tout temps, sa sœur Tia prenait soin de lui.

Mes enfants sont bien moins angoissés pour moi. Ils voient que je deviens plus sûre de moi-même et que j'arrive à me protéger de tout ce qui me dérange. Ceci leur donne un sentiment de bien-être qui me réjouit le cœur.

Je pense que le fait de prendre un temps personnel pour moi et de me faire de petits plaisirs m'a aidée à être plus confiante de moi-même et à voir le beau et le bien beaucoup plus que le mal et le mauvais.

Annexe 4 : Entretiens avec Halim

Des extraits des séances avec Halim

1re séance : lundi 29 mai 2023

J'étais dans l'armée, mais j'ai quitté après 22 ans de service, car le salaire est devenu dérisoire. Ce n'est plus la peine d'aller au travail.

Rien ne vaut plus la peine. Je travaille en temps partiel. Je fais la garde d'un hôpital : trois jours par semaine, la nuit.

Mon fils n'est pas comme les autres enfants.

J'ai du mal à accepter son état.

Je continue à ne pas le supporter parfois.

Heureusement, le week-end, je monte au village. Je les laisserai à la maison, si mon fils et ma femme ne veulent pas m'accompagner. Même je préfère les laisser à la maison pour aller me reposer là-haut.

Des silences avec des propos qui traitent du temps qu'il fait dehors, des embouteillages, et de la manière dont les gens se comportent.

Une difficulté remarquable de parler de lui-même. C'est pareil pour les premières séances.

2e séance : vendredi 2 juin 2023

Depuis 17 ans, nous souffrons de l'état difficile de Charles. Il n'était pas comme ça. Il s'est bien amélioré grâce à la formation et le suivi du centre, là où il va chaque jour.

Cela dit, durant l'été, nous souffrons beaucoup. Charles reste presque 4 mois à la maison. Le centre ferme ses portes.

Ma femme prend soin de Charles beaucoup plus que moi. Je n'ai pas la patience qu'il faut. Je pensais au suicide. Pour cela, j'évite le stress et je laisse tomber. Même ma relation à ma femme et mes relations sociales, je ne les entretiens pas.

Mon souci est de prendre soin de moi-même. Je dis à ma femme que nous devons faire avec ce que nous avons.

3e séance : lundi 5 juin 2023

Je suis bien fatigué. Charles était toute la journée avec moi. Il m'a épuisé. Sa mère était au travail. Il n'a pas arrêté de crier. On ne se comprend pas. Il n'écoute pas mes consignes. Il est très têtu.

Je ne sais pas comment faire quand mon fils fait ses crises. C'est sa mère qui sait faire pour le calmer. Cependant, je la trouve toujours énervée. Elle rentre épuisée du travail.

Elle me demande de l'aider dans le ménage de la maison, mais je ne le fais pas.

Ce n'est pas mon travail.

De plus, elle me demande de prendre soin de Charles pour qu'elle se repose un peu, mais je n'ai pas la force ni la patience de le faire.

4e séance : vendredi 9 juin 2023

J'ai mal à la tête. J'ai passé toute la semaine avec des maux de tête. Une fois sorti d'ici lundi, ça a commencé [...] ça a continué, jour et nuit, malgré le Panadol que je prends.

J'ai eu des problèmes avec les visiteurs de l'hôpital hier soir, durant le gardiennage.

Ils voulaient garer devant la porte des urgences. Je me suis approché de la voiture en leur indiquant la consigne : « Strictement interdit de garer ». Alors, le conducteur est descendu de la voiture, s'est approché de moi et a commencé à me frapper.

J'ai crié et je lui ai rendu les coups. Oui, je n'ai pas pu me contrôler.

On m'a convoqué au bureau du responsable des employés, on m'a reproché d'être si violent et on m'a adressé un avertissement de mauvaise conduite.

Silence et soupirs accompagnés de symptômes d'anxiété : tremblements des mains, difficulté respiratoire, une toux inappropriée, une transpiration excessive et des mouvements corporels incessants.

5e séance : lundi 12 juin 2023

Je suis bien dérangé de l'avertissement que j'ai eu au boulot.

J'ai réfléchi tout au long du week-end pour comprendre où est ma faute, mais je n'arrive pas à comprendre leur logique.

Dans l'armée, on a été habitué à exécuter les ordres sans dialogue ni questionnement. On me demande, par exemple, de balayer, je me mets à balayer toute la journée. Je n'arrête pas, même s'il n'y a plus de saleté à enlever. Tant que je n'ai pas d'autres ordres, je continue à exécuter le premier.

Je ne comprends pas comment la direction de l'hôpital me donne l'ordre de ne pas laisser les voitures garer à la porte des urgences et, en même temps, on me donne un avertissement pour avoir défendu cette cause.

Je ne comprends pas où est ma faute. Je veux bien comprendre, mais n'y arrive pas.

6e séance : vendredi 16 juin 2023

De plus, je n'arrive pas à faire une relecture de ma journée, comme vous me l'avez demandé. Le fait de réfléchir me fait du mal et je sens que je vais éclater.

J'ai essayé plusieurs fois, mais maintenant je vais laisser tomber, car ça me fait du mal.

Hier, j'ai pris Charles en voiture. Je lui ai acheté du chocolat. On est rentré dans un bistro. J'ai pris un café et lui un jus. Nous nous sommes régalés ensemble.

C'est la première tasse de café que je prends avec mon fils. Il est resté calme et a pris son jus avec joie. Il m'a regardé avec un sourire. On est rentré à la maison calme et a bien dormi.

<u>7e séance : lundi 19 juin 2023</u>

Je réfléchis souvent aux soucis et cela me rend malade. Je n'arrive pas à bien dormir.

De plus, je vis une angoisse qui empoisonne ma vie. Je ne supporte plus la vie à la maison. Je ne peux plus entendre les cris de mon fils.

Ma femme est trop négative et dépense beaucoup d'argent.

Elle me traite comme si j'étais un homme avare.

Je suis presque souvent énervé. Je n'arrive plus à me contrôler et à contrôler mes réactions.

8e séance : vendredi 23 juin 2023

Enfin, j'ai réussi à effectuer le travail que vous m'avez demandé. J'ai inscrit sur un papier ce que j'ai fait durant les derniers jours.

J'ai écrit les difficultés relationnelles que j'ai vécues durant cette semaine. J'ai aussi cherché à faire quelque chose qui me fait plaisir.

Je suis allé voir des amis et passer un temps agréable avec eux. Je suis allé seul dans mon village à la montagne. J'ai fait une longue marche avec mes amis dans la nature.

Aujourd'hui, c'est le dernier jour de Charles au Centre. Les vacances de l'été sont longues. Il reste 4 mois à la maison. C'est une période difficile pour lui et pour nous.

9e séance : lundi 26 juin 2023

Hier, j'ai amené mon fils pour jouer dans un terrain de foot. J'ai parlé avec un coach spécialisé qui entraîne les enfants à difficultés spécifiques.

Il m'a dit qu'il pourrait entraîner Charles et que ça lui fera du bien, mais le problème reste l'argent. Les honoraires du coach sont considérables.

Il y a eu une querelle avec mon voisin. Ma femme a eu peur que je le frappe comme j'ai fait dernièrement au boulot.

Ceci m'a rendu très gêné et j'ai essayé de la rassurer, mais elle a continué à me reprocher que je suis quelqu'un d'agressif.

Pour cela, je l'ai mise en dehors de la maison et le pire que je n'ai pas pu l'empêcher de prendre Charles avec elle.

Elle se plaint tout le temps. Ça fait une semaine qu'elle ne cuisine pas à la maison. Elle donne notre argent à ses parents. Elle pense à sa sœur, au lieu de penser à nous.

10e séance : vendredi 30 juin 2023

J'ai mis par écrit, comme vous me l'avez conseillé, les avantages et les inconvénients de la présence de ma femme à la maison.

Il est vrai qu'elle est hésitante et elle a des hauts et des bas. Elle change d'humeur régulièrement. Ceci n'est pas facile pour moi.

Cependant, j'ai trouvé que c'est dans l'intérêt de Charles que sa mère revienne à la maison.

De plus, je dois avouer que j'ai senti un vide insupportable à la maison parce qu'elle n'est pas là. Elle a certes des défauts, mais sa présence est irremplaçable.

Je dois m'exercer à dompter ma colère et à maîtriser mon impulsivité. J'ai intérêt à commencer à voir mes défauts avant de montrer ses défauts à elle.

11e séance : lundi 3 juillet 2023

Halim s'est absenté sans avertir.

12e séance : vendredi 7 juillet 2023

Absence sans présenter une excuse.

13e séance : lundi 10 juillet 2023

Je suis allé chercher ma femme. Je l'ai trouvée dans notre maison au village, à la montagne. Je suis allé faire de la marche dans la forêt et j'ai laissé à ma femme un espace de repos et de ressourcement à sa manière.

Je ne pouvais pas rester seul sans savoir où est ma famille.

Je suis resté quelques jours chez moi, mais, comme ils ne sont pas revenus, je me suis inquiété.

D'habitude, elle revient vite et ne dors pas en dehors de la maison. Mais cette fois-ci, elle a pris mon fils et elle n'est pas rentrée le soir. Ce comportement a été comme un coup sur ma tête qui m'a fait réveiller quelque part et m'a ouvert les yeux et le cœur sur plusieurs sujets.

L'exercice de respiration, que vous m'avez demandé de faire, m'a aidé à penser aux personnes qui n'arrivent pas à respirer naturellement. Donc, j'ai senti combien le Seigneur m'aime et combien il prend soin de moi.

14e séance : vendredi 14 juillet 2023

La méditation et la relaxation m'ont aidé à réussir à faire une relecture de ce qui s'est passé avec ma femme, il y a quelques jours.

L'exercice de respiration était comme un traitement pour les maux de tête. Je sens que je deviens moins agité.

Je commence à réaliser que je ne fais pas mon devoir envers ma famille. Je pense que je dois prendre mes responsabilités comme père en main et aussi prendre soin de ma femme.

Garder ma paix, ma sérénité et mon bien-être.

J'ai décidé de consacrer un temps pour être avec Charles. Je vais mettre de l'ordre dans mes journées et continuer à faire l'exercice de respiration avec méditation. Je vais m'exercer à voir le positif et à laisser tomber le négatif.

15e séance : vendredi 21 juillet 2023

Je suis heureux de voir que ma relation avec mon fils s'est améliorée. Je ne savais pas que je pouvais faire ce pas. Je ne vais pas revenir en arrière.

Une nouvelle vie et de nouvelles relations avec ma femme, mon fils et mes amis. Je vais aussi chercher un travail dans la journée afin de pouvoir mettre de l'ordre dans ma vie et celle de ma famille.

J'ai pris hier ma famille à la montagne. J'ai fait une promenade avec ma femme et mon fils. Ça a fait du bien à nous tous.

<u>16e séance : vendredi 28 juillet 2023</u>

Je me rappelle que ma femme a eu plusieurs tentatives de suicide dans le temps. Je suis très heureux de voir le progrès qu'elle a fait grâce aux séances d'accompagnement qu'elle a suivies avec vous. Elle a beaucoup changé et m'aide à me sortir de ma coquille et à m'améliorer, me rendant plus positif.

J'ai repris mes habitudes de consacrer un temps pour la prière. Je viens d'expérimenter de nouveau la paix et la sérénité qui proviennent de ce temps de méditation et/ou de prière.

J'ai quitté mon village, il y a plus que dix ans, pour assurer de meilleures conditions pour mon fils Charles et lui trouver un centre qui l'aide à se développer. Donc, je dois continuer à faire mes sacrifices, mais avec joie et non pas malgré moi. Comme ça, mes sacrifices ont une valeur positive.

<u>17e séance : lundi 31 juillet 2023</u>

Ce matin, je suis allé voir une directrice d'école. Je lui ai demandé un travail au sein de l'établissement, si possible.

Je cherche un boulot à temps plein et durant le jour. Je dois assurer de l'argent suffisant pour faire vivre ma famille dignement.

Je suis prêt à faire n'importe quelle tâche qui me permettrait de trouver un travail.

En effet, le travail de nuit bouleverse ma vie, pas seulement mon rythme biologique, mon système nerveux, mais aussi mon humeur et tout l'équilibre de ma famille.

<u>18e séance : vendredi 4 août 2023</u>

En relisant hier mon comportement dernièrement, je trouve que j'ai fait un énorme progrès. Quand ma femme a pris mon fils et elle est partie au village, sur le champ j'ai senti que je vais la tuer.

Silence prolongé.

En effet, le fait de ne pas la suivre, de prendre le temps de respirer, de réfléchir un peu et compter jusqu'à dix avant de réagir ou de répondre m'a sauvé. Oui, cette méthode de travail m'a réellement sauvé l'autre jour.

D'habitude, je réagis d'une manière très violente.

Je suis heureux de ne pas tomber dans le piège et de pouvoir maîtriser mes réactions. C'est un progrès très important que j'arrive à faire petit à petit.

Quand vous m'avez demandé de faire cet exercice, j'étais énervé, car j'étais presque sûr que ça ne va pas donner des résultats avec moi. Je me connais, je n'ai jamais pu contrôler mes réactions, au moins depuis une dizaine d'années.

<u>19e séance : vendredi 11 août 2023</u>

L'autre jour, j'ai remarqué combien Charles était calme le soir, et ce, grâce à notre promenade ensemble dans le marché.

Nous avons été ensemble pour faire des achats. On est parti à pied puisqu'il faisait beau temps.

Beaucoup de détails sur les lieux visités et les dialogues qu'il a dû entreprendre avec les gens.

Je commence à apprendre comment communiquer avec mon fils.

Cette découverte me donne beaucoup de joie et de satisfaction personnelle.

20e séance : vendredi 18 août 2023

Durant la semaine écoulée, j'ai fait le ménage de la maison. J'ai voulu donner un coup de pouce à ma femme. J'ai fait aussi la vaisselle et j'ai fait marcher la machine à laver.

En effet, je me suis réveillé vers midi et j'ai trouvé la maison dans un désordre inouï. Donc, j'ai décidé de mettre de l'ordre.

Quand ma femme Anicet est rentrée, fin d'après-midi, elle a trouvé la maison propre et le linge étalé.

J'ai mis la table et j'ai chauffé le repas avec l'aide de Charles.

C'est un geste d'amour que j'ai pensé le lui faire et je pense que j'ai réussi à lui faire plaisir.

Je lui ai annoncé la bonne nouvelle : j'ai trouvé un travail de gardien à l'école en question et que mes horaires de travail seront entre 7 h du matin et 3 h de l'après-midi.

Dorénavant, je vais prendre soin de ma femme. Elle se fatigue trop. C'est à mon tour de prendre la relève.

Je vais travailler à plein temps pour assurer une meilleure vie à ma famille. Je vais assurer les honoraires des séances d'orthophonie à mon fils et aussi je vais lui payer l'abonnement des activités sportives qu'il ne cesse de réclamer : jouer au football avec un coach spécialiste qui puisse l'encadrer et l'aider à réaliser son rêve.

21e séance : vendredi 25 août 2023

Plus je relis mes comportements de la journée et surtout les affects qui m'ont habité tout au long du jour, et le cheminement que j'ai fait pour y arriver, plus je me rends compte qu'il est bien vrai que le positif amène un plus de positif avec lui, et que le négatif ne produit que du négatif.

Ce temps que je consacre pour la méditation m'a donné une force extraordinaire.

J'ai choisi de méditer la Parole de Dieu et, peu à peu, je commence à reprendre mes habitudes de jeunesse, lorsque je ne manquais pas un jour sans prendre du temps pour prier. Cette habitude ancienne/nouvelle m'a permis de reprendre contact avec des amis de ma jeunesse et ça m'a fait beaucoup de bien.

Il est dans mon intérêt de voir les choses de cette manière et de me focaliser sur la partie pleine du verre et non pas la partie vide.

Je me rappelle que je suis resté anxieux et angoissé à cause de la situation psychologique et physique détériorée de ma femme. Elle a fait plusieurs tentatives de suicide dans le temps. Pour cela, j'étais très angoissé.

Cette angoisse me rendait de plus en plus agressif et plus ma relation à ma femme se détériore et moins je m'intéresse à mon fils.

<u>22e séance : lundi 4 septembre 2023</u>

Je dois avouer qu'elle a fait un cheminement extraordinaire à la suite de l'accompagnement psychologique durant cette période. Je suis heureux de la voir en train de sortir d'elle-même et de devenir plus altruiste et de devenir plus positive et moins énervée.

Pour l'instant, la réalité n'a pas beaucoup changé. Mais c'est moi qui ai changé, je suppose, et je désire. Mes comportements, mes réactions, mes pensées, mes jugements sur les autres et sur moi-même.

Notre fils est toujours un enfant souffrant de TSA. J'aurais aimé que Charles soit un enfant comme les autres enfants, mais je rends grâce au Seigneur pour ce qu'il a déjà, comme points forts et surtout pour la joie que je commence à découvrir en lui et de lui. De plus, je suis heureux de pouvoir apprendre comment entrer en relation avec lui.

Je suis maintenant plus motivé à être un père et à prendre les responsabilités d'un père et ne plus rester un homme au foyer.

Il y a une dizaine d'années, j'ai quitté mon village pour assurer de meilleures conditions pour mon fils. Avant, je vivais cela comme un calvaire ou comme une punition. Aujourd'hui, je décide de vivre ce sacrifice avec joie et avec conviction.

Le fait de voir mon fils s'épanouir de plus en plus dans ce lieu me suffit pour me rendre heureux et pour goûter à un vrai bien-être intérieur.

Annexe 5 : Entretiens avec Anicet

Des extraits des séances avec Anicet

1re séance : mardi 23 mai 2023

Je désire commencer en parlant du début et du développement des 9 mois de ma grossesse

Nous avons attendu 8 ans avant de concevoir un enfant […] Nous avions des problèmes de santé qui nous empêchaient de procréer.

Alors, quand je suis tombée enceinte, le médecin a demandé de faire les examens nécessaires pour détecter s'il y a des malformations chez le fœtus, notamment un examen diagnostic prénatal (ADNF). J'étais bien angoissée et même en écoutant des chansons pour me distraire, je pensais toujours : et si jamais mon enfant va être un enfant autiste ? Mon Dieu, je n'ai aucune idée de comment m'y prendre avec un enfant pareil…

Je me rappelle bien que, durant cette période d'attente des résultats, j'ai entendu pour la première fois la chanson de Ghassan Saliba, qui s'adresse aux enfants autistes en leur disant : « Dis quelque chose, dis un mot, raconte aux gens ce que tu vis […] ». C'était un moment très difficile pour moi. En écoutant cette chanson, j'ai appris que, si mon enfant a un trouble du spectre de l'autisme, je ne pourrai pas parler avec lui… Cet enfant ne dira pas un mot ? Comment va-t-il entrer en relation avec les autres ?

J'ai accouché à 8 mois. Je travaillais comme infirmière et je laissais mon enfant avec ma mère pour aller travailler. Un jour, en rentrant du travail, ma mère m'a dit que mon enfant n'est pas comme les autres enfants […] Elle, qui a élevé 11 enfants, a pu remarquer que Charles ne réagit pas comme les autres, il n'arrive pas à redresser sa tête et n'a pas les mêmes réflexes des enfants de son âge, ne répond pas si on l'appelle de derrière, il faut être en face pour qu'il réagisse.

Cependant, dès l'âge de 9 mois, on le voyait en train d'essayer de comprendre ce que nous voulons lui dire, mais ce n'est qu'à l'âge de 18 mois qu'il a réussi à dire deux mots seulement : Takos (pour dire Antonios, le prénom de son oncle et téta, sa grand-mère : ce sont les deux personnes qui prenaient soin de lui). À ce moment-là, j'ai essayé de lui apprendre le mot : maman, mais il refusait de le dire.

2e séance : jeudi 25 mai 2023

À l'âge de deux ans, j'ai commencé à réaliser que mon enfant est malade, surtout qu'il a commencé à faire ses crises de cris. Avant cet âge, il était très calme et, même quand on l'amenait à la messe, là où il y avait des gens, il restait très silencieux.

Selon son pédiatre, l'enfant n'a pas de problème. Mais le problème de communication s'impose de plus en plus et je ne pouvais plus continuer comme ça […] il crie et je n'arrive pas à comprendre ses besoins. À l'âge de trois ans, un neurologue m'a dit qu'il faut lui faire les examens nécessaires pour savoir si Charles est un enfant autiste ou pas. Tous les examens nécessaires ont été effectués à Sesobel : côté cérébral, côté surdité, côté neurologique, et voilà que le médecin les convoque pour leur dire que Charles présente des traits autistiques, autisme léger et pas profond.

J'ai reçu le diagnostic du neurologue comme le choc d'un tonnerre. Ce dernier était très gentil en me disant que nous pouvions améliorer le cas de Charles si nous suivions les directives du médecin : traitement médicamenteux, séances de psychomotricité, orthophonie et psychothérapie.

À l'âge de 4 ans, le médecin nous demande de mettre Charles dans une garderie ou une école spécialisée pour travailler son intégration. Nous sommes d'Akkar (Menjez) et, là-bas, il n'y a pas de centres spécialisés convenables pour notre enfant. On a demandé le meilleur centre au nord qui peut aider Charles à se développer, c'était le North Autisme Center (NAC).

Nous devions prendre une décision importante, mais pas facile du tout : nous déraciner de notre village, de notre grande famille et de nos lieux de travail (moi, infirmière, et mon mari, dans l'armée), pour offrir une meilleure vie à notre enfant chéri. Décision prise, on déménage à Zgharta pour que notre fils puisse bénéficier du centre NAC.

J'ai mis quatre heures pour arriver au centre, le trajet demande deux heures, mais je me suis perdue dans le chemin. Je suis venue seule avec mon fils. Mon mari ne pouvait pas s'absenter du travail. Quand je suis arrivée au centre, j'étais comme quelqu'un qui se trouve dans un désert et, enfin, l'enfant a trouvé une oasis.

Nous n'avons pas eu une admission rapide, car il y avait un très grand nombre d'enfants qui attendaient leur tour. L'une des conditions d'admission était que Charles doit être sans couche. Dans un délai très rapide, j'ai réussi à apprendre à Charles la propreté.

<u>3e séance : mardi 30 mai 2023</u>

Le jour où j'ai quitté mon village, Qobayet, j'avais confiance dans le Seigneur qu'il ne va pas me lâcher, mais au contraire c'est lui qui va tout préparer. Au début, nous étions sans maison à Zgharta, je faisais le trajet, durant presque un an, chaque jour de Zgharta jusqu'à Bcharri pour dormir chez ma sœur. La seconde année, j'ai trouvé une maison à Zgharta, dans un vieux quartier, ce qui a facilité notre nouvelle vie. Ma santé physique a bien été touchée : j'ai commencé à avoir des crises d'asthme et aussi une glycémie élevée. Ces deux maladies m'ont empêchée d'avoir un second enfant et non pas parce que j'avais peur que mon deuxième enfant soit malade. Pour moi, Charles est une grâce du Seigneur, mais c'est très épuisant de prendre soin de lui.

Quelquefois, je sens que je ne suis pas sur terre […] comme si j'étais perdue […] prise entre le ciel et la terre […] je ne sais pas comment pouvoir ressentir mes pieds sur terre. Pourquoi ai-je eu un enfant qui a tant de difficultés. Je ne sais pas quoi faire avec lui. C'est comme je mène une guerre, mais sans pouvoir comprendre ce qui se passe. Je souffre de beaucoup de stress.

Tout cela me fait réfléchir sans cesse à mon enfance. J'étais un enfant oublié. Nous étions 11 enfants et moi, le numéro 6. À chaque fois, maman allait nous acheter nos besoins (un habit ou autre). Elle rentrait avec quelque chose à chacun des dix, sauf pour moi. Elle me disait à chaque fois qu'elle ne sait pas comment elle m'avait oubliée. Une fois, elle m'a demandé de le lui rappeler avant de partir et je l'ai fait, mais quand même, en rentrant, elle n'avait rien pour moi.

J'étais un enfant introverti. Je ne m'exprimais pas, je ne demandais rien, très silencieuse et bien oubliée. J'ai grandi et j'ai continué à ne pas parler, à ne pas m'exprimer. Je gardais tout dans mon cœur et ceci me faisait du mal. Au début de ma vie conjugale, un cousin de mon mari m'a violée et j'ai eu recours à mon mari qui n'a rien fait. Il ne m'a pas défendue [...] Là aussi j'étais toute seule. Je devais prendre soin de Charles et aussi de moi-même, car mon mari ne s'engage pas dans la famille. Il ne dit rien et ne me protège pas.

Des pleurs avec un temps de silence

4e séance : jeudi 1er juin 2023

Nouvelle déception, avec un enfant autiste et sans la protection d'un homme. Ce que je viens de raconter était enfoui dans ma mémoire... Je ne l'ai jamais partagé avec personne... Mais, maintenant, en parlant du passé de Charles, mon passé est sorti avec, et vous êtes la première personne qui entend mes profonds secrets. À qui pourrais-je les dire ? Personne ne va me croire ni même être prêt à m'écouter.

Des pleurs.

Qui suis-je ? Où est ma place dans tout cela ? Qui s'occupe de moi ? De mon passé, de mes malheurs ? De mon enfant ? Cette injustice m'a complètement détruite de l'intérieur... J'ai tenté de me suicider 4 fois, dont deux fois avant mon mariage ; mais, à chaque fois, quelqu'un venait me sauver. La dernière fois, j'ai pris les cachets et j'ai demandé à mon mari d'appeler la croix rouge, car j'avais pensé à Charles et je ne voulais plus continuer dans ce tunnel noir que je commençais à voir. Quand l'ambulance est arrivée, j'avais perdu ma conscience et ils m'ont transportée à l'hôpital et, là-bas, ils ont réussi à me sauver, j'ai eu un sentiment de regret et un sentiment de culpabilité vis-à-vis de Charles [...] Ce sentiment de regret a été accompagné par une conversion spirituelle. J'ai demandé le pardon du Seigneur. Je ne suis pas digne d'être pardonnée.

Depuis ce jour, j'ai commencé à prier de temps à autre et à écouter des chants religieux. Avant, j'avais peur de prier. Il est possible que je sois ici pour évoquer mon enfant souffrant de troubles autistiques, mais j'ai surtout besoin de m'exprimer sur mes propres émotions, qui pèsent lourd sur mon cœur et mes épaules. Le fait de parler de mon état déclenche en moi un sentiment de bien-être.

5e séance : mardi 6 juin 2023

Chaque fois que je ressens une oppression, je me souviens de ce que vous m'avez conseillé de faire : essayer de bien respirer profondément et de me laisser aller en pensant à de belles choses. Contempler la nature ou une belle photo, en prenant une attitude physique reposante, tout en faisant l'exercice d'une respiration profonde et continue. En effet, cette oppression vient du fait de réfléchir à mon sort. Un enfant tant attendu, qui arrive au monde malade et pas avec n'importe quelle maladie : autisme ! Pourquoi tous ces malheurs ? Cette souffrance physique et psychique. Je suis comme quelqu'un qui doit courir, mais qu'il n'arrive pas à le faire, car il n'arrive pas à porter des espadrilles à cause des cors qu'il a dans ses pieds. Devant la situation complexe de mon enfant, je me sens ligotée et incapable de faire quoi que ce soit pour l'aider. C'est le centre NAC qui prenait en charge le traitement médicamenteux avec une partie des coûts des séances ortho et psy. Une fois mon fils admis dans une classe inclusive, je devais payer l'AVS (assistante vie scolaire).

Je suis convaincue que Charles est une grâce pour nous, mais moi, je n'arrive pas à être comblée par cette grâce. Je suis dans un noir complet, je ne vois que du noir, je n'arrive pas à l'aider comme il le faut. Je suis fatiguée.

Des pleurs avec un long silence qui a duré la moitié de la séance.

6e séance : jeudi 8 juin 2023

Dans mes meilleurs jours, je sens une certaine joie qui ne dépasse pas les 5 minutes et, après cela, la mélancolie reprend toute la place : dans mon cœur, dans mes idées, dans mes yeux […] depuis un certain temps, j'ai commencé à prier (avant, elle avait peur de prier) et ceci me fait un petit bien. Même le jour de mon mariage, je n'étais pas heureuse. Est-ce que quelqu'un décide de se marier le jour de la fête des défunts ? Moi, je l'ai fait, car mon mariage était juste pour fuir de ma maison, de l'injustice que je subissais comme enfant dans une famille nombreuse qui ne prête aucune attention à moi. C'est bien cette injustice qui m'a poussée à me marier avec Halim. Mes parents ne voulaient pas de lui, moi non plus […] je ne l'aimais pas. J'avais 28 ans et je n'étais pas un enfant (même j'étais plus âgée que lui). Mais j'avoue que j'ai fait une bêtise, car au moins à la maison, avec mes parents, je ne rencontrais pas ces difficultés […] j'ai essayé de me suicider encore une fois, mais cette fois-ci dans ma maison conjugale.

La situation de Charles me rappelle mon enfance. J'étais comme lui incapable de m'exprimer et de dire ce que je voulais, ce que je sentais […] pour cela, je sens que mon expérience de l'enfance m'aide à pousser Charles à s'exprimer et à communiquer ses idées et son for intérieur avec les autres, surtout avec moi. Je lui dis que tu es capable de dire ta gêne en criant, en chantant, en faisant un dessin, en essayant de comprendre ce que les autres disent.

Charles est un enfant intelligent. Il retient la messe par cœur sans lire dans le livre. Il est agréable. Il a une belle personnalité. Au début, j'ai trouvé beaucoup de difficultés à comprendre ce qu'il veut. Maintenant, quand il s'exclame, je lui dis qu'il n'a pas à se mettre en colère et il comprend et se calme. Je lui demande souvent d'exprimer ce qu'il veut sans crier. Peu à peu, ses crises de cris ont diminué. Maintenant, quand il crie c'est qu'il est fâché de quelque chose.

En effet, Charles est un exemple de ma vie. Il n'y a rien qui s'appelle autisme. L'enfant veut qu'il soit compris et entendu. Moi, quand j'étais petite, je vivais seule avec 10 frères et sœurs. Personne ne m'écoutait et personne n'a essayé de me comprendre, pour cela, moi aussi je criais beaucoup dans mon enfance. Il aime prier. Quand il voit un pigeon, il le nomme Esprit-Saint et commence à prier comme Jésus et demande à sa mère de prier avec lui, comme Marie Madeleine.

7e séance : mardi 13 juin 2023

Charles a maintenant 12 ans et ça fait 10 ans que je fais des efforts énormes pour pouvoir prendre soin de mon enfant. Je ne pense pas que j'étais seule, car il est impossible pour un être humain de faire tout cela seul. Dieu me soutient certainement.

Aujourd'hui, je me sens soulagée d'un côté… Je commence à réaliser combien mon enfant est riche. Il suffit de dire un mot devant lui pour qu'il compose une phrase qui va dans le même sens du mot prononcé. D'un autre côté, je suis inquiète, car dans quelques jours, le centre ferme ses portes durant les trois mois d'été. Il demande d'avoir des amis et je ne lui trouve pas un lieu là où il peut avoir des amis et communiquer et profiter durant les vacances. Il aime chanter. Il n'a pas appris la musique, mais il connaît bien les notes et chante bien. Sinon, il va rester pour trois mois devant la télévision et ceci n'est pas bon pour lui. Donc, j'ai besoin de lui trouver une solution.

Elle raconte l'histoire de la maison : le fait de venir de chez Hanna Yammine jusqu'à la maison de Badoui Sabe3 […] Elle raconte comment elle a bien accueilli cette femme syrienne et ses enfants, et comment cela lui a permis de trouver une maison dans le quartier de Saydat Zgharta. Elle raconte aussi les difficultés d'adaptation dans ce quartier durant les deux premières années.

En plus de mon souci pour un lieu d'accueil pour Charles durant l'été, nous devons maintenant trouver une maison autre que celle-là, car le propriétaire de la maison ne veut plus nous laisser à la maison. Il veut la louer à quelqu'un qui paye de l'argent et non pas gratuitement comme c'est le cas avec nous.

8e séance : jeudi 15 juin 2023

Elle a évoqué l'affection de sa mère […] c'est quelque chose qu'elle commence à découvrir

Elle demande une proximité physique. Elle demande de changer la place de son fauteuil et demande de m'approcher d'elle.

Elle commence la séance en disant qu'elle se sent bien fatiguée après les séances de paroles qu'elle fait chez moi. Pourtant, à la fin de la dernière séance, elle est rentrée bien « légère » chez elle. Mais durant les jours qui suivent, elle commence à sentir la fatigue, surtout durant la nuit, elle n'a pas bien dormi.

Je sens une tristesse profonde qui revient en moi. Je me sens faible et incapable de faire quoi que ce soit.

Elle s'éclate en sanglots [...]. Elle pleurait pour une dizaine de minutes.

Je ne sais pas pourquoi je n'arrive pas à arrêter de pleurer, pourtant je commence à réaliser que, malgré tous nos malheurs, je crois qu'il y a pire. C'est vrai aussi que mon fils a des troubles autistiques, mais je pense qu'il est le moins atteint dans le centre. Donc, tout ceci me pousse à dire que nous sommes dans un état de grâce par rapport aux autres.

En abordant le sujet du sommeil, elle parle de son insomnie ces jours-ci. Avant, elle dormait bien. En revenant sur sa mélancolie, elle parle de son sens d'insatisfaction d'elle-même. Elle se sent inutile et même un vaut-rien. Elle a l'impression de porter des centaines de kilos sur ses épaules.

Mon image de soi est bien négative [...] noire comme l'asphalte. Je sens des douleurs psychiques et physiques. Je sais que je suis en train de somatiser, mais je n'y peux rien. Ceci est plus fort que moi. Rien ne va bien : ma relation conjugale avec mon mari, au travail j'ai des problèmes avec ma directrice (au centre social Jihane Frangieh), les relations avec les voisins ne sont pas bien et je ne me sens pas à l'aise. Je ne suis pas en bon état.

J'ai essayé de changer cet état, mais je n'y arrive pas. J'aime être forte et savoir protéger mes droits. La directrice dans mon lieu de travail est gentille, mais elle m'a demandé de faire un travail supplémentaire chez elle, dans sa maison : comme je suis infirmière, elle m'a demandé de prendre soin de sa mère, une femme âgée et qui n'arrive pas à prendre seule son bain. Donc, j'ai accepté et elle me donnait de l'argent (autre que mon salaire, qui est toujours en retard), car elle comptait ce service comme des heures supplémentaires. Ce qu'elle me donnait est bien au-dessous de mes attentes : ça ne suffisait même pas pour payer l'essence de mon transport. Elle sait bien notre situation et que nous sommes dans le besoin, mais elle n'a pas augmenté le tarif. À chaque fois que je lui parle de ce sujet, elle me donnait des promesses qu'elle va m'indemniser bientôt.

<u>9e séance : mardi 20 juin 2023</u>

Après un certain temps, je me suis « éclatée » devant elle et je lui ai dit que je vais quitter le travail et qu'elle est injuste et même [...] Cet événement m'a rappelé toute l'injustice que j'ai subie durant mon passé depuis mon enfance, en passant dans ma vie conjugale et mes relations sociales. Je ne désire pas revenir toujours à mon enfance, mais, en effet, ça m'habite et je n'arrive pas à m'en sortir. Tout ce que je vis dans ma journée me rappelle le passé et ça me trouble, mais je n'arrive pas à me détacher des mauvais souvenirs de mon passé.

En lui demandant : comment pensez-vous dépasser cet état ? Quels sont vos besoins ?

Alors, elle dit qu'elle a envie de se suicider et éclate en pleurs… en disant que tout est noir.

En se suicidant, les choses s'améliorent-elles à votre avis ?

Non, pas du tout […] Je l'ai expérimenté dans ma peau […] ce n'est pas une solution.

Alors, comme ce n'est pas la solution de vos malheurs, vous avez intérêt à trouver la solution ?

Je ne vois pas de solution […] Je n'arrive pas à la trouver […] Je ne sais plus rien […] Je sens un grand vide dans ma tête […] et, même devant mes yeux, tout est flou. (Fin de séance).

10e séance : jeudi 22 juin 2023

Durant ces quelques jours, je me suis mise à écrire, comme vous me l'avez demandé. Ça m'a fait du bien. […] Cela m'a rappelé mon enfance. J'avais la meilleure note en production écrite. De plus, la nuit, quand je me réveille sans pouvoir me rendormir, je prenais le cahier et je commençais à mettre mes cauchemars sur ce petit cahier.

Êtes-vous toujours sûre que tout est noir ? Ne voyez-vous pas quelque chose, une petite chose, qui n'est pas noire ? Quelle est votre image de vous-même ? Pourriez-vous me citer vos points négatifs plutôt faibles et vos points positifs plutôt forts ?

En effet, mes troubles ne viennent pas de la situation de Charles, je pense que ce sont mes malheurs qui montent à la surface. Mon fils va bien […] il est bien entouré et il s'efforce de donner le meilleur de lui-même. C'est moi la catastrophe, ce sont mes difficultés d'adaptation au travail, mes idées noires, ma misère et ma fatigue morale et le stress qui me rendent malade.

J'ai essayé de mettre par écrit mes points positifs et négatifs, comme vous me l'avez demandé [...], mais je n'ai trouvé que des aspects négatifs de ma personnalité. Je suis une femme qui est dans un état de mélancolie perpétuelle. Je suis un vaut-rien.

Travailler la positivité. C'est à nous de choisir les idées qui nous habitent. C'est un exercice que nous gagnons à faire. Si nous cherchons le positif dans toute chose, les idées qui nous habitent seront transformées peu à peu en positif. C'est le même concept d'une boule de neige. Le positif attire du positif, alors que le négatif ne peut attirer que du négatif. Si nous choisissons de fixer notre attention sur le positif, notre esprit ne captera plus le négatif.

Je me sens toujours fatiguée. Le repos ne fait pas partie de ce monde. Je vais au travail et je rentre avec toute la fatigue physique et morale. Je n'arrive pas à bien dormir la nuit et, comme ça, je reste dans un état de burnout.

Inviter la personne à découvrir le mécanisme de l'autosuggestion et en profiter pour pouvoir aider soi-même à améliorer son état d'âme. Le lien entre l'autosuggestion et l'image de soi.

Travailler la méditation : contempler la nature ou une image, une photo et/ou se concentrer sur une belle citation ou un beau souvenir. Se concentrer sur la respiration et essayer de respirer profondément.

La nécessité de mettre de l'ordre dans sa journée. Il y a un temps pour tout sous le soleil. Un temps pour travailler et un temps pour se reposer.

En début de journée, je suis de bonne humeur. Je suis quelqu'un qui sourit, qui cherche à faire rire les autres. Mais en fin de journée, je me sens changée. Je deviens une autre personne. Tristesse, mélancolie, pleurs, envie de crier, impatiente […] Je n'arrive pas à comprendre ce qui se passe en moi. Cela dit, je crois beaucoup qu'il y a un Dieu qui m'a créé et qui me voit et qu'il va m'aider à dépasser cela.

Inviter Anicet à relire ses journées et à repérer chaque jour l'événement ou l'idée qui la fait basculer du positif au négatif.

Lui demander d'essayer de mettre ceci sur son calepin en fin de journée après une relecture quotidienne de son vécu. Croire dans sa capacité de faire ceci.

Essayer de mettre ses cartes sur table et de voir de quoi elle avait besoin pour passer sa journée et quelles sont les cartes qui étaient un surplus et qu'elle portait comme un poids lourd sur ses épaules. L'image du tiroir.

<u>11e séance : mardi 27 juin 2023</u>

Je me sens un peu mieux. J'ai essayé durant les jours passés de creuser dans « les caries de mes dents ».

Silence et émotions

Ce n'était pas facile d'oser ouvrir mon tiroir comme vous me l'avez conseillée la dernière séance. J'ai senti que le tiroir était très lourd… Je n'ai pas vraiment réussi à l'ouvrir complètement. Il était coincé.

En effet, j'aime parler aujourd'hui de mon attachement affectif aux autres. À chaque fois, je travaille chez quelqu'un ou avec quelqu'un je m'attache à lui. Je me sens en sécurité avec lui ou plutôt je sens que j'ai de la valeur dans sa vie. Quand je travaillais comme infirmière à l'hôpital, je m'étais attachée à un ami infirmier. Depuis mon arrivée ici dans la région de Zgharta, je travaille comme maîtresse de maison chez une famille dont la mère est décédée. Je me sens tellement attachée au père et à ses deux fils. Je sens que cette bonté en moi me fait du mal, car je n'arrive plus à quitter le travail, même si les conditions ne me conviennent plus.

Dépendance.

Pas de projet d'avenir.

Mélancolie et pessimisme.

Tout le monde me quitte… Je suis donc seule, à la fin, avec mes problèmes. Je sais que les autres ont des difficultés dans leur vie, mais personne ne peut imaginer mes difficultés à moi. La directrice au travail est une bonne personne. Je ne nie pas ceci, mais moi j'ai dû me comporter de la sorte, car je suis fatiguée et elle ne valorise pas ma fatigue. Je sais qu'elle souffrait du cancer, mais maintenant elle est guérie. Cependant, moi, ce que j'ai comme difficultés dans la vie, personne ne peut me sauver […] en plus du problème de mon fils, je suis malade physiquement : asthme, diabète, des maux de tête, etc.

Personne ne m'aime […] sauf s'ils ont intérêt et veulent quelque chose de moi, ils font semblant de m'aimer.

Des pleurs entrecoupés par des moments de silence.

Ne trouvez-vous pas une joie dans ce que vous faites pour les autres ? Dans le service que vous rendez aux autres ? Pourquoi alors continuez-vous à rendre service aux autres ? Puisqu'ils n'apprécient pas ceci, ne pensez-vous pas qu'il y a de la joie dans le fait de donner et de se donner ? Est-ce que vous vous sentez mieux quand vous pensez au malheur et au négatif ou bien quand vous pensez au positif ? (L'image d'une boule de neige. Choisir la vie ou la mort ? La volonté du bien ou du mauvais ?)

12e séance : jeudi 29 juin 2023

En dépit de tout ce que je vis, j'ai une grande confiance en mon Seigneur, qui a souvent été à mes côtés. Il y a une Providence qui m'accompagne. À chaque fois, il y a quelque chose qui manque, je trouve une solution.

Inviter Anicet à prendre un temps de méditation pour se reposer, et ce, en se concentrant sur sa respiration. Relecture de tout ce qu'elle a donné à son fils et essayer de trouver les motivations de ce don de soi. Essayer de faire un exercice de se concentrer sur l'instant présent. Diminuer le temps durant lequel je pense au passé et ne pas avoir des soucis pour demain.

A-quand j'ai fait pour la première fois l'exercice (que vous m'avez demandé de faire) de méditation, Charles a commencé à crier. C'est quelque chose de nouveau pour lui. […] Je n'ai pas cédé à ses cris. Peu à peu, il a appris à venir se calmer auprès de moi et à prier avec moi.

Hier, j'ai décidé d'inscrire de nouveau Charles dans des séances d'orthophonie et de psychomotricité. Je l'ai amené hier dans un club pour jouer au football. Je suis en train de voir comment lui assurer des cours de musique. Charles aime chanter […] Il a chanté à merveille lors de sa messe de première communion.

Elle m'a montré la vidéo.

Le stress des trois dernières années m'a ébranlée […] depuis le début de l'année 2019, on a commencé à reculer sur tous les niveaux jusqu'à arriver au fond de la fosse :

Nous étions incapables de prendre soin de Charles et, en voyant notre fils régresser, ça m'a enfoncé dans la mélancolie et la détresse.

Oui. J'ai négligé ma santé et mes relations, en particulier avec mon conjoint et mes collègues de travail, ce qui a fait que je n'avais plus envie de me socialiser.

Je me tuais dans le travail et je me suis détruite […]

Une tension psychologique horrible […] je suis devenue très nerveuse. Je ne supportais plus le moindre dérangement.

Mon mari est bon, mais son problème c'est qu'il est trop naïf. Sa manière de faire avec les gens ne me plaît pas. Ceci m'a poussée à prendre distance avec lui. Notre relation conjugale est devenue très froide. Je ne le supportais plus. Hier, nous avons vécu une scène de violence verbale entre nous deux. Je suis arrivée hier soir épuisée et j'ai trouvé que Charles est resté plus que 5 heures devant l'écran sans que son père lui dise un mot. Pourtant, il sait pertinemment que ce n'est pas bien pour notre fils. Il devait le prendre pour se promener avec lui en dehors de la maison, mais il n'a rien fait.

13e séance : mardi 4 juillet 2023

Ce matin, Charles a fait une de ses crises, car je lui ai défendu de mettre la TV. Je suis resté calme et, une fois qu'il a fini, je lui ai donné son cahier de dessin pour dessiner et colorier.

Je ne sais pas pourquoi mon mari ne fait pas d'effort avec notre fils. Il est un père qui a démissionné de sa paternité. Il baisse les bras facilement.

Je voudrais vous dire qu'il y a quelques jours j'ai commencé à avoir de nouveau le désir de prier. Il y a deux jours, j'ai visité l'église de ND de Zgharta, qui est en face de notre maison. Et le soir, j'ai pris un temps pour lire et méditer un paragraphe de l'Évangile. J'ai senti une paix et un repos incomparables. Depuis un certain temps, j'avais peur de prier, je ne voulais même pas prier. J'avais l'impression que plus nous sommes bons et que nous aimons prier, plus nous avons de malheurs… Au début de notre mariage, nous étions un couple très engagé dans l'Église. Cependant, quand nous avons eu cette difficulté dans notre vie familiale, nous avons arrêté de prier.

J'ai envie de réparer la relation entre Charles et son père. Le père est très nécessaire pour les enfants. Mon père était très dur avec maman et avec nous aussi parfois. Mais j'ai réalisé un peu de temps avant sa mort combien je l'aime et combien il a souffert pour nous nourrir et nous faire grandir. À sa mort, j'ai beaucoup pleuré et ce n'est qu'à ce moment que j'ai compris sa valeur.

Je vois un certain changement dans l'attitude de mon mari vis-à-vis de Charles. Hier, il l'a amené avec lui en allant faire les achats. J'ai été agréablement surprise de cette initiative. C'est la première fois depuis bien longtemps que j'ai vu une chose pareille. D'habitude, il n'aime pas sortir avec lui et se sent embarrassé devant les gens du quartier si Charles est avec lui.

14e séance : jeudi 6 juillet 2023

Je sens que tout mon corps est contracté. Je suis physiquement fatiguée, car je travaille beaucoup. Pourtant j'ai pris le temps de me reposer hier.

Je pense que c'est à cause de ma rencontre hier avec ma directrice. J'avais honte de la regarder dans les yeux. Je sais que j'avais raison de me comporter de la sorte, mais je n'avais pas d'autres moyens pour lui dire mes besoins sans crier devant elle. Je sens que je ne suis pas satisfaite de mon comportement. Je suis sensible […] Mais je ne supporte plus cette rupture avec elle. J'ai bien réfléchi hier et je pense que ceci me fait du mal et que je ne peux plus continuer dans cet état.

Ma sensibilité exagérée me fait du mal. […] Je suis également très émotive. […] J'ai développé des sentiments pour un homme autre que mon mari, et je me sens très attachée à lui. Je sais que je dois mettre fin à cette relation, mais je n'y arrive pas, parce que je suis trop dépendante des autres.

Des pleurs… avec expression de désir de mourir pour se débarrasser de cet enfer.

15e séance : mardi 11 juillet 2023

À quoi bon cet accompagnement […] Vous voyez, ça ne va pas servir à grand-chose. Ma sœur a des troubles psychiques et elle a consulté un psychiatre. Depuis un moment, elle prend des médicaments, mais ça n'a rien changé… absolument rien.

J'ai honte de vous faire perdre votre temps. […] Vous voyez, cela ne sert à rien. Il est vrai que j'ai fait des pas en avant et je suis en train de regagner de belles choses, comme la paix et la maîtrise de soi […], mais j'ai beaucoup de difficultés et je ne vais pas pouvoir m'en sortir. Je sens que mon passé est bien lourd et ça me dépasse. J'ai 47 ans, mais je sens des fois que je me comporte comme un enfant […]

Des pleurs entrecoupés d'expression de tristesse et d'anxiété (malaise respiratoire) avec des souvenirs de l'enfance.

16e séance : jeudi 13 juillet 2023

Je sens combien j'ai haï ma directrice, car elle n'était pas juste avec moi… elle me rappelle mes parents et en particulier mon père. Je vis un sentiment ambivalent : la haine et le désir de réparer ma relation avec elle.

Intervention : à votre avis, quoi faire pour te débarrasser de ce malaise. Seriez-vous heureuse de continuer dans ce chemin de haine et de malaise ? Qu'est-ce qui pourrait vous faire du bien ? Je vous invite à trouver une solution pour enlever ce poids lourd ? Ne pensez-vous pas que vous êtes capable de réparer cette relation sans pour autant te sentir obligée de t'engager avec ta mère ?

Après le décès de mon père, je n'arrivais pas à pleurer. […] Je sentais une grande mélancolie, avec des oppressions et de l'anxiété. Je voyais tout en noir et je voyais que je suis un vaut-rien.

Je ne sais pas comment je pleure pendant les séances… Je commence seulement à comprendre combien j'étais opprimée. Je commence à voir les événements vécus d'une autre manière.

En lisant ma journée le soir, je commence à saisir les événements qui me poussent à perdre ma paix que j'ai pu regagner depuis un certain temps.

Hier, en passant devant les voisins, j'ai senti un malaise de ne pas les saluer. Ils sont bons avec nous, mais je ne sais pas pourquoi j'ai pensé un jour qu'ils ne voulaient pas me voir. Ils ont eu un deuil dans la famille et je n'ai pas été pour les condoléances.

17e séance : mardi 18 juillet 2023

C'est le fait de tout lier à mon passé qui me handicape. Comment pourrais-je sortir de mon passé et de ses événements ? J'ai besoin de votre aide… même les médicaments ne m'ont pas aidée.

Intervention : quel est le plus important dans votre vie ? Nous concentrer sur le présent et ses priorités. Ne pas prendre le temps de réfléchir sur son passé. […] Calculer combien de temps j'ai passé dans une journée en y repensant. Et combien de temps pour m'occuper de mon fils. Prendre le temps de me reposer et de m'occuper de ma santé et de mon être. Le temps que j'aie consacré pour m'occuper de mon mari […] le temps consacré pour travailler et gagner ma vie.

Mon fils est la raison de ma vie. Il est la grâce de mon présent. J'ai pris hier un moment pour chanter avec Charles. J'ai essayé de mettre un ordre de jour pour ma journée. Définir le temps de travail et le temps passé avec mon fils. Après le travail, je suis rentrée cuisiner et ensuite j'ai pris un temps pour me reposer. Mon mari était étonné de ma demande de prendre soin de notre fils. C'était une bonne journée. Je n'ai pas eu le temps de réfléchir beaucoup au passé et à mes mauvais souvenirs qui me rendent malade.

18e séance : jeudi 20 juillet 2023

Je me sens un peu mieux. Mais je ne sais pas pourquoi je me fatigue beaucoup après la séance. Ce n'est pas une simple visite. J'ai fait l'exercice que vous m'avez demandé. J'ai commencé à mettre par écrit ce que j'ai vécu durant mes journées. Je ne me suis pas limitée aux événements qui me dérangent, mais j'ai mis noir sur blanc ce que j'ai vécu.

Nous nous sommes disputé mon mari et moi. Nous sommes allés à la montagne pour cueillir du thym. Là-bas, dans la petite maison, il a commencé à crier. D'habitude, je ne réponds pas et je me mets à pleurer et, quelquefois je quitte la maison. Cependant, cette fois-ci, j'ai décidé de répondre, mais calmement. J'ai essayé de comprendre ce qui l'a dérangé et l'a poussé à faire cette crise. Je n'ai pas réussi à le faire parler, mais au moins j'ai réussi à ne pas craquer comme avant. J'ai continué à prendre soin de Charles et de moi-même.

Cette réaction est étrange pour lui et pour moi aussi. Je suis heureuse de pouvoir vivre cela. Et même au travail, le fait de voir des personnes insatisfaites, ceci ne me dérange plus. Je fais mon travail et je ne cherche plus à savoir pourquoi ils sont comme ça. J'ai appris à faire plaisir à tous sauf à moi. J'ai réussi à dire non. Ceci me donne une satisfaction personnelle.

Même au travail, en société et chez moi, je ne me surmène plus au-delà de mes limites. Je commence à sentir le beau parfum d'une certaine confiance en moi.

Mes collègues au travail ont bien remarqué un certain changement en moi. Ils ont fait l'éloge de mes efforts énormes auprès de mon fils.

Une chose me dérange au travail encore : c'est ma relation à la directrice du centre. J'ai plus confiance dans ma **décision de refuser de travailler chez sa mère, mais la manière de lui parler ces jours-ci a donné une image de moi-même qui ne me ressemble pas. J'ai besoin de réparer ma relation à elle et lui faire comprendre que j'ai beaucoup de respect pour elle. Il y a quelques jours que j'ai réalisé que ce sont deux choses différentes.

19e séance : mardi 25 juillet 2023

En effet, j'ai été au club public pour faire du sport et à la maison j'ai pris un temps de repos. Cela a paru très étrange à mon mari. Il s'est moqué de moi en me disant que ces nouvelles habitudes ne vont pas durer et que, rapidement, je vais retomber dans la fatigue et la mélancolie. Il s'est rattrapé en disant qu'il rigole [...], mais je pense qu'il est jaloux et qu'il ne rigole pas.

Mon fils, Charles, me donne de la force et il fait des choses qui me font penser. Par exemple, quand il a mal, il se met à prier. Quant à moi, je ne pensais pas à prier quand je suis fatiguée ou triste. Tout de même, je suis satisfaite de mon attitude les jours passés. Je suis moins stressée et je ressens de la paix et de la joie face à de petites choses qui se présentent à moi ou que je cherche à m'offrir. Ça fait bien longtemps que je n'ai pas expérimenté ces sentiments.

Je pense à ces jours où j'étais toujours la fautive, selon mon propre point de vue. À force d'avoir ce sentiment, les autres finissaient par le partager... J'allais souvent présenter mes excuses auprès de mes beaux-parents. Je savais que je n'avais pas fait de mal à quiconque, mais ce sentiment de culpabilité me dérangeait beaucoup. Pour l'éliminer, je me sentais obligée d'aller m'excuser auprès de tout le monde. Cette attitude m'enfonçait dans ma culpabilité et me rendait triste. Ma mère était pareille. Elle s'excusait tout le temps de mon père bien que mon père fût le bourreau.

20e séance : jeudi 27 juillet 2023

Hier, j'ai écrit beaucoup de choses. Ceci m'a rendue fatiguée. Des choses anciennes sont sorties. Il y a longtemps, j'avais un ami. Il était pour moi un ami, un protecteur, une personne qui sait écouter, qui prenait soin de moi et de mon fils Charles. À cette étape, Charles avait cinq ans, et j'étais dans le refus de la situation de mon fils. Mon mari ne montrait aucun support pour moi. De plus, il refusait de prendre soin de Charles. Au travail à l'hôpital comme infirmière, j'ai rencontré cet ami.

Après un certain temps, il a voyagé et j'ai réalisé à ce moment-là que j'ai été très dépendante de lui et son départ était un coup violent pour moi. Je suis passée par une période de séparation très difficile.

Je ne sais pas, tous ces souvenirs me reviennent et je sens le besoin d'en parler. Le fait d'en parler me soulage. De plus, après la relecture avec vous, je sens combien je suis devenue forte. Aujourd'hui, je me souviens de cela sans sentir de l'amertume ou de la peine. Je considère tout cela comme une période de ma vie déjà assumée. Avant, j'avais beaucoup de culpabilité du fait d'avoir de telles amitiés et, de plus, ces amitiés étaient le plus grand soutien de ma vie et j'étais tellement attachée à ces relations.

Je cherchais dans ces relations la sécurité que je ne trouvais pas chez mon mari Halim. Il ne montrait pas d'intérêt à moi. Aujourd'hui, j'arrive à me sauver de ces relations qui me rendaient très dépendante des autres. Au lieu de compter sur l'attention de mon mari, je prends l'initiative envers lui, ce qui le transforme en un homme différent. Il commence à reprendre les anciens gestes d'affection envers moi. De plus, je le vois s'impliquer envers notre fils.

21e séance : jeudi 4 août 2023

Mon souci primordial maintenant est de voir comment aider mon fils à se développer encore plus. Il se peut qu'il ne puisse pas faire des études universitaires, mais je dois l'aider à apprendre un métier. Il a besoin d'apprendre dans une école inclusive, là où il pourrait développer ses compétences. Rester là où il est pour l'instant, ceci pourrait le pousser à régresser. Il a le don de chanter et il aime jouer de la musique. Ce qui l'empêche de regagner son école inclusive est l'absence de son shadow-teacher (AVS). Son agitation et ses cris en classe l'empêchent de rester seul dans cette école.

J'ai bien réfléchi avec mon mari et nous avons décidé de reprendre les séances d'orthophonie, de psychomotricité et d'accompagnement psychologique pour Charles. De plus, nous sommes en train de chercher aussi une autre AVS (accompagnateur de vie scolaire).

Je ne sais pas comment je vais faire sans vous, une fois on termine les séances.

J'aimerais parler de ma relation avec mon mari. Ça fait pas mal d'années que nous n'avons pas de liaisons sexuelles comme couple. Pendant longtemps, j'ai cherché l'affection et la contenance ailleurs.

Je n'arrivais pas à parler de ça avec lui ou avec d'autres. Le week-end dernier, j'ai décidé de parler avec Halim. Je lui ai demandé de passer samedi et dimanche dans notre maison à la montagne. Il a refusé en pensant que je vais me résigner comme chaque fois et rester à la maison. Or, il a été surpris de me voir prendre Charles et quitter la maison et partir seuls à la montagne.

22e séance : jeudi 10 août 2023

Au retour du week-end, il est venu nous chercher et, une fois arrivés à la maison, il m'a dit qu'il va partir et qu'il n'arrive plus à rester avec nous à la maison. Selon lui, le fait de donner de l'argent à ma sœur et à ma mère pour les aider, c'est une trahison à ma famille. Il a parlé de plusieurs choses, sauf de notre vie intime.

Chaque fois que Charles fait une crise de cris, il ne sait pas quoi faire et m'appelle pour que je parle avec lui. Il ne sait pas gérer la situation. Il est en conflit perpétuel avec son fils.

Mon attachement aux personnes me rend malade. Ma recherche d'une personne qui m'écoute, me respecte, me donne son attention et son affection doit s'arrêter. Mon image de moi-même est bien négative.

Des pleurs… Avec répétition de paroles négatives qui la décrivent.

23e séance : jeudi 17 août 2023

Tout ce qui me fatigue moralement me pousse à décider de parler de ce sujet avec mon mari. J'ai pris ma décision. Je pense que c'est la meilleure personne qui puisse m'aider. Je deviens convaincue de cela.

Inviter Anicet à choisir ses mots en parlant avec les autres et en particulier avec son mari. Relever le positif en lui et par la suite indiquer les points que tu désires améliorer en lui. Lui dire tes besoins, tes désirs sans mettre en relief ses défauts et son impuissance afin de ne pas l'indigner ou le blesser.

Grâce à ce temps d'accompagnement, je sens que je suis née de nouveau […] je suis devenue une autre personne. Avant, je ne savais pas dire NON. […] Maintenant, je refuse de faire des choses qui ne me plaisent pas. […] J'acceptais tout, même si ça détruisait ma santé et mon esprit. Le fait d'écrire (comme vous me l'avez demandé) m'a libérée de mes peurs, de mon angoisse. […] Je me sens beaucoup plus sûre de moi-même.

J'aimerais vous raconter de belles choses aujourd'hui : hier, au travail, j'ai eu le courage d'aller parler à ma directrice. J'ai pris un rendez-vous et je suis allée la voir pour lui dire ceci : « Mon souci est que vous soyez en bonne forme. Je ne peux pas oublier votre bonté vis-à-vis de moi. Il est vrai que je tiens à ma position de ne plus travailler chez votre mère, mais ceci ne veut pas dire que nous soyons des ennemis. J'ai beaucoup de respect pour vous et je n'oublierai jamais le bien que vous m'avez fait. Je sais que vous m'aimez bien et c'est pour cela que je suis venue vous présenter mes excuses pour notre querelle. J'ai confiance que vous allez me pardonner et je veux garder une belle relation avec vous. »

De plus, je me suis réconciliée aussi avec une collègue, une amie. Ceci m'a mise bien à l'aise. Une satisfaction inhabituelle a rempli mon esprit.

24e séance : jeudi 24 août 2023

Cette semaine est passée très paisiblement. Je me concentre sur l'instant présent, sur l'ici et le maintenant. Hier, j'ai dansé pour la première fois depuis tant d'années. J'ai dansé à la maison avec mon fils. Après plusieurs heures de paix et d'idées positives, j'ai commencé à déguster le plaisir dans de petites choses.

J'ai continué à faire l'exercice de relaxation, de méditation, en me concentrant sur ma respiration. J'ai pris un temps pour chercher mes points forts et mes points faibles. Il est difficile d'accepter ses propres limites. Mais quand même, je vais essayer. Je cherche à comprendre comment gérer mes émotions.

Je pense que, si j'arrive à régler cette affaire, je serai plus équilibrée et moins anxieuse. Avant j'étais dans le déni de mes sentiments et mon attention pour Charles prenait la totalité de ma vie. J'ai laissé tomber ma vie conjugale, mes amitiés et mes relations sociales au travail, qui se sont détruites.

Je dois choisir ce que je veux. En méditant sur ce qui se passe dans mon for intérieur, je découvre que la maternité est importante, mais ceci ne doit pas effacer mon identité de femme qui a ses besoins et ses émotions.

Ces deux jours sont passés dans le calme. Mon mari est beaucoup mieux. Nous sommes montés à Ehden et j'ai trouvé un temps pour parler.

J'avais des réactions rapides et l'émotionnel prenait le dessus. Je désire changer mes réactions et devenir comme ma directrice. Elle a une maîtrise de soi remarquable.

25e séance : jeudi 31 août 2023

J'ai fait le premier pas avec Halim. Je suis venue lui parler. Il a été agréablement surpris par ma manière de lui parler : dans le calme. Je lui ai dit que j'ai besoin de lui, de sa contenance, de son attention et de sa présence affective.

Elle parle de sa famille, de sa sœur et de sa famille. Je réalise que j'ai effectué un travail sur moi-même. Si je regarde la vie de mes parents, de ma sœur et de

ma famille, je vois que j'ai eu une grande chance de vous rencontrer afin de pouvoir remettre de l'ordre dans mes pensées et dans mes projets de vie. Grâce à vous, je me sens au début de ma sortie du tunnel : qui a commencé depuis mon enfance d'une manière inconsciente et qui a tapé lourdement sur moi le jour où j'ai appris que Charles souffre de troubles autistiques.

Je commence à découvrir ma force et mes capacités de pouvoir résister jusqu'à ce jour. J'ai bien grandi. Il est vrai que j'ai vieilli, mais avec plus de beauté.

J'avais juste à revoir les choses d'une autre manière. Je ne regrette plus, car il se peut que je ne fusse pas prête à le faire. Des années et des années sont passées et j'étais plongée dans la mélancolie. Cette prise de conscience soudaine est une planche de salut dans ma vie.

J'ai mal dormi. Il se peut que je pense à mes attachements et je dois décider ou bien de rester au travail ou bien de consacrer plus de temps à mon fils et à mon mari. Je vois qu'ils sont capables de vivre sans moi, mais ma famille a besoin de moi pour vivre. Je dois consacrer plus de temps à mon fils. De plus, il est temps de mettre un terme à mon attachement. Je suis soulagée de décider cela.

Il est vrai que nous sommes pauvres, mais rien ne nous manque, me semble-t-il, pour être heureux. Halim a toutes les qualités humaines et j'avais les yeux fermés et je pensais que mon mari que j'ai connu et aimé un jour n'existe plus. Or, hier, il a montré beaucoup d'émotions et d'attention pour moi. De plus, il a pris Charles en promenade à pied. Je suis heureuse de voir que j'ai pu réparer ma relation avec mon mari. De plus, je me sens plus sûre de moi-même. Devant les difficultés, je me sens moins anxieuse. Je ne pense pas beaucoup à demain. Je vis la grâce de l'instant présent. Je suis satisfaite de pouvoir résoudre mes difficultés relationnelles au travail.

Mon projet pour le moment est de voir comment les difficultés de Charles doivent être prises en charge. Malheureusement, il a régressé récemment : il répète souvent les mêmes choses, il parle moins et il exprime ses idées par des mots plutôt que par des phrases.

Cette prise de conscience m'a transformée en une personne productive et responsable qui prend en main sa vie [...] Je suis maintenant altruiste et je m'occupe de moi-même et des personnes qui m'entourent [...] Ce sont des signes d'une bonne santé mentale. Aimer, donner et se donner. En effet, la présence de Charles dans ma vie est une bénédiction. Il m'a aidé à comprendre le sens de donner et de se donner.

Mettre de l'ordre dans ma journée et ne penser qu'à l'instant présent m'aident beaucoup à devenir moins angoissée et plus joyeuse.

Commencer à déguster la liberté est comme un trésor que je découvre. Je me sens libre de plusieurs choses et de personnes qui me rendaient très dépendante et comme emprisonnée.

Les mauvaises idées sont peu à peu remplacées par de belles idées, positives et constructives. Les premières me donnaient la mort, la mélancolie et la dépression, tandis que les idées positives qui prennent maintenant la plus grande place dans mon esprit et dans mes journées me donnent la vie et la vie en plénitude.

Annexe 6 : Protocol de Consentement

Exemple de Formulaire de consentement (d'après Fernandez & Catteeuw, 2001)

Je, soussigné Anicet **déclare accepter, librement, et de façon éclairer, de participer comme sujet à l'étude intitulée :**

« L'impact de l'accompagnement psychologique sur la capacite de résilience chez des parent ayant un enfant atteint de troubles du spectre d'autisme (TSA) »

Sous la direction de (nom du directeur de recherche) :

Professeure Nadine ZALAKET

Promoteur : Université St Esprit KASLIK Liban (USEK)

Investigateur principal (nom de l'étudiant, année d'étude) :

Sr Gloria DOUAIHY– Doctorante en psychologie clinique

But de l'étude :

Vérifier si le soutien psychologique des parents, ayant un enfant atteint de TSA, pourrait les aider à mieux gérer leur vie professionnelle, affective et relationnelle.

Engagement du participant : l'étude va consister à faire une passation d'un questionnaire et d un test sur 4 parents (2 meres et 2 pères). La même procédure sera répétee dans trois mois

Ces 4 parents constituent le Groupe Témoin de cette étude.

Engagement de l'investigateur principal :

En tant qu'investigateur principal, il s'engage à mener cette recherche selon les disposition éthiques et déontologiques, a protéger l'intégrité physique, psychologique et sociale de personnes tout au long de la recherche et à assurer la confidentialité des informations recueillie Il s'engage également à fournir aux participants tout le soutien permettant d'attenuer les effet négatifs pouvant découler de la participation à cette recherche.

Liberté du participant :

Le consentement pour poursuivre la recherche peut être retire à tout moment sans donner de raison et sans encourir aucune responsabilité nı conséquence. Les réponses aux questions ont un caractère facultatif et le défaut de reponse n'aura aucune conséquence pour le sujet. Information du participant . le participant a la possibilité d'obtenir des ınformation supplementaires concernant cette étude auprès de l'ınvestigateur principal, et ce dans les limites des contraintes du plan de recherche. Confidentialıté des ınformations : toutes les informations concernant les participants seront conservées de façon anonyme et confidentielle. Le traitement informatique n'est pas nominatif, il n'entre pas de ce fait dans la loi Informatique et Liberté (le droit d'accès et de rectification n'est pas recevable). La transmission des informations concernant le participant pour l'expertıse ou pour la publication scientifıque sera elle aussi anonyme.

Déontologie et éthique :

Le promoteur et l'investigateur principal s'engagent à préserver absolument la confidentialité et le secret professionnel pour toutes les informations concernant le participant (titre I, articles 1,3,5 et 6 et titre II, articles3, 9 et 20 du code de déontologie des psychologues, France).

Fait à Zghorta le 16 mai 2023 **en 2 exemplaires**

Signatures :

L'investigateur principal

Le participant

Sr. Gloria Dowaihy

Exemple de Formulaire de consentement (d'après Fernandez & Catteeuw, 2001)

Je, soussigné Augustine **déclare accepter, librement, et de façon éclairer, de participer comme sujet à l'étude intitulée :**

« L'impact de l'accompagnement psychologique sur la capacité de résilience chez des parents ayant un enfant atteint de troubles du spectre d'autisme (TSA) »

Sous la direction de (nom du directeur de recherche) :

Professeure Nadine ZALAKET

Promoteur : Université St Esprit-KASLIK- Liban (USEK)

Investigateur principal (nom de l'étudiant, année d'étude) :

Sr Gloria DOUAIHY– Doctorante en psychologie clinique

But de l'étude :

Vérifier si le soutien psychologique des parents, ayant un enfant atteint de TSA, pourrait les aider à mieux gérer leur vie professionnelle, affective et relationnelle.

Engagement du participant : l'étude va consister à faire une passation d'un questionnaire et d'un test sur 4 parents (2 mères et 2 pères). La même procédure sera répétée dans trois mois.

Ces 4 parents constituent le Groupe Témoin de cette étude.

Engagement de l'investigateur principal :

En tant qu'investigateur principal, il s'engage à mener cette recherche selon les dispositions éthiques et déontologiques, à protéger l'intégrité physique, psychologique et sociale des personnes tout au long de la recherche et à assurer la confidentialité des informations recueillies. Il s'engage également à fournir aux participants tout le soutien permettant d'atténuer les effets négatifs pouvant découler de la participation à cette recherche.

Liberté du participant :

Le consentement pour poursuivre la recherche peut être retiré à tout moment sans donner de raison et sans encourir aucune responsabilité ni conséquence Les réponses aux questions ont un caractere facultatif et le défaut de réponse n'aura aucune consequence pour le sujet. Information du participant : le participant a la possibilite d obtenir de informations supplémentaires concernant cette étude auprès de l'investigateur principal, et ce dans les limites des contraintes du plan de recherche. Confidentialité des informations : toutes les informations concernant les participants seront conservées de façon anonyme et confidentielle. Le traitement informatique n'est pas nominatif, il n'entre pas de ce fait dans la loi Informatique et Liberté (le droit d'accès et de rectification n'est pas recevable). La transmission des informations concernant le participant pour l'expertise ou pour la publication scientifique sera elle aussi anonyme.

Déontologie et éthique :

Le promoteur et l'investigateur principal s'engagent à préserver absolument la confidentialité et le secret professionnel pour toutes les informations concernant le participant (titre I, articles 1,3,5 et 6 et titre II, articles3, 9 et 20 du code de deontologie des psychologues, France)

Fait à Zgharta **le** 16 mai 2023 **en 2 exemplaires**

Signatures :

Le participant

L'investigateur principal

Sr. Gloria Douaihy

le de Formulaire de consentement (d'après Fernandez & Catteeuw, 2001)

Exemp

Je, soussigné Colette déclare accepter, librement, et de façon éclairer, de participer comme sujet à l'étude intitulée .

« L'impact de l'accompagnement psychologique sur la capacite de résilience chez des parents ayant un enfant atteint de troubles du spectre d'autisme (TSA) »

Sous la direction de (nom du directeur de recherche) :

Professeure Nadine ZALAKET

Promoteur : Universite St Esprit-KASLIK- Liban (USEK)

Investigateur principal (nom de l'étudiant, année d'étude) :

Sr Gloria DOUAIHY– Doctorante en psychologie clinique

But de l'étude :

Vérifier si le soutien psychologique des parents, ayant un enfant atteint de TSA, pourrait les aider à mieux gérer leur vie professionnelle, affective et relationnelle.

Engagement du participant : l'étude va consister a faire une passation d'un questionnaire et d'un test sur 4 parents (2 mères et 2 pères). La même procédure sera repétée dans trois mois.

Ces 4 parents constituent le Groupe Témoin de cette étude.

Engagement de l'investigateur principal :

En tant qu'investigateur principal, il s'engage a mener cette recherche selon les dispositions ethiques et deontologiques, à proteger l'intégrite physique, psychologique et sociale des personnes tout au long de la recherche et à assurer la confidentialite des informations recueillies. Il s'engage egalement a fournir aux participants tout le soutien permettant d'atténuer les effets négatifs pouvant découler de la participation a cette recherche.

Liberté du participant :

Le consentement pour poursuivre la recherche peut être retire a tout moment sans donner de raison et sans encourir aucune responsabilite ni conséquence. Les reponses aux questions ont un caractere facultatif et le défaut de réponse n aura aucune consequence pour le sujet. Information du participant : le participant a la possibilité d'obtenir des informations supplémentaires concernant cette étude auprès de l'investigateur principal, et ce dans les limites des contraintes du plan de recherche. Confidentialité des informations : toutes les informations concernant les participants seront conservées de façon anonyme et confidentielle. Le traitement informatique n'est pas nominatif, il n'entre pas de ce fait dans la loi Informatique et Liberté (le droit d'accès et de rectification n'est pas recevable). La transmission des informations concernant le participant pour l'expertise ou pour la publication sc'entifique sera elle aussi anonyme.

Déontologie et éthique :

Le promoteur et l'investigateur principal s'engagent à préserver absolument la confidentialité et le secret professionnel pour toutes les informations concernant le participant (titre I, articles 1,3,5 et 6 et titre II, articles3, 9 et 20 du code de déontologie des psychologues, France).

Fait à Zgharta 16 mai 2023 **en 2 exemplaires**

Signatures :

Le participant	**L'investigateur principal**
Colette	Sr-Gloria Douaihy Gloria

Exemple de Formulaire de consentement (d'après Fernandez & Catteeuw, 2001)

Je, soussigné H.a'Lim **déclare accepter, librement, et de façon éclairer, de participer comme sujet à l'étude intitulée :**

« L'impact de l'accompagnement psychologique sur la capacité de résilience chez des parent ayant un enfant atteint de troubles du spectre d'autisme (TSA) »

Sous la direction de (nom du directeur de recherche) :

Professeure Nadine ZALAKET

Promoteur : Université St Esprit-KASLIK- Liban (USEK)

Investigateur principal (nom de l'étudiant, année d'étude) :

Sr Gloria DOUAIHY– Doctorante en psychologie clinique

But de l'étude :

Vérifier si le soutien psychologique des parents, ayant un enfant atteint de TSA, pourrait les aider à mieux gerer leur vie professionnelle, affective et relationnelle.

Engagement du participant : l'étude va consister à faire une passation d'un questionnaire et d'un test sur 4 parents (2 mères et 2 pères). La meme procédure sera répétée dans trois mois.

Ces 4 parents constituent le Groupe Témoin de cette étude.

Engagement de l'investigateur principal :

En tant qu'investigateur principal, il s'engage à mener cette recherche selon les dispositions éthiques et déontologiques, à protéger l'intégrité physique, psychologique et sociale des personnes tout au long de la recherche et à assurer la confidentialité des informations recueillies Il s'engage également à fournir aux participants tout le soutien permettant d'atténuer les effet négatifs pouvant découler de la participation à cette recherche.

Liberté du participant :

Le consentement pour poursuivre la recherche peut être retiré à tout moment sans donner de raison et sans encourir aucune responsabilité ni conséquence. Les réponses aux questions ont un caractère facultatif et le défaut de réponse n'aura aucune conséquence pour le sujet. Information du participant . le participant a la possibilité d'obtenir des informations supplémentaires concernant cette étude auprès de l'investigateur principal, et ce dans les limites des contraintes du plan de recherche. Confidentialite des informations : toutes les informations concernant les participants seront conservées de façon anonyme et confidentielle. Le traitement informatique n'est pas nominatif, il n'entre pas de ce fait dans la loi Informatique et Liberté (le droit d'accès et de rectification n'est pas recevable). La transmission des informations concernant le participant pour l'expertise ou pour la publication scientifique sera elle aussi anonyme.

Déontologie et éthique :

Le promoteur et l'investigateur principal s'engagent a préserver absolument la confidentialité et le secret professionnel pour toutes les informations concernant le participant (titre I, articles 1,3,5 et 6 et titre II, articles3, 9 et 20 du code de déontologie des psychologues, France).

Fait à Zagharta 16 mai 2023 **en 2 exemplaires**

le

Signatures :

L'investigateur principal

Le participant

Halim

Sr. Gloria Douaihy

Exemple de Formulaire de consentement (d'après Fernandez & Catteeuw, 2001)

Je, soussigné Abed **déclare accepter, librement, et de façon éclairer, de participer comme sujet à l'étude intitulée :**

« L'impact de l'accompagnement psychologique sur la capacite de résilience chez des parent ayant un enfant atteint de troubles du spectre d'autisme (TSA) »

Sous la direction de (nom du directeur de recherche) :

Professeure Nadine ZALAKET

Promoteur : Université St Esprit KASLIK Liban (USEK)

Investigateur principal (nom de l'étudiant, année d'étude) :

Sr Gloria DOUAIHY– Doctorante en psychologie clinique

But de l'étude :

Vérifier si le soutien psychologique des parents, ayant un enfant atteint de TSA, pourrait les aider à mieux gerer leur vie professionnelle, affective et relationnelle.

Engagement du participant : l'étude va consister à faire une passation d'un questionnaire et d'un test sur 4 parents (2 mères et 2 peres). La même procédure sera répétée dans trois mois.

Ces 4 parents constituent le Groupe Témoin de cette étude.

Engagement de l'investigateur principal :

En tant qu'investigateur principal, il s'engage à mener cette recherche selon les disposition ethiques et déontologiques, a protéger l'intégrite physique, psychologique et sociale des personnes tout au long de la recherche et à assurer la confidentialité des informations recueillies. Il s'engage egalement a fournir aux participants tout le soutien permettant d'atténuer les effets négatifs pouvant decouler de la participation à cette recherche.

Liberté du participant :

Le consentement pour poursuivre la recherche peut être retiré à tout moment sans donner de raison et sans encourir aucune responsabilité ni conséquence. Les réponses aux questions ont un caractère facultatif et le défaut de réponse n'aura aucune consequence pour le sujet. Information du participant : le participant a la possibilité d'obtenir des informations supplementaire. concernant cette étude auprès de l'investigateur principal, et ce dans les limites des contrainte du plan de recherche. Confidentialité des informations : toutes les informations concernant le participants seront conservées de façon anonyme et confidentielle. Le traitement informatique n'est pas nominatif, il n'entre pas de ce fait dans la loi Informatique et Liberté (le droit d'acces et de rectification n'est pas recevable). La transmission des informations concernant le participant pour l'expertise ou pour la publication scientifique sera elle aussi anonyme.

Déontologie et éthique :

Le promoteur et l'investigateur principal s'engagent à préserver absolument la confidentialité et le secret professionnel pour toutes les informations concernant le participant (titre I, articles 1,3,5 et 6 et titre II, articles3, 9 et 20 du code de déontologie des psychologues, France).

Fait à Zghorta le 16 mai 2023 **en 2 exemplaires**

Signatures : **L'investigateur principal**

Le participant

Sr. Gloria Douaihy

Gloria

Abel

Exemple de Formulaire de consentement (d'après Fernandez & Catteeuw, 2001)

Je, soussigne *Saïd* **déclare accepter, librement, et de façon éclairer, de participer comme sujet a l'étude intitulée :**

« L'impact de l'accompagnement psychologique sur la capacité de résilience chez des parents ayant un enfant atteint de troubles du spectre d'autisme (TSA) »

Sous la direction de (nom du directeur de recherche) :

Professeure Nadine ZALAKET

Investigateur principal (nom de l'étudiant, année d'étude) :

Sr Gloria DOUAIHY– Doctorante en psychologie clinique

Promoteur : Université St Esprit KASLIK- Liban (USEK)

But de l'étude :

Vérifier si le soutien psychologique des parents, ayant un enfant atteint de TSA, pourrait les aider à mieux gérer leur vie professionnelle, affective et relationnelle.

Engagement du participant : l'étude va consister à faire une passation d'un questionnaire et d'un test sur 4 parents (2 mères et 2 peres). La meme procedure sera répétée dans trois mois.

Ces 4 parents constituent le Groupe Témoin de cette étude.

Engagement de l'investigateur principal .

En tant qu'investigateur principal, il s'engage à mener cette recherche selon les dispositions éthiques et déontologiques, à proteger l'intégrité physique, psychologique et sociale des personnes tout au long de la recherche et a assurer la confidentialite des informations recueillies. Il s'engage également à fournir aux participants tout le soutien permettant d'atténuer les effets négatif pouvant découler de la participation à cette recherche.

Liberté du participant :

Le consentement pour poursuivre la recherche peut être retiré à tout moment sans donner de raison et sans encourir aucune responsabilité ni conséquence. Les réponses aux questions ont un caractere facultatif et le défaut de réponse n'aura aucune conséquence pour le sujet. Information du participant le participant a la possibilité d'obtenir des informations supplémentaires concernant cette etude auprès de l'investigateur principal, et ce dans les limites des contraintes du plan de recherche. Confidentialité des informations : toutes les informations concernant les participants seront conservées de façon anonyme et confidentielle. Le traitement informatique n'est pas nominatif, il n'entre pas de ce fait dans la loi Informatique et Liberté (le droit d'accès et de rectification n'est pas recevable). La transmission des informations concernant le participant pour l'expertise ou pour la publication scientifique sera elle aussi anonyme.

Déontologie et éthique :

Le promoteur et l'investigateur principal s'engagent a preserver absolument la confidentialité et le secret professionnel pour toutes les informations concernant le participant (titre I, articles 1,3,5 et 6 et titre II, articles3, 9 et 20 du code de déontologie des psychologues, France)

Fait à Zgharta, 16 mai 2023 **en 2 exemplaires**

Signatures :

Le participant

Saad

L'investigateur principal

Sr. Gloria Douaihy

Gloria

Exemple de Formulaire de consentement (d'après Fernandez & Catteeuw, 2001)

Je, soussigné Térésa **déclare accepter, librement, et de façon éclairer, de participer comme sujet à l'étude intitulée :**

« L'impact de l'accompagnement psychologique sur la capacité de résilience chez des parents ayant un enfant atteint de troubles du spectre d'autisme (TSA) »

Sous la direction de (nom du directeur de recherche) :

Professeure Nadine ZALAKET

Promoteur : Université St Esprit-KASLIK- Liban (USEK)

Investigateur principal (nom de l'étudiant, année d'étude) :

Sr Gloria DOUAIHY– Doctorante en psychologie clinique

But de l'étude :

Vérifier si le soutien psychologique des parents, ayant un enfant atteint de TSA, pourrait les aider à mieux gérer leur vie professionnelle, affective et relationnelle.

Engagement du participant : l'étude va consister à faire une passation d'un questionnaire et d'un test sur 4 parents (2 mères et 2 pères). La même procédure sera répétée dans trois mois.

Ces 4 parents constituent le Groupe Témoin de cette étude.

Engagement de l'investigateur principal :

En tant qu'investigateur principal, il s'engage à mener cette recherche selon les dispositions éthiques et déontologiques, à protéger l'intégrité physique, psychologique et sociale des personnes tout au long de la recherche et à assurer la confidentialité des informations recueillies. Il s'engage également à fournir aux participants tout le soutien permettant d'atténuer les effets négatifs pouvant découler de la participation à cette recherche.

Liberté du participant :

Le consentement pour poursuivre la recherche peut être retiré à tout moment sans donner de raison et sans encourir aucune responsabilité ni conséquence. Les réponses aux questions ont un caractère facultatif et le défaut de réponse n'aura aucune conséquence pour le sujet. Information du participant : le participant a la possibilité d'obtenir des informations supplémentaires concernant cette étude auprès de l'investigateur principal, et ce dans les limites des contraintes du plan de recherche. Confidentialité des informations : toutes les informations concernant les participants seront conservées de façon anonyme et confidentielle. Le traitement informatique n'est pas nominatif, il n'entre pas de ce fait dans la loi Informatique et Liberté (le droit d'accès et de rectification n'est pas recevable). La transmission des informations concernant le participant pour l'expertise ou pour la publication scientifique sera elle aussi anonyme.

Déontologie et éthique :

Le promoteur et l'investigateur principal s'engagent à préserver absolument la confidentialité et le secret professionnel pour toutes les informations concernant le participant (titre I, articles 1,3,5 et 6 et titre II, articles3, 9 et 20 du code de déontologie des psychologues, France).

Fait à Z ta 16 mai 2023 **en 2 exemplaires**

Signatures :

Le participant

L'investigateur principal

Sr. Gloria Douaihy
Coria

xemple de Formulaire de consentement (d'après Fernandez & Catteeuw, 2001)

Je, soussigne Youssef déclare accepter, librement, et de façon éclairer, de participer comme sujet à l'étude intitulée :

« L impact de l accompagnement psychologique sur la capacité de résilience chez des parents yant un enfant atteint de troubles du spectre d'autisme (TSA) »

Sous la direction de (nom du directeur de recherche) :

Professeure Nadine ZALAKET

Promoteur : Université St Esprit-KASLIK- Liban (USEK)

Investigateur principal (nom de l'étudiant, année d'étude) :

Sr Gloria DOUAIHY– Doctorante en psychologie clinique

But de l'étude :

Vérifier si le soutien psychologique des parents, ayant un enfant atteint de TSA, pourrait les aider a mieux gérer leur vie professionnelle, affective et relationnelle.

Engagement du participant : l'etude va consister a faire une passation d'un questionnaire et d'un test sur 4 parents (2 meres et 2 pères). La meme procedure sera repétée dans trois mois.

Ces 4 parents constituent le Groupe Témoin de cette étude.

Engagement de l'investigateur principal .

En tant qu'investigateur principal, il s'engage à mener cette recherche selon les dispositions éthiques et déontologiques, a proteger l'intégrité physique, psychologique et sociale des personnes tout au long de la recherche et à assurer la confidentialite des informations recueillies. Il s'engage egalement à fournir aux participants tout le soutien permettant d'atténuer les effets négatifs pouvant decouler de la participation a cette recherche.

Liberté du participant :

Le consentement pour poursuivre la recherche peut être retiré à tout moment sans donner de raison et sans encourir aucune responsabilité ni conséquence. Les réponses aux questions ont un caractère facultatif et le défaut de réponse n'aura aucune conséquence pour le sujet. Information du participant le participant a la possibilité d'obtenir des informations supplémentaires concernant cette etude auprès de l'investigateur principal, et ce dans les limites des contraintes du plan de recherche. Confidentialité des informations : toutes les informations concernant les participants seront conservées de façon anonyme et confidentielle. Le traitement informatique n'est pas nominatif, il n entre pas de ce fait dans la loi Informatique et Liberté (le droit d'accès et de rectification n'est pas recevable). La transmission des informations concernant le participant pour l'expertise ou pour la publication scientifique sera elle aussi anonyme.

Déontologie et éthique :

Fait à Zgharta , 16 mai 2023 **en 2 exemplaires**

Le promoteur et l'investigateur principal s engagent à preserver absolument la confidentialite et le secret professionnel pour toutes les informations concernant le participant (titre I, articles 1,3,5 et 6 et titre II, articles3, 9 et 20 du code de deontologie des psychologues France).

Youssef

Signatures :

Le participant **L'investigateur principal**

Annexe 7 : Connor-Davidson Post-Test

Échelle de Résilience de Connor et Davidson 25 (CD-RISC-25) ©

T4 Youssef

Pour chacun des énoncés, veuillez inscrire un « x » dans la case qui indique jusqu'à quel point l'énoncé s'applique à vous en vous référant au dernier mois. Si une situation particulière ne s'est pas produite récemment, répondez en vous référant à comment vous vous seriez senti/e si elle s'était produite.

	Pas vrai du tout (0)	Rare ment vrai (1)	Quelque fois vrai (2)	Souvent vrai (3)	Presque toujours vrai (4)
1. Je suis capable de m'adapter lorsque les changements surviennent.	☒	☐	☐	☐	☐
2. J'ai au moins une relation proche et sécurisante qui m'aide quand je suis stressée.	☐	☒	☐	☐	☐
3. Lorsqu'il n'y a pas de solutions évidentes à mes problèmes, quelquefois, s'en remettre au destin ou croire en Dieu peut aider	☐	☐	☒	☐	☐
4. Je peux gérer tout ce qui m'arrive.	☒	☐	☐	☐	☐
5. Les succès passés me donnent confiance pour gérer les nouveaux défis et nouvelles difficultés.	☒	☐	☐	☐	☐
6. J'essaie de voir le côté humoristique des choses lorsque je suis confronté/e à des problèmes.	☒	☐	☐	☐	☐
7. Devoir gérer le stress peut me rendre plus fort/e	☐	☒	☐	☐	☐
8. J'ai tendance à rebondir après une maladie, une blessure ou d'autres épreuves.	☒	☐	☐	☐	☐
9. Qu'elles soient bonnes ou mauvaises, je crois que la plupart des choses arrivent pour une raison.	☐	☒	☐	☐	☐
10. Je fais de mon mieux qu'importe ce que sera le résultat.	☒	☐	☐	☐	☐
11. Je crois que je peux atteindre mes objectifs, malgré les obstacles.	☐	☒	☐	☐	☐
12. Même si les choses semblent sans espoir, je n'abandonne pas.	☒	☐	☐	☐	☐
13. En période de stress ou de crise, je sais vers où me tourner pour obtenir de l'aide.	☒	☐	☐	☐	☐

14. Sous la pression, je reste concentré/e et je réfléchis clairement.	☒	☐	☐	☐	☐
15. Je préfère prendre les choses en main pour résoudre les problèmes plutôt que de laisser les autres prendre toutes les décisions.	☐	☒	☐	☐	☐
16. L'échec ne me décourage pas facilement.	☒	☐	☐	☐	☐
17. Je me considère comme une personne forte lorsque je suis confronté/e aux défis et difficultés de la vie.	☒	☐	☐	☐	☐
18. Si nécessaire, je peux prendre des décisions impopulaires ou difficiles qui ont un impact sur les autres.	☐	☒	☐	☐	☐
19. Je suis capable de gérer les émotions désagréables ou douloureuses, comme la tristesse, la peur et la colère.	☒	☐	☐	☐	☐
20.. Pour gérer les problèmes de la vie, il faut parfois agir sur le coup de l'intuition sans savoir pourquoi.	☐	☐	☒	☐	☐
21. Je crois réellement que ma vie a un sens.	☒	☐	☐	☐	☐
22. Je me sens en contrôle de ma vie.	☒	☐	☐	☐	☐
23. J'aime les défis.	☒	☐	☐	☐	☐
24. Je travaille pour atteindre mes buts, peu importe les obstacles rencontrés en cours de route.	☒	☐	☐	☐	☐
25. Je suis fier/fière de mes réalisations.	☒	☐	☐	☐	☐

Échelle de Résilience de Connor et Davidson 25 (CD-RISC-25) ©

Abed

Pour chacun des énoncés, veuillez inscrire un « x » dans la case qui indique jusqu'à quel point l'énoncé s'applique à vous en vous référant au dernier mois. Si une situation particulière ne s'est pas produite récemment, répondez en vous référant à comment vous vous seriez senti/e si elle s'était produite.

	Pas vrai du tout (0)	Rare ment vrai (1)	Quelque fois vrai (2)	Souvent vrai (3)	Presque toujours vrai (4)
1. Je suis capable de m'adapter lorsque les changements surviennent.	☐	☐	☐	☒	☐
2. J'ai au moins une relation proche et sécurisante qui m'aide quand je suis stressée.	☐	☐	☐	☒	☐
3. Lorsqu'il n'y a pas de solutions évidentes à mes problèmes, quelquefois, s'en remettre au destin ou croire en Dieu peut aider	☐	☐	☐	☐	☒
4. Je peux gérer tout ce qui m'arrive.	☐	☐	☒	☐	☐
5. Les succès passés me donnent confiance pour gérer les nouveaux défis et nouvelles difficultés.	☐	☐	☐	☒	☐
6. J'essaie de voir le côté humoristique des choses lorsque je suis confronté/e à des problèmes.	☐	☐	☒	☐	☐
7. Devoir gérer le stress peut me rendre plus fort/e	☐	☐	☐	☒	☐
8. J'ai tendance à rebondir après une maladie, une blessure ou d'autres épreuves.	☐	☐	☐	☒	☐
9. Qu'elles soient bonnes ou mauvaises, je crois que la plupart des choses arrivent pour une raison.	☐	☐	☐	☒	☐
10. Je fais de mon mieux qu'importe ce que sera le résultat.	☐	☐	☐	☒	☐
11. Je crois que je peux atteindre mes objectifs, malgré les obstacles.	☐	☐	☐	☒	☐
12. Même si les choses semblent sans espoir, je n'abandonne pas.	☐	☐	☐	☒	☐
13. En période de stress ou de crise, je sais vers où me tourner pour obtenir de l'aide.	☐	☐	☐	☒	☐
14. Sous la pression, je reste concentré/e et je réfléchis clairement.	☐	☐	☒	☐	☐

15. Je préfère prendre les choses en main pour résoudre les problèmes plutôt que de laisser les autres prendre toutes les décisions.	☐	☐	☐	☒	☐
16. L'échec ne me décourage pas facilement.	☐	☐	☐	☒	☐
17. Je me considère comme une personne forte lorsque je suis confronté/e aux défis et difficultés de la vie.	☐	☐	☐	☒	☐
18. Si nécessaire, je peux prendre des décisions impopulaires ou difficiles qui ont un impact sur les autres.	☐	☐	☒	☐	☐
19. Je suis capable de gérer les émotions désagréables ou douloureuses, comme la tristesse, la peur et la colère.	☐	☐	☐	☒	☐
20.. Pour gérer les problèmes de la vie, il faut parfois agir sur le coup de l'intuition sans savoir pourquoi.	☐	☐	☐	☒	☐
21. Je crois réellement que ma vie a un sens.	☐	☐	☐	☐	☒
22. Je me sens en contrôle de ma vie.	☐	☐	☐	☒	☐
23. J'aime les défis.	☐	☐	☒	☐	☐
24. Je travaille pour atteindre mes buts, peu importe les obstacles rencontrés en cours de route.	☐	☐	☒	☒	☐
25. Je suis fier/fière de mes réalisations.	☐	☐	☐	☒	☐

Échelle de Résilience de Connor et Davidson 25 (CD-RISC-25) ©

Anicet

Pour chacun des énoncés, veuillez inscrire un « x » dans la case qui indique jusqu'à quel point l'énoncé s'applique à vous en vous référant au dernier mois. Si une situation particulière ne s'est pas produite récemment, répondez en vous référant à comment vous vous seriez senti/e si elle s'était produite.

	Pas vrai du tout (0)	Rare ment vrai (1)	Quelque fois vrai (2)	Souvent vrai (3)	Presque toujours vrai (4)
1. Je suis capable de m'adapter lorsque les changements surviennent.	☐	☐	☐	☒	☐
2. J'ai au moins une relation proche et sécurisante qui m'aide quand je suis stressée.	☐	☐	☐	☒	☐
3. Lorsqu'il n'y a pas de solutions évidentes à mes problèmes, quelquefois, s'en remettre au destin ou croire en Dieu peut aider	☐	☐	☐	☒	☐
4. Je peux gérer tout ce qui m'arrive.	☐	☐	☒	☐	☐
5. Les succès passés me donnent confiance pour gérer les nouveaux défis et nouvelles difficultés.	☐	☐	☐	☒	☐
6. J'essaie de voir le côté humoristique des choses lorsque je suis confronté/e à des problèmes.	☐	☐	☒	☐	☐
7. Devoir gérer le stress peut me rendre plus fort/e	☐	☐	☐	☒	☐
8. J'ai tendance à rebondir après une maladie, une blessure ou d'autres épreuves.	☐	☐	☒	☐	☐
9. Qu'elles soient bonnes ou mauvaises, je crois que la plupart des choses arrivent pour une raison.	☐	☐	☐	☒	☐
10. Je fais de mon mieux qu'importe ce que sera le résultat.	☐	☐	☒	☐	☐
11. Je crois que je peux atteindre mes objectifs, malgré les obstacles.	☐	☐	☒	☐	☐
12. Même si les choses semblent sans espoir, je n'abandonne pas.	☐	☐	☐	☒	☐
13. En période de stress ou de crise, je sais vers où me tourner pour obtenir de l'aide.	☐	☐	☒	☐	☐
14. Sous la pression, je reste concentré/e et je réfléchis clairement.	☐	☐	☒	☐	☐

15. Je préfère prendre les choses en main pour résoudre les problèmes plutôt que de laisser les autres prendre toutes les décisions.	☐	☐	☐	☒	☐
16. L'échec ne me décourage pas facilement.	☐	☐	☐	☒	☐
17. Je me considère comme une personne forte lorsque je suis confronté/e aux défis et difficultés de la vie.	☐	☐	☐	☒	☐
18. Si nécessaire, je peux prendre des décisions impopulaires ou difficiles qui ont un impact sur les autres.	☐	☒	☐	☐	☐
19. Je suis capable de gérer les émotions désagréables ou douloureuses comme la tristesse, la peur et la colère.	☐	☐	☐	☒	☐
20.. Pour gérer les problèmes de la vie, il faut parfois agir sur le coup de l'intuition sans savoir pourquoi.	☐	☐	☒	☐	☐
21. Je crois réellement que ma vie a un sens.	☐	☐	☒	☐	☐
22. Je me sens en contrôle de ma vie.	☐	☐	☐	☒	☐
23. J'aime les défis.	☐	☐	☒	☐	☐
24. Je travaille pour atteindre mes buts, peu importe les obstacles rencontrés en cours de route.	☐	☐	☐	☒	☐
25. Je suis fier/fière de mes réalisations.	☐	☐	☐	☒	☐

Échelle de Résilience de Connor et Davidson 25 (CD-RISC-25) ©

Augustine

Pour chacun des énoncés, veuillez inscrire un « x » dans la case qui indique jusqu'à quel point l'énoncé s'applique à vous en vous référant au dernier mois. Si une situation particulière ne s'est pas produite récemment, répondez en vous référant à comment vous vous seriez senti/e si elle s'était produite.

	Pas vrai du tout (0)	Rare ment vrai (1)	Quelque fois vrai (2)	Souvent vrai (3)	Presque toujours vrai (4)
1. Je suis capable de m'adapter lorsque les changements surviennent.	☐	☐	☒	☐	☐
2. J'ai au moins une relation proche et sécurisante qui m'aide quand je suis stressée.	☐	☐	☐	☒	☐
3. Lorsqu'il n'y a pas de solutions évidentes à mes problèmes, quelquefois, s'en remettre au destin ou croire en Dieu peut aider	☐	☐	☐	☒	☐
4. Je peux gérer tout ce qui m'arrive.	☐	☐	☒	☐	☐
5. Les succès passés me donnent confiance pour gérer les nouveaux défis et nouvelles difficultés.	☐	☐	☐	☐	☒
6. J'essaie de voir le côté humoristique des choses lorsque je suis confronté/e à des problèmes.	☐	☐	☐	☒	☐
7. Devoir gérer le stress peut me rendre plus fort/e	☐	☐	☒	☐	☐
8. J'ai tendance à rebondir après une maladie, une blessure ou d'autres épreuves.	☐	☐	☐	☒	☐
9. Qu'elles soient bonnes ou mauvaises, je crois que la plupart des choses arrivent pour une raison.	☐	☐	☐	☒	☐
10. Je fais de mon mieux qu'importe ce que sera le résultat.	☐	☐	☐	☒	☐
11. Je crois que je peux atteindre mes objectifs, malgré les obstacles.	☐	☐	☒	☐	☐
12. Même si les choses semblent sans espoir, je n'abandonne pas.	☐	☐	☐	☒	☐
13. En période de stress ou de crise, je sais vers où me tourner pour obtenir de l'aide.	☐	☐	☐	☒	☐
14. Sous la pression, je reste concentré/e et je réfléchis clairement.	☐	☐	☐	☒	☐

15. Je préfère prendre les choses en main pour résoudre les problèmes plutôt que de laisser les autres prendre toutes les décisions.	☐	☐	☐	☐	☒
16. L'échec ne me décourage pas facilement.	☐	☐	☐	☒	☐
17. Je me considère comme une personne forte lorsque je suis confronté/e aux défis et difficultés de la vie.	☐	☐	☐	☒	☐
18. Si nécessaire, je peux prendre des décisions impopulaires ou difficiles qui ont un impact sur les autres.	☐	☐	☐	☒	☐
19. Je suis capable de gérer les émotions désagréables ou douloureuses comme la tristesse, la peur et la colère.	☐	☐	☐	☒	☐
20.. Pour gérer les problèmes de la vie, il faut parfois agir sur le coup de l'intuition sans savoir pourquoi.	☐	☐	☐	☒	☐
21. Je crois réellement que ma vie a un sens.	☐	☐	☐	☐	☒
22. Je me sens en contrôle de ma vie.	☐	☐	☐	☒	☐
23. J'aime les défis.	☐	☐	☒	☐	☐
24. Je travaille pour atteindre mes buts, peu importe les obstacles rencontrés en cours de route.	☐	☐	☐	☒	☐
25. Je suis fier/fière de mes réalisations.	☐	☐	☐	☒	☐

Échelle de Résilience de Connor et Davidson 25 (CD-RISC-25) ©

T2 Colette

Pour chacun des énoncés, veuillez inscrire un « x » dans la case qui indique jusqu'à quel point l'énoncé s'applique à vous en vous référant au dernier mois. Si une situation particulière ne s'est pas produite récemment, répondez en vous référant à comment vous vous seriez senti/e si elle s'était produite.

	Pas vrai du tout (0)	Rare ment vrai (1)	Quelque fois vrai (2)	Souvent vrai (3)	Presque toujours vrai (4)
1. Je suis capable de m'adapter lorsque les changements surviennent.	☒	☐	☐	☐	☐
2. J'ai au moins une relation proche et sécurisante qui m'aide quand je suis stressée.	☐	☒	☐	☐	☐
3. Lorsqu'il n'y a pas de solutions évidentes à mes problèmes, quelquefois, s'en remettre au destin ou croire en Dieu peut aider	☐	☒	☐	☐	☐
4. Je peux gérer tout ce qui m'arrive.	☒	☐	☐	☐	☐
5. Les succès passés me donnent confiance pour gérer les nouveaux défis et nouvelles difficultés.	☒	☐	☐	☐	☐
6. J'essaie de voir le côté humoristique des choses lorsque je suis confronté/e à des problèmes.	☒	☐	☐	☐	☐
7. Devoir gérer le stress peut me rendre plus fort/e	☐	☒	☐	☐	☐
8. J'ai tendance à rebondir après une maladie, une blessure ou d'autres épreuves.	☒	☐	☐	☐	☐
9. Qu'elles soient bonnes ou mauvaises, je crois que la plupart des choses arrivent pour une raison.	☒	☐	☐	☐	☐
10. Je fais de mon mieux qu'importe ce que sera le résultat.	☐	☒	☐	☐	☐
11. Je crois que je peux atteindre mes objectifs, malgré les obstacles.	☒	☐	☐	☐	☐
12. Même si les choses semblent sans espoir, je n'abandonne pas.	☒	☐	☐	☐	☐
13. En période de stress ou de crise, je sais vers où me tourner pour obtenir de l'aide.	☒	☐	☐	☐	☐
14. Sous la pression, je reste concentré/e et je réfléchis clairement.	☒	☐	☐	☐	☐

15. Je préfère prendre les choses en main pour résoudre les problèmes plutôt que de laisser les autres prendre toutes les décisions.	☐	☒	☐	☐	☐
16. L'échec ne me décourage pas facilement.	☒	☐	☐	☐	☐
17. Je me considère comme une personne forte lorsque je suis confronté/e aux défis et difficultés de la vie.	☒	☐	☐	☐	☐
18. Si nécessaire, je peux prendre des décisions impopulaires ou difficiles qui ont un impact sur les autres.	☐	☒	☐	☐	☐
19. Je suis capable de gérer les émotions désagréables ou douloureuses comme la tristesse, la peur et la colère.	☒	☐	☐	☐	☐
20.. Pour gérer les problèmes de la vie, il faut parfois agir sur le coup de l'intuition sans savoir pourquoi.	☐	☒	☐	☐	☐
21. Je crois réellement que ma vie a un sens.	☐	☒	☐	☐	☐
22. Je me sens en contrôle de ma vie.	☒	☐	☐	☐	☐
23. J'aime les défis.	☐	☒	☐	☐	☐
24. Je travaille pour atteindre mes buts, peu importe les obstacles rencontrés en cours de route.	☒	☐	☐	☐	☐
25. Je suis fier/fière de mes réalisations.	☒	☐	☐	☐	☐

Échelle de Résilience de Connor et Davidson 25 (CD-RISC-25) ©

Halim

Pour chacun des énoncés, veuillez inscrire un « x » dans la case qui indique jusqu'à quel point l'énoncé s'applique à vous en vous référant au dernier mois. Si une situation particulière ne s'est pas produite récemment, répondez en vous référant à comment vous vous seriez senti/e si elle s'était produite.

	Pas vrai du tout (0)	Rare ment vrai (1)	Quelque fois vrai (2)	Souvent vrai (3)	Presque toujours vrai (4)
1. Je suis capable de m'adapter lorsque les changements surviennent.	☐	☐	☐	☒	☐
2. J'ai au moins une relation proche et sécurisante qui m'aide quand je suis stressée.	☐	☐	☐	☒	☐
3. Lorsqu'il n'y a pas de solutions évidentes à mes problèmes, quelquefois, s'en remettre au destin ou croire en Dieu peut aider	☐	☐	☐	☐	☒
4. Je peux gérer tout ce qui m'arrive.	☐	☐	☐	☒	☐
5. Les succès passés me donnent confiance pour gérer les nouveaux défis et nouvelles difficultés.	☐	☐	☐	☒	☐
6. J'essaie de voir le côté humoristique des choses lorsque je suis confronté/e à des problèmes.	☐	☐	☒	☐	☐
7. Devoir gérer le stress peut me rendre plus fort/e	☐	☐	☐	☒	☐
8. J'ai tendance à rebondir après une maladie, une blessure ou d'autres épreuves.	☐	☐	☐	☒	☐
9. Qu'elles soient bonnes ou mauvaises, je crois que la plupart des choses arrivent pour une raison.	☐	☐	☒	☐	☐
10. Je fais de mon mieux qu'importe ce que sera le résultat.	☐	☐	☐	☐	☒
11. Je crois que je peux atteindre mes objectifs, malgré les obstacles.	☐	☐	☐	☒	☐
12. Même si les choses semblent sans espoir, je n'abandonne pas.	☐	☐	☐	☒	☐
13. En période de stress ou de crise, je sais vers où me tourner pour obtenir de l'aide.	☐	☐	☐	☒	☐
14. Sous la pression, je reste concentré/e et je réfléchis clairement.	☐	☐	☐	☒	☐

15. Je préfère prendre les choses en main pour résoudre les problèmes plutôt que de laisser les autres prendre toutes les décisions.	☐	☐	☐	☐	☒
16. L'échec ne me décourage pas facilement.	☐	☐	☐	☒	☐
17. Je me considère comme une personne forte lorsque je suis confronté/e aux défis et difficultés de la vie.	☐	☐	☐	☐	☒
18. Si nécessaire, je peux prendre des décisions impopulaires ou difficiles qui ont un impact sur les autres.	☐	☐	☐	☒	☐
19. Je suis capable de gérer les émotions désagréables ou douloureuses comme la tristesse, la peur et la colère.	☐	☐	☐	☒	☐
20.. Pour gérer les problèmes de la vie, il faut parfois agir sur le coup de l'intuition sans savoir pourquoi.	☐	☐	☐	☒	☐
21. Je crois réellement que ma vie a un sens.	☐	☐	☐	☐	☒
22. Je me sens en contrôle de ma vie.	☐	☐	☒	☐	☐
23. J'aime les défis.	☐	☐	☒	☐	☐
24. Je travaille pour atteindre mes buts, peu importe les obstacles rencontrés en cours de route.	☐	☐	☐	☒	☐
25. Je suis fier/fière de mes réalisations.	☐	☐	☐	☒	☐

Échelle de Résilience de Connor et Davidson 25 (CD-RISC-25) ©

T3 Saïd

Pour chacun des énoncés, veuillez inscrire un « x » dans la case qui indique jusqu'à quel point l'énoncé s'applique à vous en vous référant au dernier mois. Si une situation particulière ne s'est pas produite récemment, répondez en vous référant à comment vous vous seriez senti/e si elle s'était produite.

	Pas vrai du tout (0)	Rare ment vrai (1)	Quelque fois vrai (2)	Souvent vrai (3)	Presque toujours vrai (4)
1. Je suis capable de m'adapter lorsque les changements surviennent.	☐	☒	☐	☐	☐
2. J'ai au moins une relation proche et sécurisante qui m'aide quand je suis stressée.	☐	☐	☐	☒	☐
3. Lorsqu'il n'y a pas de solutions évidentes à mes problèmes, quelquefois, s'en remettre au destin ou croire en Dieu peut aider	☒	☐	☐	☐	☐
4. Je peux gérer tout ce qui m'arrive.	☐	☐	☒	☐	☐
5. Les succès passés me donnent confiance pour gérer les nouveaux défis et nouvelles difficultés.	☐	☐	☒	☐	☐
6. J'essaie de voir le côté humoristique des choses lorsque je suis confronté/e à des problèmes.	☐	☒	☐	☐	☐
7. Devoir gérer le stress peut me rendre plus fort/e	☒	☐	☐	☐	☐
8. J'ai tendance à rebondir après une maladie, une blessure ou d'autres épreuves.	☒	☐	☐	☐	☐
9. Qu'elles soient bonnes ou mauvaises, je crois que la plupart des choses arrivent pour une raison.	☒	☐	☐	☐	☐
10. Je fais de mon mieux qu'importe ce que sera le résultat.	☐	☐	☒	☐	☐
11. Je crois que je peux atteindre mes objectifs, malgré les obstacles.	☒	☐	☐	☐	☐
12. Même si les choses semblent sans espoir, je n'abandonne pas.	☒	☐	☐	☐	☐
13. En période de stress ou de crise, je sais vers où me tourner pour obtenir de l'aide.	☐	☒	☐	☐	☐
14. Sous la pression, je reste concentré/e et je réfléchis clairement.	☒	☐	☐	☐	☐

15. Je préfère prendre les choses en main pour résoudre les problèmes plutôt que de laisser les autres prendre toutes les décisions.	☒	☐	☐	☐	☐
16. L'échec ne me décourage pas facilement.	☒	☐	☐	☐	☐
17. Je me considère comme une personne forte lorsque je suis confronté/e aux défis et difficultés de la vie.	☐	☒	☐	☐	☐
18. Si nécessaire, je peux prendre des décisions impopulaires ou difficiles qui ont un impact sur les autres.	☒	☐	☐	☐	☐
19. Je suis capable de gérer les émotions désagréables ou douloureuses comme la tristesse, la peur et la colère.	☒	☐	☐	☐	☐
20.. Pour gérer les problèmes de la vie, il faut parfois agir sur le coup de l'intuition sans savoir pourquoi.	☐	☐	☒	☐	☐
21. Je crois réellement que ma vie a un sens.	☒	☐	☐	☐	☐
22. Je me sens en contrôle de ma vie.	☐	☒	☐	☐	☐
23. J'aime les défis.	☒	☐	☐	☐	☐
24. Je travaille pour atteindre mes buts, peu importe les obstacles rencontrés en cours de route.	☐	☒	☐	☐	☐
25. Je suis fier/fière de mes réalisations.	☒	☐	☐	☐	☐

Échelle de Résilience de Connor et Davidson 25 (CD-RISC-25) ©

T4 Térésa

Pour chacun des énoncés, veuillez inscrire un « x » dans la case qui indique jusqu'à quel point l'énoncé s'applique à vous en vous référant au dernier mois. Si une situation particulière ne s'est pas produite récemment, répondez en vous référant à comment vous vous seriez senti/e si elle s'était produite.

	Pas vrai du tout (0)	Rare ment vrai (1)	Quelque fois vrai (2)	Souvent vrai (3)	Presque toujours vrai (4)
1. Je suis capable de m'adapter lorsque les changements surviennent.	☒	☐	☐	☐	☐
2. J'ai au moins une relation proche et sécurisante qui m'aide quand je suis stressée.	☐	☒	☐	☐	☐
3. Lorsqu'il n'y a pas de solutions évidentes à mes problèmes, quelquefois, s'en remettre au destin ou croire en Dieu peut aider	☐	☒	☐	☐	☐
4. Je peux gérer tout ce qui m'arrive.	☒	☐	☐	☐	☐
5. Les succès passés me donnent confiance pour gérer les nouveaux défis et nouvelles difficultés.	☒	☐	☐	☐	☐
6. J'essaie de voir le côté humoristique des choses lorsque je suis confronté/e à des problèmes.	☐	☒	☐	☐	☐
7. Devoir gérer le stress peut me rendre plus fort/e	☒	☐	☐	☐	☐
8. J'ai tendance à rebondir après une maladie, une blessure ou d'autres épreuves.	☒	☐	☐	☐	☐
9. Qu'elles soient bonnes ou mauvaises, je crois que la plupart des choses arrivent pour une raison.	☐	☒	☐	☐	☐
10. Je fais de mon mieux qu'importe ce que sera le résultat.	☒	☐	☐	☐	☐
11. Je crois que je peux atteindre mes objectifs, malgré les obstacles.	☒	☐	☐	☐	☐
12. Même si les choses semblent sans espoir, je n'abandonne pas.	☒	☐	☐	☐	☐
13. En période de stress ou de crise, je sais vers où me tourner pour obtenir de l'aide.	☐	☐	☐	☐	☐
14. Sous la pression, je reste concentré/e et je réfléchis clairement.	☐	☐	☐	☐	☐

15. Je préfère prendre les choses en main pour résoudre les problèmes plutôt que de laisser les autres prendre toutes les décisions.	☐	☐	☐	☐	☐
16. L'échec ne me décourage pas facilement.	☐	☐	☐	☐	☐
17. Je me considère comme une personne forte lorsque je suis confronté/e aux défis et difficultés de la vie.	☐	☐	☐	☐	☐
18. Si nécessaire, je peux prendre des décisions impopulaires ou difficiles qui ont un impact sur les autres.	☐	☐	☐	☐	☐
19. Je suis capable de gérer les émotions désagréables ou douloureuses comme la tristesse, la peur et la colère.	☐	☐	☐	☐	☐
20.. Pour gérer les problèmes de la vie, il faut parfois agir sur le coup de l'intuition sans savoir pourquoi.	☐	☐	☐	☐	☐
21. Je crois réellement que ma vie a un sens.	☐	☐	☐	☐	☐
22. Je me sens en contrôle de ma vie.	☐	☐	☐	☐	☐
23. J'aime les défis.	☐	☐	☐	☐	☐
24. Je travaille pour atteindre mes buts, peu importe les obstacles rencontrés en cours de route.	☐	☐	☐	☐	☐
25. Je suis fier/fière de mes réalisations.	☐	☐	☐	☐	☐

Annexe 8 : Connor-Davidson Pré-Test

Échelle de Résilience de Connor et Davidson 25 (CD-RISC-25) ©

Abed

Pour chacun des énoncés, veuillez inscrire un « x » dans la case qui indique jusqu'à quel point l'énoncé s'applique à vous en vous référant au dernier mois. Si une situation particulière ne s'est pas produite récemment, répondez en vous référant à comment vous vous seriez senti/e si elle s'était produite.

	Pas vrai du tout (0)	Rare ment vrai (1)	Quelque fois vrai (2)	Souvent vrai (3)	Presque toujours vrai (4)
1. Je suis capable de m'adapter lorsque les changements surviennent.	☐	☐	☒	☐	☐
2. J'ai au moins une relation proche et sécurisante qui m'aide quand je suis stressée.	☐	☐	☐	☒	☐
3. Lorsqu'il n'y a pas de solutions évidentes à mes problèmes, quelquefois, s'en remettre au destin ou croire en Dieu peut aider	☐	☐	☒	☐	☐
4. Je peux gérer tout ce qui m'arrive.	☐	☒	☐	☐	☐
5. Les succès passés me donnent confiance pour gérer les nouveaux défis et nouvelles difficultés.	☐	☐	☒	☐	☐
6. J'essaie de voir le côté humoristique des choses lorsque je suis confronté/e à des problèmes.	☐	☐	☒	☐	☐
7. Devoir gérer le stress peut me rendre plus fort/e	☐	☐	☐	☒	☐
8. J'ai tendance à rebondir après une maladie, une blessure ou d'autres épreuves.	☐	☒	☐	☐	☐
9. Qu'elles soient bonnes ou mauvaises, je crois que la plupart des choses arrivent pour une raison.	☐	☐	☒	☐	☐
10. Je fais de mon mieux qu'importe ce que sera le résultat.	☐	☐	☒	☐	☐
11. Je crois que je peux atteindre mes objectifs, malgré les obstacles.	☒	☐	☐	☐	☐
12. Même si les choses semblent sans espoir, je n'abandonne pas.	☐	☒	☐	☐	☐
13. En période de stress ou de crise, je sais vers où me tourner pour obtenir de l'aide.	☐	☒	☐	☐	☐

14. Sous la pression, je reste concentré/e et je réfléchis clairement.	☐	☒	☐	☐	☐
15. Je préfère prendre les choses en main pour résoudre les problèmes plutôt que de laisser les autres prendre toutes les décisions.	☐	☒	☐	☐	☐
16. L'échec ne me décourage pas facilement.	☐	☐	☒	☐	☐
17. Je me considère comme une personne forte lorsque je suis confronté/e aux défis et difficultés de la vie.	☐	☐	☒	☐	☐
18. Si nécessaire, je peux prendre des décisions impopulaires ou difficiles qui ont un impact sur les autres.	☐	☒	☐	☐	☐
19. Je suis capable de gérer les émotions désagréables ou douloureuses comme la tristesse, la peur et la colère.	☐	☒	☐	☐	☐
20.. Pour gérer les problèmes de la vie, il faut parfois agir sur le coup de l'intuition sans savoir pourquoi.	☐	☐	☐	☐	☒
21. Je crois réellement que ma vie a un sens.	☐	☒	☐	☐	☐
22. Je me sens en contrôle de ma vie.	☐	☒	☐	☐	☐
23. J'aime les défis.	☒	☐	☐	☐	☐
24. Je travaille pour atteindre mes buts, peu importe les obstacles rencontrés en cours de route.	☐	☐	☒	☐	☐
25. Je suis fier/fière de mes réalisations.	☐	☒	☐	☐	☐

Échelle de Résilience de Connor et Davidson 25 (CD-RISC-25) ©

Pré-test Anicet

Pour chacun des énoncés, veuillez inscrire un « x » dans la case qui indique jusqu'à quel point l'énoncé s'applique à vous en vous référant au dernier mois. Si une situation particulière ne s'est pas produite récemment, répondez en vous référant à comment vous vous seriez senti/e si elle s'était produite.

	Pas vrai du tout (0)	Rare ment vrai (1)	Quelque fois vrai (2)	Souvent vrai (3)	Presque toujours vrai (4)
1. Je suis capable de m'adapter lorsque les changements surviennent.	☒	☐	☐	☐	☐
2. J'ai au moins une relation proche et sécurisante qui m'aide quand je suis stressée.	☐	☒	☐	☐	☐
3. Lorsqu'il n'y a pas de solutions évidentes à mes problèmes, quelquefois, s'en remettre au destin ou croire en Dieu peut aider	☐	☐	☒	☐	☐
4. Je peux gérer tout ce qui m'arrive.	☐	☒	☐	☐	☐
5. Les succès passés me donnent confiance pour gérer les nouveaux défis et nouvelles difficultés.	☐	☒	☐	☐	☐
6. J'essaie de voir le côté humoristique des choses lorsque je suis confronté/e à des problèmes.	☒	☐	☐	☐	☐
7. Devoir gérer le stress peut me rendre plus fort/e	☐	☒	☐	☐	☐
8. J'ai tendance à rebondir après une maladie, une blessure ou d'autres épreuves.	☒	☐	☐	☐	☐
9. Qu'elles soient bonnes ou mauvaises, je crois que la plupart des choses arrivent pour une raison.	☒	☐	☐	☐	☐
10. Je fais de mon mieux qu'importe ce que sera le résultat.	☐	☒	☐	☐	☐
11. Je crois que je peux atteindre mes objectifs, malgré les obstacles.	☒	☐	☐	☐	☐
12. Même si les choses semblent sans espoir, je n'abandonne pas.	☒	☐	☐	☐	☐
13. En période de stress ou de crise, je sais vers où me tourner pour obtenir de l'aide.	☒	☐	☐	☐	☐
14. Sous la pression, je reste concentré/e et je réfléchis clairement.	☒	☐	☐	☐	☐

15. Je préfère prendre les choses en main pour résoudre les problèmes plutôt que de laisser les autres prendre toutes les décisions.	☐	☒	☐	☐	☐
16. L'échec ne me décourage pas facilement.	☒	☐	☐	☐	☐
17. Je me considère comme une personne forte lorsque je suis confronté/e aux défis et difficultés de la vie.	☐	☒	☐	☐	☐
18. Si nécessaire, je peux prendre des décisions impopulaires ou difficiles qui ont un impact sur les autres.	☒	☐	☐	☐	☐
19. Je suis capable de gérer les émotions désagréables ou douloureuses comme la tristesse, la peur et la colère.	☒	☐	☐	☐	☐
20.. Pour gérer les problèmes de la vie, il faut parfois agir sur le coup de l'intuition sans savoir pourquoi.	☐	☒	☐	☐	☐
21. Je crois réellement que ma vie a un sens.	☒	☐	☐	☐	☐
22. Je me sens en contrôle de ma vie.	☐	☒	☐	☐	☐
23. J'aime les défis.	☒	☐	☐	☐	☐
24. Je travaille pour atteindre mes buts, peu importe les obstacles rencontrés en cours de route.	☐	☒	☐	☐	☐
25. Je suis fier/fière de mes réalisations.	☒	☐	☐	☐	☐

Échelle de Résilience de Connor et Davidson 25 (CD-RISC-25) ©

Pré-test Augustine

Pour chacun des énoncés, veuillez inscrire un « x » dans la case qui indique jusqu'à quel point l'énoncé s'applique à vous en vous référant au dernier mois. Si une situation particulière ne s'est pas produite récemment, répondez en vous référant à comment vous vous seriez senti/e si elle s'était produite.

	Pas vrai du tout (0)	Rare ment vrai (1)	Quelque fois vrai (2)	Souvent vrai (3)	Presque toujours vrai (4)
1. Je suis capable de m'adapter lorsque les changements surviennent.	☒	☐	☐	☐	☐
2. J'ai au moins une relation proche et sécurisante qui m'aide quand je suis stressée.	☒	☐	☐	☐	☐
3. Lorsqu'il n'y a pas de solutions évidentes à mes problèmes, quelquefois, s'en remettre au destin ou croire en Dieu peut aider	☐	☒	☐	☐	☐
4. Je peux gérer tout ce qui m'arrive.	☒	☐	☐	☐	☐
5. Les succès passés me donnent confiance pour gérer les nouveaux défis et nouvelles difficultés.	☐	☒	☐	☐	☐
6. J'essaie de voir le côté humoristique des choses lorsque je suis confronté/e à des problèmes.	☒	☐	☐	☐	☐
7. Devoir gérer le stress peut me rendre plus fort/e	☒	☐	☐	☐	☐
8. J'ai tendance à rebondir après une maladie, une blessure ou d'autres épreuves.	☒	☐	☐	☐	☐
9. Qu'elles soient bonnes ou mauvaises, je crois que la plupart des choses arrivent pour une raison.	☐	☒	☐	☐	☐
10. Je fais de mon mieux qu'importe ce que sera le résultat.	☐	☒	☐	☐	☐
11. Je crois que je peux atteindre mes objectifs, malgré les obstacles.	☒	☐	☐	☐	☐
12. Même si les choses semblent sans espoir, je n'abandonne pas.	☒	☐	☐	☐	☐
13. En période de stress ou de crise, je sais vers où me tourner pour obtenir de l'aide.	☐	☒	☐	☐	☐
14. Sous la pression, je reste concentré/e et je réfléchis clairement.	☒	☐	☐	☐	☐

15. Je préfère prendre les choses en main pour résoudre les problèmes plutôt que de laisser les autres prendre toutes les décisions.	☐	☒	☐	☐	☐
16. L'échec ne me décourage pas facilement.	☒	☐	☐	☐	☐
17. Je me considère comme une personne forte lorsque je suis confronté/e aux défis et difficultés de la vie.	☒	☐	☐	☐	☐
18. Si nécessaire, je peux prendre des décisions impopulaires ou difficiles qui ont un impact sur les autres.	☐	☒	☐	☐	☐
19. Je suis capable de gérer les émotions désagréables ou douloureuses comme la tristesse, la peur et la colère.	☐	☒	☐	☐	☐
20.. Pour gérer les problèmes de la vie, il faut parfois agir sur le coup de l'intuition sans savoir pourquoi.	☐	☒	☐	☐	☐
21. Je crois réellement que ma vie a un sens.	☐	☒	☐	☐	☐
22. Je me sens en contrôle de ma vie.	☒	☐	☐	☐	☐
23. J'aime les défis.	☒	☐	☐	☐	☐
24. Je travaille pour atteindre mes buts, peu importe les obstacles rencontrés en cours de route.	☐	☒	☐	☐	☐
25. Je suis fier/fière de mes réalisations.	☐	☒	☐	☐	☐

Échelle de Résilience de Connor et Davidson 25 (CD-RISC-25) ©

Pré-test Halim

Pour chacun des énoncés, veuillez inscrire un « x » dans la case qui indique jusqu'à quel point l'énoncé s'applique à vous en vous référant au dernier mois. Si une situation particulière ne s'est pas produite récemment, répondez en vous référant à comment vous vous seriez senti/e si elle s'était produite.

	Pas vrai du tout (0)	Rarem ent vrai (1)	Quelque fois vrai (2)	Souvent vrai (3)	Presque toujours vrai (4)
1. Je suis capable de m'adapter lorsque les changements surviennent.	☒	☐	☐	☐	☐
2. J'ai au moins une relation proche et sécurisante qui m'aide quand je suis stressée.	☒	☐	☐	☐	☐
3. Lorsqu'il n'y a pas de solutions évidentes à mes problèmes, quelquefois, s'en remettre au destin ou croire en Dieu peut aider	☐	☐	☒	☐	☐
4. Je peux gérer tout ce qui m'arrive.	☒	☐	☐	☐	☐
5. Les succès passés me donnent confiance pour gérer les nouveaux défis et nouvelles difficultés.	☐	☒	☐	☐	☐
6. J'essaie de voir le côté humoristique des choses lorsque je suis confronté/e à des problèmes.	☐	☒	☐	☐	☐
7. Devoir gérer le stress peut me rendre plus fort/e	☒	☐	☐	☐	☐
8. J'ai tendance à rebondir après une maladie, une blessure ou d'autres épreuves.	☒	☐	☐	☐	☐
9. Qu'elles soient bonnes ou mauvaises, je crois que la plupart des choses arrivent pour une raison.	☐	☒	☐	☐	☐
10. Je fais de mon mieux qu'importe ce que sera le résultat.	☐	☒	☐	☐	☐
11. Je crois que je peux atteindre mes objectifs, malgré les obstacles.	☒	☐	☐	☐	☐
12. Même si les choses semblent sans espoir, je n'abandonne pas.	☐	☒	☐	☐	☐
13. En période de stress ou de crise, je sais vers où me tourner pour obtenir de l'aide.	☐	☒	☐	☐	☐
14. Sous la pression, je reste concentré/e et je réfléchis clairement.	☒	☐	☐	☐	☐

15. Je préfère prendre les choses en main pour résoudre les problèmes plutôt que de laisser les autres prendre toutes les décisions.	☐	☒	☐	☐	☐
16. L'échec ne me décourage pas facilement.	☒	☐	☐	☐	☐
17. Je me considère comme une personne forte lorsque je suis confronté/e aux défis et difficultés de la vie.	☐	☒	☐	☐	☐
18. Si nécessaire, je peux prendre des décisions impopulaires ou difficiles qui ont un impact sur les autres.	☐	☒	☐	☐	☐
19. Je suis capable de gérer les émotions désagréables ou douloureuses comme la tristesse, la peur et la colère.	☒	☐	☐	☐	☐
20.. Pour gérer les problèmes de la vie, il faut parfois agir sur le coup de l'intuition sans savoir pourquoi.	☒	☐	☐	☐	☐
21. Je crois réellement que ma vie a un sens.	☐	☒	☐	☐	☐
22. Je me sens en contrôle de ma vie.	☒	☐	☐	☐	☐
23. J'aime les défis.	☒	☐	☐	☐	☐
24. Je travaille pour atteindre mes buts, peu importe les obstacles rencontrés en cours de route.	☐	☒	☐	☐	☐
25. Je suis fier/fière de mes réalisations.	☒	☐	☐	☐	☐

Échelle de Résilience de Connor et Davidson 25 (CD-RISC-25) ©

Pré-test T2 Colette

Pour chacun des énoncés, veuillez inscrire un « x » dans la case qui indique jusqu'à quel point l'énoncé s'applique à vous en vous référant au dernier mois. Si une situation particulière ne s'est pas produite récemment, répondez en vous référant à comment vous vous seriez senti/e si elle s'était produite.

	Pas vrai du tout (0)	Rare ment vrai (1)	Quelque fois vrai (2)	Souvent vrai (3)	Presque toujours vrai (4)
1. Je suis capable de m'adapter lorsque les changements surviennent.	☒	☐	☐	☐	☐
2. J'ai au moins une relation proche et sécurisante qui m'aide quand je suis stressée.	☐	☒	☐	☐	☐
3. Lorsqu'il n'y a pas de solutions évidentes à mes problèmes, quelquefois, s'en remettre au destin ou croire en Dieu peut aider	☐	☐	☒	☐	☐
4. Je peux gérer tout ce qui m'arrive.	☒	☐	☐	☐	☐
5. Les succès passés me donnent confiance pour gérer les nouveaux défis et nouvelles difficultés.	☐	☒	☐	☐	☐
6. J'essaie de voir le côté humoristique des choses lorsque je suis confronté/e à des problèmes.	☒	☐	☐	☐	☐
7. Devoir gérer le stress peut me rendre plus fort/e	☐	☒	☐	☐	☐
8. J'ai tendance à rebondir après une maladie, une blessure ou d'autres épreuves.	☒	☐	☐	☐	☐
9. Qu'elles soient bonnes ou mauvaises, je crois que la plupart des choses arrivent pour une raison.	☐	☐	☒	☐	☐
10. Je fais de mon mieux qu'importe ce que sera le résultat.	☐	☒	☐	☐	☐
11. Je crois que je peux atteindre mes objectifs, malgré les obstacles.	☒	☐	☐	☐	☐
12. Même si les choses semblent sans espoir, je n'abandonne pas.	☐	☒	☐	☐	☐
13. En période de stress ou de crise, je sais vers où me tourner pour obtenir de l'aide.	☒	☐	☐	☐	☐
14. Sous la pression, je reste concentré/e et je réfléchis clairement.	☒	☐	☐	☐	☐

15. Je préfère prendre les choses en main pour résoudre les problèmes plutôt que de laisser les autres prendre toutes les décisions.	☒	☐	☐	☐	☐
16. L'échec ne me décourage pas facilement.	☒	☐	☐	☐	☐
17. Je me considère comme une personne forte lorsque je suis confronté/e aux défis et difficultés de la vie.	☒	☐	☐	☐	☐
18. Si nécessaire, je peux prendre des décisions impopulaires ou difficiles qui ont un impact sur les autres.	☒	☐	☐	☐	☐
19. Je suis capable de gérer les émotions désagréables ou douloureuses comme la tristesse, la peur et la colère.	☒	☐	☐	☐	☐
20.. Pour gérer les problèmes de la vie, il faut parfois agir sur le coup de l'intuition sans savoir pourquoi.	☒	☐	☐	☐	☐
21. Je crois réellement que ma vie a un sens.	☐	☒	☐	☐	☐
22. Je me sens en contrôle de ma vie.	☒	☐	☐	☐	☐
23. J'aime les défis.	☒	☐	☐	☐	☐
24. Je travaille pour atteindre mes buts, peu importe les obstacles rencontrés en cours de route.	☐	☒	☐	☐	☐
25. Je suis fier/fière de mes réalisations.	☐	☒	☐	☐	☐

Échelle de Résilience de Connor et Davidson 25 (CD-RISC-25) ©

Pré-test T3 Saïd

Pour chacun des énoncés, veuillez inscrire un « x » dans la case qui indique jusqu'à quel point l'énoncé s'applique à vous en vous référant au dernier mois. Si une situation particulière ne s'est pas produite récemment, répondez en vous référant à comment vous vous seriez senti/e si elle s'était produite.

	Pas vrai du tout (0)	Rare ment vrai (1)	Quelque fois vrai (2)	Souvent vrai (3)	Presque toujours vrai (4)
1. Je suis capable de m'adapter lorsque les changements surviennent.	☐	☒	☐	☐	☐
2. J'ai au moins une relation proche et sécurisante qui m'aide quand je suis stressée.	☐	☒	☐	☐	☐
3. Lorsqu'il n'y a pas de solutions évidentes à mes problèmes, quelquefois, s'en remettre au destin ou croire en Dieu peut aider	☒	☐	☐	☐	☐
4. Je peux gérer tout ce qui m'arrive.	☒	☐	☐	☐	☐
5. Les succès passés me donnent confiance pour gérer les nouveaux défis et nouvelles difficultés.	☐	☒	☐	☐	☐
6. J'essaie de voir le côté humoristique des choses lorsque je suis confronté/e à des problèmes.	☒	☐	☐	☐	☐
7. Devoir gérer le stress peut me rendre plus fort/e	☐	☒	☐	☐	☐
8. J'ai tendance à rebondir après une maladie, une blessure ou d'autres épreuves.	☒	☐	☐	☐	☐
9. Qu'elles soient bonnes ou mauvaises, je crois que la plupart des choses arrivent pour une raison.	☐	☐	☒	☐	☐
10. Je fais de mon mieux qu'importe ce que sera le résultat.	☒	☐	☐	☐	☐
11. Je crois que je peux atteindre mes objectifs, malgré les obstacles.	☒	☐	☐	☐	☐
12. Même si les choses semblent sans espoir, je n'abandonne pas.	☐	☒	☐	☐	☐
13. En période de stress ou de crise, je sais vers où me tourner pour obtenir de l'aide.	☒	☐	☐	☐	☐
14. Sous la pression, je reste concentré/e et je réfléchis clairement.	☒	☐	☐	☐	☐

15. Je préfère prendre les choses en main pour résoudre les problèmes plutôt que de laisser les autres prendre toutes les décisions.	☐	☒	☐	☐	☐
16. L'échec ne me décourage pas facilement.	☐	☒	☐	☐	☐
17. Je me considère comme une personne forte lorsque je suis confronté/e aux défis et difficultés de la vie.	☐	☐	☒	☐	☐
18. Si nécessaire, je peux prendre des décisions impopulaires ou difficiles qui ont un impact sur les autres.	☐	☒	☐	☐	☐
19. Je suis capable de gérer les émotions désagréables ou douloureuses comme la tristesse, la peur et la colère.	☒	☐	☐	☐	☐
20.. Pour gérer les problèmes de la vie, il faut parfois agir sur le coup de l'intuition sans savoir pourquoi.	☐	☐	☒	☐	☐
21. Je crois réellement que ma vie a un sens.	☒	☐	☐	☐	☐
22. Je me sens en contrôle de ma vie.	☒	☐	☐	☐	☐
23. J'aime les défis.	☒	☐	☐	☐	☐
24. Je travaille pour atteindre mes buts, peu importe les obstacles rencontrés en cours de route.	☐	☒	☐	☐	☐
25. Je suis fier/fière de mes réalisations.	☒	☐	☐	☐	☐

Échelle de Résilience de Connor et Davidson 25 (CD-RISC-25) ©

Pré-test T1 Térésa

Pour chacun des énoncés, veuillez inscrire un « x » dans la case qui indique jusqu'à quel point l'énoncé s'applique à vous en vous référant au dernier mois. Si une situation particulière ne s'est pas produite récemment, répondez en vous référant à comment vous vous seriez senti/e si elle s'était produite.

	Pas vrai du tout (0)	Rare ment vrai (1)	Quelque fois vrai (2)	Souvent vrai (3)	Presque toujours vrai (4)
1. Je suis capable de m'adapter lorsque les changements surviennent.	☐	☒	☐	☐	☐
2. J'ai au moins une relation proche et sécurisante qui m'aide quand je suis stressée.	☐	☐	☒	☐	☐
3. Lorsqu'il n'y a pas de solutions évidentes à mes problèmes, quelquefois, s'en remettre au destin ou croire en Dieu peut aider	☐	☐	☒	☐	☐
4. Je peux gérer tout ce qui m'arrive.	☒	☐	☐	☐	☐
5. Les succès passés me donnent confiance pour gérer les nouveaux défis et nouvelles difficultés.	☐	☒	☐	☐	☐
6. J'essaie de voir le côté humoristique des choses lorsque je suis confronté/e à des problèmes.	☒	☐	☐	☐	☐
7. Devoir gérer le stress peut me rendre plus fort/e	☐	☒	☐	☐	☐
8. J'ai tendance à rebondir après une maladie, une blessure ou d'autres épreuves.	☒	☐	☐	☐	☐
9. Qu'elles soient bonnes ou mauvaises, je crois que la plupart des choses arrivent pour une raison.	☐	☒	☐	☐	☐
10. Je fais de mon mieux qu'importe ce que sera le résultat.	☐	☒	☐	☐	☐
11. Je crois que je peux atteindre mes objectifs, malgré les obstacles.	☒	☐	☐	☐	☐
12. Même si les choses semblent sans espoir, je n'abandonne pas.	☒	☐	☐	☐	☐
13. En période de stress ou de crise, je sais vers où me tourner pour obtenir de l'aide.	☐	☒	☐	☐	☐
14. Sous la pression, je reste concentré/e et je réfléchis clairement.	☐	☒	☐	☐	☐

15. Je préfère prendre les choses en main pour résoudre les problèmes plutôt que de laisser les autres prendre toutes les décisions.	☐	☐	☒	☐	☐
16. L'échec ne me décourage pas facilement.	☒	☐	☐	☐	☐
17. Je me considère comme une personne forte lorsque je suis confronté/e aux défis et difficultés de la vie.	☒	☐	☐	☐	☐
18. Si nécessaire, je peux prendre des décisions impopulaires ou difficiles qui ont un impact sur les autres.	☐	☒	☐	☐	☐
19. Je suis capable de gérer les émotions désagréables ou douloureuses comme la tristesse, la peur et la colère.	☒☒	☐	☐	☐	☐
20.. Pour gérer les problèmes de la vie, il faut parfois agir sur le coup de l'intuition sans savoir pourquoi.	☐	☐	☒	☐	☐
21. Je crois réellement que ma vie a un sens.	☐	☒	☐	☐	☐
22. Je me sens en contrôle de ma vie.	☒	☐	☐	☐	☐
23. J'aime les défis.	☒	☐	☐	☐	☐
24. Je travaille pour atteindre mes buts, peu importe les obstacles rencontrés en cours de route.	☐	☒	☐	☐	☐
25. Je suis fier/fière de mes réalisations.	☐	☒	☐	☐	☐

Échelle de Résilience de Connor et Davidson 25 (CD-RISC-25) ©

Pré-test T4 Youssef

Pour chacun des énoncés, veuillez inscrire un « x » dans la case qui indique jusqu'à quel point l'énoncé s'applique à vous en vous référant au dernier mois. Si une situation particulière ne s'est pas produite récemment, répondez en vous référant à comment vous vous seriez senti/e si elle s'était produite.

	Pas vrai du tout (0)	Rare ment vrai (1)	Quelque fois vrai (2)	Souvent vrai (3)	Presque toujours vrai (4)
1. Je suis capable de m'adapter lorsque les changements surviennent.	☐	☒	☐	☐	☐
2. J'ai au moins une relation proche et sécurisante qui m'aide quand je suis stressée.	☐	☐	☒	☐	☐
3. Lorsqu'il n'y a pas de solutions évidentes à mes problèmes, quelquefois, s'en remettre au destin ou croire en Dieu peut aider	☐	☒	☐	☐	☐
4. Je peux gérer tout ce qui m'arrive.	☒	☐	☐	☐	☐
5. Les succès passés me donnent confiance pour gérer les nouveaux défis et nouvelles difficultés.	☐	☒	☐	☐	☐
6. J'essaie de voir le côté humoristique des choses lorsque je suis confronté/e à des problèmes.	☐	☐	☒	☐	☐
7. Devoir gérer le stress peut me rendre plus fort/e	☒	☐	☐	☐	☐
8. J'ai tendance à rebondir après une maladie, une blessure ou d'autres épreuves.	☐	☒	☐	☐	☐
9. Qu'elles soient bonnes ou mauvaises, je crois que la plupart des choses arrivent pour une raison.	☐	☐	☒	☐	☐
10. Je fais de mon mieux qu'importe ce que sera le résultat.	☐	☒	☐	☐	☐
11. Je crois que je peux atteindre mes objectifs, malgré les obstacles.	☒	☐	☐	☐	☐
12. Même si les choses semblent sans espoir, je n'abandonne pas.	☐	☐	☒	☐	☐
13. En période de stress ou de crise, je sais vers où me tourner pour obtenir de l'aide.	☒	☐	☐	☐	☐
14. Sous la pression, je reste concentré/e et je réfléchis clairement.	☐	☒	☐	☐	☐

15. Je préfère prendre les choses en main pour résoudre les problèmes plutôt que de laisser les autres prendre toutes les décisions.	☐	☐	☒	☐	☐
16. L'échec ne me décourage pas facilement.	☐	☐	☐	☒	☐
17. Je me considère comme une personne forte lorsque je suis confronté/e aux défis et difficultés de la vie.	☒	☐	☐	☐	☐
18. Si nécessaire, je peux prendre des décisions impopulaires ou difficiles qui ont un impact sur les autres.	☒	☐	☐	☐	☐
19. Je suis capable de gérer les émotions désagréables ou douloureuses comme la tristesse, la peur et la colère.	☒	☐	☐	☐	☐
20.. Pour gérer les problèmes de la vie, il faut parfois agir sur le coup de l'intuition sans savoir pourquoi.	☐	☐	☒	☐	☐
21. Je crois réellement que ma vie a un sens.	☐	☒	☐	☐	☐
22. Je me sens en contrôle de ma vie.	☐	☐	☐	☐	☒
23. J'aime les défis.	☒	☐	☐	☐	☐
24. Je travaille pour atteindre mes buts, peu importe les obstacles rencontrés en cours de route.	☐	☐	☐	☒	☐
25. Je suis fier/fière de mes réalisations.	☐	☒	☐	☐	☐

Annexe 9 : Traumaq Pré- et Post-Test

Résultats au TRAUMAQ

Abed
Pré test

Cotation des échelles de la première partie

Les notes brutes des échelles A à I correspondent à la somme des points attribués aux items. Pour l'échelle J, les réponses NON sont cotées 1 point et les réponses OUI sont cotées O point, à l'exception des items 4, 5, 6 et 11 pour lesquels la réponse OUI est cotée 1 point et la réponse NON est cotée O point

Conversion des notes brutes en notes étalonnées

Echelles	Notes brutes	Notes étalonnées 1	2	3	4	5
A	23	☐ 0-6	☐ 7-12	☐ 13-18	☒ 19-23	☐ 24
B	11	☐ 0	☐ 1-4	☐ 5-7	☐ 8-9	☒ 10 et +
C	15	☐ 0	☐ 1-3	☐ 4-9	☐ 10-13	☒ 14 et +
D	14	☐ 0	☐ 1-4	☐ 5-9	☐ 10-13	☒ 14 et +
E	13	☐ 0-1	☐ 2-4	☐ 5-9	☒ 10-14	☐ 15 et +
F	10	☐ 0	☐ 1-3	☐ 4-6	☐ 7-9	☒ 10 et +
G	5	☐ 0	☐ 1-2	☒ 3-5	☐ 6-7	☐ 8 et +
H	17	☐ 0	☐ 1-3	☐ 4-11	☒ 12-17	☐ 18 et +
I	16	☐ 0-1	☐ 2-5	☐ 6-9	☒ 10-16	☐ 17 et +
J	11	☐ 0	☐ 1	☐ 2-5	☐ 6-7	☒ 8 et +
Total	135	☐ 0-23	☐ 24-54	☐ 55-89	☐ 90-114	☒ 115 et+

Profil

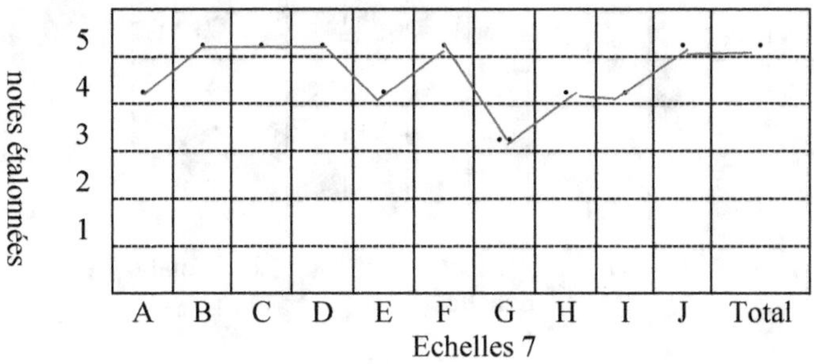

Résultats au TRAUMAQ

Abed
Post test

Cotation des échelles de la première partie

Les notes brutes des échelles A à I correspondent à la somme des points attribués aux items. Pour l'échelle J, les réponses NON sont cotées 1 point et les réponses OUI sont cotées O point, à l'exception des items 4, 5, 6 et 11 pour lesquels la réponse OUI est cotée 1 point et la réponse NON est cotée O point

Conversion des notes brutes en notes étalonnées

Echelles	Notes brutes	Notes étalonnées 1	2	3	4	5
A	6	☒ 0-6	☐ 7-12	☐ 13-18	☐ 19-23	☐ 24
B	4	☐ 0	☒ 1-4	☐ 5-7	☐ 8-9	☐ 10 et +
C	5	☐ 0	☐ 1-3	☒ 4-9	☐ 10-13	☐ 14 et +
D	4	☐ 0	☒ 1-4	☐ 5-9	☐ 10-13	☐ 14 et +
E	8	☐ 0-1	☐ 2-4	☒ 5-9	☐ 10-14	☐ 15 et +
F	4	☐ 0	☐ 1-3	☒ 4-6	☐ 7-9	☐ 10 et +
G	3	☐ 0	☐ 1-2	☒ 3-5	☐ 6-7	☐ 8 et +
H	7	☐ 0	☐ 1-3	☒ 4-11	☐ 12-17	☐ 18 et +
I	7	☐ 0-1	☐ 2-5	☒ 6-9	☐ 10-16	☐ 17 et +
J	5	☐ 0	☐ 1	☒ 2-5	☐ 6-7	☐ 8 et +
Total	53	☐ 0-23	☒ 24-54	☐ 55-89	☐ 90-114	☐ 115 et+

Profil

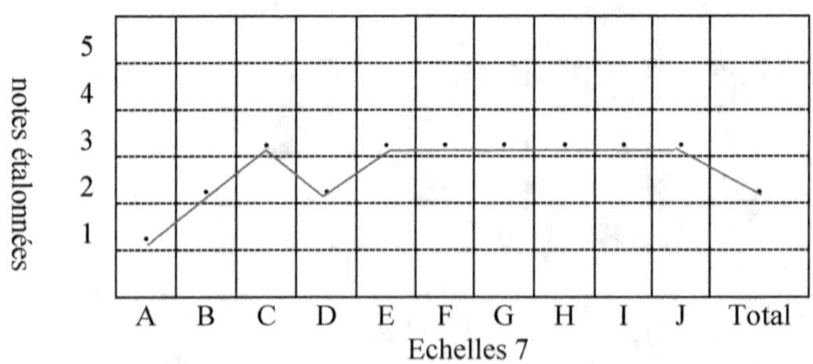

Résultats au TRAUMAQ

Anicet
Pré test

Cotation des échelles de la première partie

Les notes brutes des échelles A à I correspondent à la somme des points attribués aux items. Pour l'échelle J, les réponses NON sont cotées 1 point et les réponses OUI sont cotées O point, à l'exception des items 4, 5, 6 et 11 pour lesquels la réponse OUI est cotée 1 point et la réponse NON est cotée O point

Conversion des notes brutes en notes étalonnées

Echelles	Notes brutes	Notes étalonnées 1	2	3	4	5
A	17	☐ 0-6	☐ 7-12	☒ 13-18	☐ 19-23	☐ 24
B	8	☐ 0	☐ 1-4	☐ 5-7	☒ 8-9	☐ 10 et +
C	9	☐ 0	☐ 1-3	☒ 4-9	☐ 10-13	☐ 14 et +
D	9	☐ 0	☐ 1-4	☒ 5-9	☐ 10-13	☐ 14 et +
E	12	☐ 0-1	☐ 2-4	☐ 5-9	☒ 10-14	☐ 15 et +
F	10	☐ 0	☐ 1-3	☐ 4-6	☐ 7-9	☒ 10 et +
G	4	☐ 0	☐ 1-2	☒ 3-5	☐ 6-7	☐ 8 et +
H	18	☐ 0	☐ 1-3	☐ 4-11	☐ 12-17	☒ 18 et +
I	11	☐ 0-1	☐ 2-5	☐ 6-9	☒ 10-16	☐ 17 et +
J	8	☐ 0	☐ 1	☐ 2-5	☒ 6-7	☐ 8 et +
Total	106	☐ 0-23	☐ 24-54	☐ 55-89	☒ 90-114	☐ 115 et+

Profil

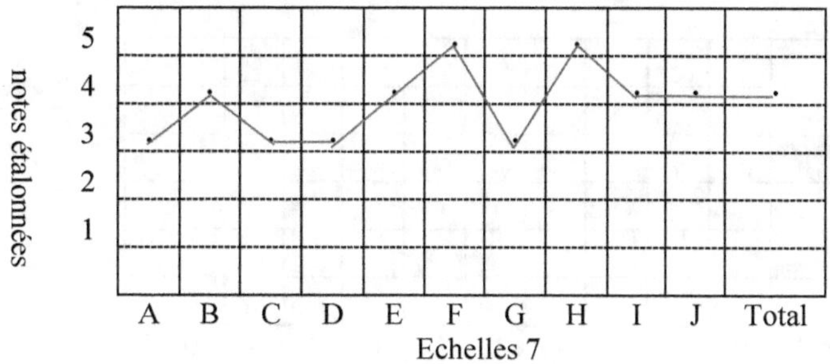

Résultats au TRAUMAQ

Anicet
Post test

Cotation des échelles de la première partie

Les notes brutes des échelles A à I correspondent à la somme des points attribués aux items. Pour l'échelle J, les réponses NON sont cotées 1 point et les réponses OUI sont cotées O point, à l'exception des items 4, 5, 6 et 11 pour lesquels la réponse OUI est cotée 1 point et la réponse NON est cotée O point

Conversion des notes brutes en notes étalonnées

Echelles	Notes brutes	Notes étalonnées 1	2	3	4	5
A	7	☐ 0-6	☒ 7-12	☐ 13-18	☐ 19-23	☐ 24
B	4	☐ 0	☒ 1-4	☐ 5-7	☐ 8-9	☐ 10 et +
C	6	☐ 0	☐ 1-3	☒ 4-9	☐ 10-13	☐ 14 et +
D	5	☐ 0	☐ 1-4	☒ 5-9	☐ 10-13	☐ 14 et +
E	8	☐ 0-1	☐ 2-4	☒ 5-9	☐ 10-14	☐ 15 et +
F	4	☐ 0	☐ 1-3	☒ 4-6	☐ 7-9	☐ 10 et +
G	4	☐ 0	☐ 1-2	☒ 3-5	☐ 6-7	☐ 8 et +
H	7	☐ 0	☐ 1-3	☒ 4-11	☐ 12-17	☐ 18 et +
I	7	☐ 0-1	☐ 2-5	☒ 6-9	☐ 10-16	☐ 17 et +
J	4	☐ 0	☐ 1	☒ 2-5	☐ 6-7	☐ 8 et +
Total	56	☐ 0-23	☐ 24-54	☒ 55-89	☐ 90-114	☐ 115 et+

Profil

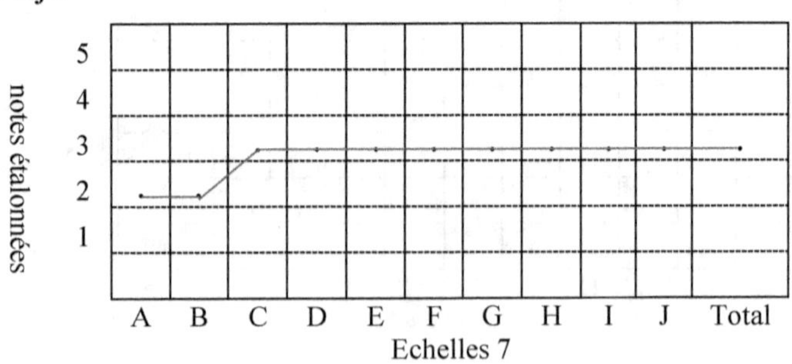

Résultats au TRAUMAQ

Augustine
Pré test

Cotation des échelles de la première partie

Les notes brutes des échelles A à I correspondent à la somme des points attribués aux items. Pour l'échelle J, les réponses NON sont cotées 1 point et les réponses OUI sont cotées O point, à l'exception des items 4, 5, 6 et 11 pour lesquels la réponse OUI est cotée 1 point et la réponse NON est cotée O point.

Conversion des notes brutes en notes étalonnées

Echelles	Notes brutes	Notes étalonnées				
		1	2	3	4	5
A	14	☐ 0-6	☐ 7-12	☒ 13-18	☐ 19-23	☐ 24
B	5	☐ 0	☐ 1-4	☒ 5-7	☐ 8-9	☐ 10 et +
C	6	☐ 0	☐ 1-3	☒ 4-9	☐ 10-13	☐ 14 et +
D	7	☐ 0	☐ 1-4	☒ 5-9	☐ 10-13	☐ 14 et +
E	9	☐ 0-1	☐ 2-4	☒ 5-9	☐ 10-14	☐ 15 et +
F	7	☐ 0	☐ 1-3	☒ 4-6	☐ 7-9	☐ 10 et +
G	4	☐ 0	☐ 1-2	☒ 3-5	☐ 6-7	☐ 8 et +
H	15	☐ 0	☐ 1-3	☐ 4-11	☒ 12-17	☐ 18 et +
I	11	☐ 0-1	☐ 2-5	☐ 6-9	☒ 10-16	☐ 17 et +
J	8	☐ 0	☐ 1	☐ 2-5	☒ 6-7	☐ 8 et +
Total	86	☐ 0-23	☐ 24-54	☒ 55-89	☐ 90-114	☐ 115 et+

Profil

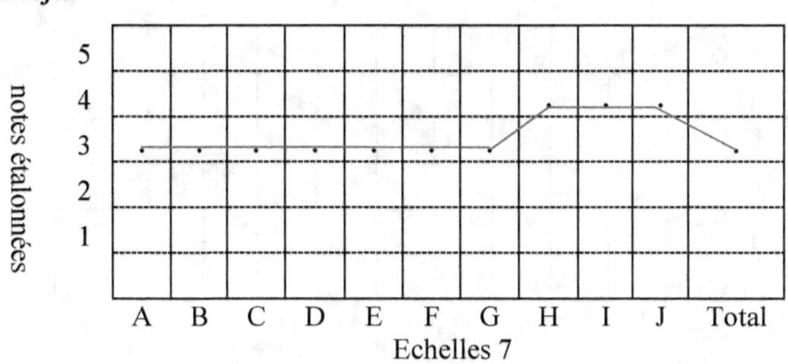

Résultats au TRAUMAQ

Augustine
Post test

Cotation des échelles de la première partie

Les notes brutes des échelles A à I correspondent à la somme des points attribués aux items. Pour l'échelle J, les réponses NON sont cotées 1 point et les réponses OUI sont cotées O point, à l'exception des items 4, 5, 6 et 11 pour lesquels la réponse OUI est cotée 1 point et la réponse NON est cotée O point

Conversion des notes brutes en notes étalonnées

Echelles	Notes brutes	Notes étalonnées 1	2	3	4	5
A	5	☒ 0-6	☐ 7-12	☐ 13-18	☐ 19-23	☐ 24
B	3	☐ 0	☒ 1-4	☐ 5-7	☐ 8-9	☐ 10 et +
C	1	☐ 0	☒ 1-3	☐ 4-9	☐ 10-13	☐ 14 et +
D	4	☐ 0	☒ 1-4	☐ 5-9	☐ 10-13	☐ 14 et +
E	4	☐ 0-1	☒ 2-4	☐ 5-9	☐ 10-14	☐ 15 et +
F	2	☐ 0	☒ 1-3	☐ 4-6	☐ 7-9	☐ 10 et +
G	3	☐ 0	☐ 1-2	☒ 3-5	☐ 6-7	☐ 8 et +
H	5	☐ 0	☐ 1-3	☒ 4-11	☐ 12-17	☐ 18 et +
I	8	☐ 0-1	☐ 2-5	☒ 6-9	☐ 10-16	☐ 17 et +
J	5	☐ 0	☐ 1	☒ 2-5	☐ 6-7	☐ 8 et +
Total	34	☐ 0-23	☒ 24-54	☐ 55-89	☐ 90-114	☐ 115 et+

Profil

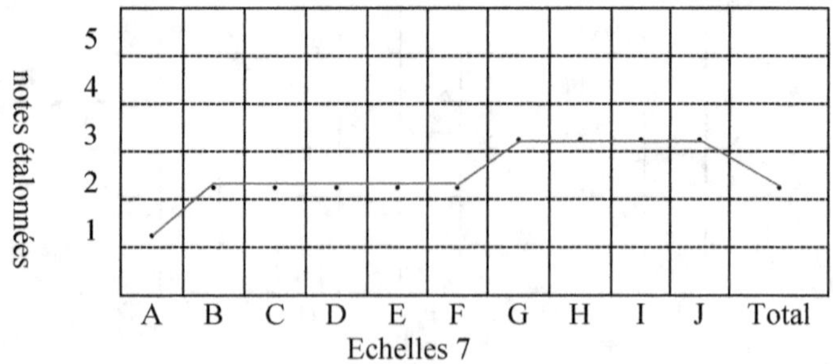

Résultats au TRAUMAQ

Halim
Pré test

Cotation des échelles de la première partie

Les notes brutes des échelles A à I correspondent à la somme des points attribués aux items. Pour l'échelle J, les réponses NON sont cotées 1 point et les réponses OUI sont cotées O point, à l'exception des items 4, 5, 6 et 11 pour lesquels la réponse OUI est cotée 1 point et la réponse NON est cotée O point

Conversion des notes brutes en notes étalonnées

Echelles	Notes brutes	Notes étalonnées 1	2	3	4	5
A	6	☐ 0-6	☒ 7-12	☐ 13-18	☐ 19-23	☐ 24
B	2	☐ 0	☒ 1-4	☐ 5-7	☐ 8-9	☐ 10 et +
C	2	☐ 0	☒ 1-3	☐ 4-9	☐ 10-13	☐ 14 et +
D	4	☐ 0	☒ 1-4	☐ 5-9	☐ 10-13	☐ 14 et +
E	7	☐ 0-1	☐ 2-4	☒ 5-9	☐ 10-14	☐ 15 et +
F	1	☐ 0	☒ 1-3	☐ 4-6	☐ 7-9	☐ 10 et +
G	2	☐ 0	☒ 1-2	☐ 3-5	☐ 6-7	☐ 8 et +
H	9	☐ 0	☐ 1-3	☒ 4-11	☐ 12-17	☐ 18 et +
I	9	☐ 0-1	☐ 2-5	☒ 6-9	☐ 10-16	☐ 17 et +
J	8	☐ 0	☐ 1	☐ 2-5	☒ 6-7	☐ 8 et +
Total	50	☐ 0-23	☒ 24-54	☐ 55-89	☐ 90-114	☐ 115 et+

Profil

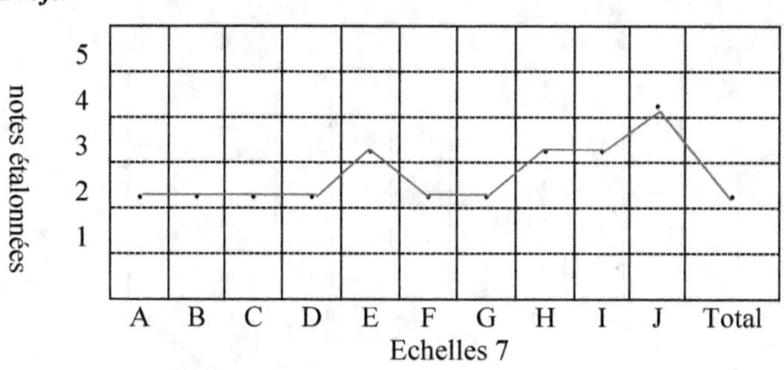

Résultats au TRAUMAQ

Halim
Post test

Cotation des échelles de la première partie

Les notes brutes des échelles A à I correspondent à la somme des points attribués aux items. Pour l'échelle J, les réponses NON sont cotées 1 point et les réponses OUI sont cotées O point, à l'exception des items 4, 5, 6 et 11 pour lesquels la réponse OUI est cotée 1 point et la réponse NON est cotée O point

Conversion des notes brutes en notes étalonnées

Echelles	Notes brutes	Notes étalonnées 1	2	3	4	5
A	10	☐ 0-6	☒ 7-12	☐ 13-18	☐ 19-23	☐ 24
B	1	☐ 0	☒ 1-4	☐ 5-7	☐ 8-9	☐ 10 et +
C	2	☐ 0	☒ 1-3	☐ 4-9	☐ 10-13	☐ 14 et +
D	3	☐ 0	☒ 1-4	☐ 5-9	☐ 10-13	☐ 14 et +
E	6	☐ 0-1	☐ 2-4	☒ 5-9	☐ 10-14	☐ 15 et +
F	2	☐ 0	☒ 1-3	☐ 4-6	☐ 7-9	☐ 10 et +
G	2	☐ 0	☒ 1-2	☐ 3-5	☐ 6-7	☐ 8 et +
H	3	☐ 0	☒ 1-3	☐ 4-11	☐ 12-17	☐ 18 et +
I	4	☐ 0-1	☒ 2-5	☐ 6-9	☐ 10-16	☐ 17 et +
J	2	☐ 0	☐ 1	☒ 2-5	☐ 6-7	☐ 8 et +
Total	35	☐ 0-23	☒ 24-54	☐ 55-89	☐ 90-114	☐ 115 et+

Profil

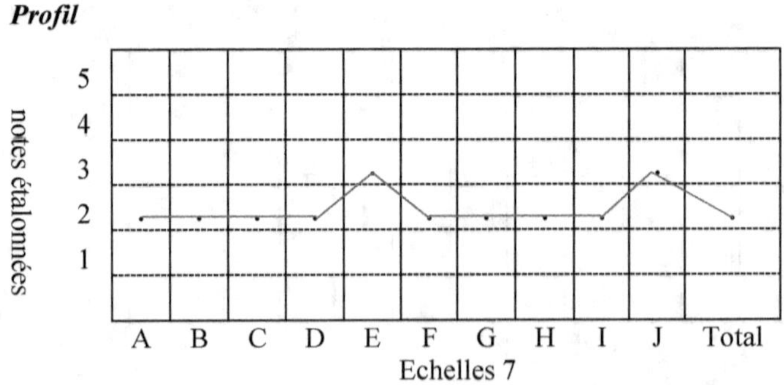

Résultats au TRAUMAQ

Saïd
Pré test

Cotation des échelles de la première partie

Les notes brutes des échelles A à I correspondent à la somme des points attribués aux items. Pour l'échelle J, les réponses NON sont cotées 1 point et les réponses OUI sont cotées O point, à l'exception des items 4, 5, 6 et 11 pour lesquels la réponse OUI est cotée 1 point et la réponse NON est cotée O point

Conversion des notes brutes en notes étalonnées

Echelles	Notes brutes	Notes étalonnées 1	2	3	4	5
A	14	☐ 0-6	☐ 7-12	☒ 13-18	☐ 19-23	☐ 24
B	6	☐ 0	☐ 1-4	☒ 5-7	☐ 8-9	☐ 10 et +
C	9	☐ 0	☐ 1-3	☒ 4-9	☐ 10-13	☐ 14 et +
D	12	☐ 0	☐ 1-4	☐ 5-9	☒ 10-13	☐ 14 et +
E	14	☐ 0-1	☐ 2-4	☐ 5-9	☒ 10-14	☐ 15 et +
F	7	☐ 0	☐ 1-3	☐ 4-6	☒ 7-9	☐ 10 et +
G	6	☐ 0	☐ 1-2	☐ 3-5	☒ 6-7	☐ 8 et +
H	21	☐ 0	☐ 1-3	☐ 4-11	☐ 12-17	☒ 18 et +
I	14	☐ 0-1	☐ 2-5	☐ 6-9	☒ 10-16	☐ 17 et +
J	6	☐ 0	☐ 1	☐ 2-5	☒ 6-7	☐ 8 et +
Total	109	☐ 0-23	☐ 24-54	☐ 55-89	☒ 90-114	☐ 115 et+

Profil

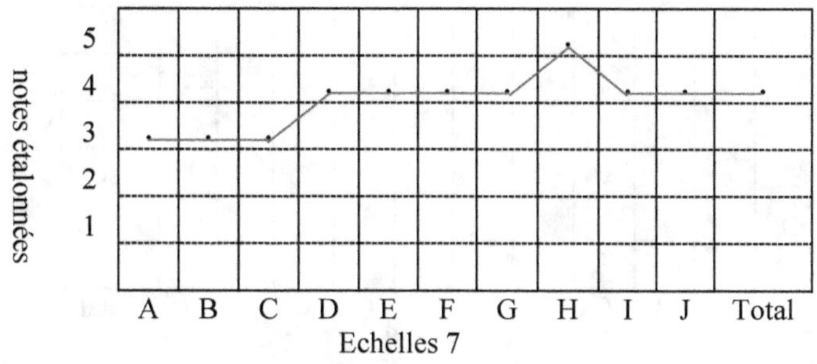

Résultats au TRAUMAQ

Saïd
Post test

Cotation des échelles de la première partie

Les notes brutes des échelles A à I correspondent à la somme des points attribués aux items. Pour l'échelle J, les réponses NON sont cotées 1 point et les réponses OUI sont cotées O point, à l'exception des items 4, 5, 6 et 11 pour lesquels la réponse OUI est cotée 1 point et la réponse NON est cotée O point

Conversion des notes brutes en notes étalonnées

Echelles	Notes brutes	Notes étalonnées				
		1	2	3	4	5
A	20	☐ 0-6	☐ 7-12	☐ 13-18	☒ 19-23	☐ 24
B	7	☐ 0	☐ 1-4	☒ 5-7	☐ 8-9	☐ 10 et +
C	13	☐ 0	☐ 1-3	☐ 4-9	☒ 10-13	☐ 14 et +
D	12	☐ 0	☐ 1-4	☐ 5-9	☒ 10-13	☐ 14 et +
E	13	☐ 0-1	☐ 2-4	☐ 5-9	☒ 10-14	☐ 15 et +
F	9	☐ 0	☐ 1-3	☐ 4-6	☒ 7-9	☐ 10 et +
G	6	☐ 0	☐ 1-2	☐ 3-5	☒ 6-7	☐ 8 et +
H	15	☐ 0	☐ 1-3	☐ 4-11	☒ 12-17	☐ 18 et +
I	15	☐ 0-1	☐ 2-5	☐ 6-9	☒ 10-16	☐ 17 et +
J	7	☐ 0	☐ 1	☐ 2-5	☒ 6-7	☐ 8 et +
Total	117	☐ 0-23	☐ 24-54	☐ 55-89	☐ 90-114	☒ 115 et+

Profil

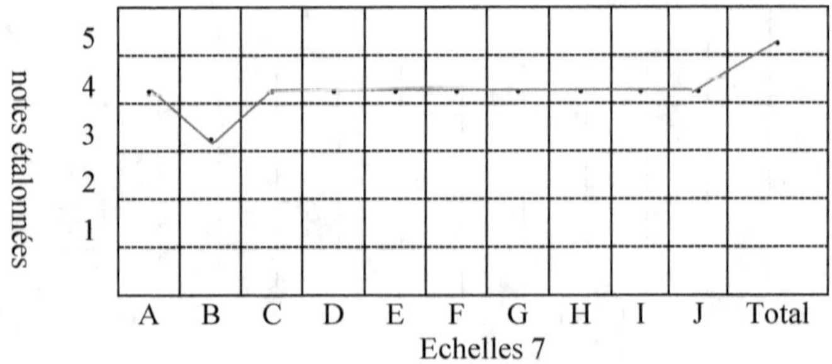

Résultats au TRAUMAQ

Teresa
Pré test

Cotation des échelles de la première partie

Les notes brutes des échelles A à I correspondent à la somme des points attribués aux items. Pour l'échelle J, les réponses NON sont cotées 1 point et les réponses OUI sont cotées O point, à l'exception des items 4, 5, 6 et 11 pour lesquels la réponse OUI est cotée 1 point et la réponse NON est cotée O point

Conversion des notes brutes en notes étalonnées

Echelles	Notes brutes	Notes étalonnées 1	2	3	4	5
A	13	☐ 0-6	☐ 7-12	☒ 13-18	☐ 19-23	☐ 24
B	7	☐ 0	☐ 1-4	☒ 5-7	☐ 8-9	☐ 10 et +
C	13	☐ 0	☐ 1-3	☐ 4-9	☒ 10-13	☐ 14 et +
D	8	☐ 0	☐ 1-4	☒ 5-9	☐ 10-13	☐ 14 et +
E	13	☐ 0-1	☐ 2-4	☐ 5-9	☒ 10-14	☐ 15 et +
F	8	☐ 0	☐ 1-3	☐ 4-6	☒ 7-9	☐ 10 et +
G	4	☐ 0	☐ 1-2	☒ 3-5	☐ 6-7	☐ 8 et +
H	14	☐ 0	☐ 1-3	☐ 4-11	☒ 12-17	☐ 18 et +
I	13	☐ 0-1	☐ 2-5	☐ 6-9	☒ 10-16	☐ 17 et +
J	5	☐ 0	☐ 1	☒ 2-5	☐ 6-7	☐ 8 et +
Total	98	☐ 0-23	☐ 24-54	☐ 55-89	☒ 90-114	☐ 115 et+

Profil

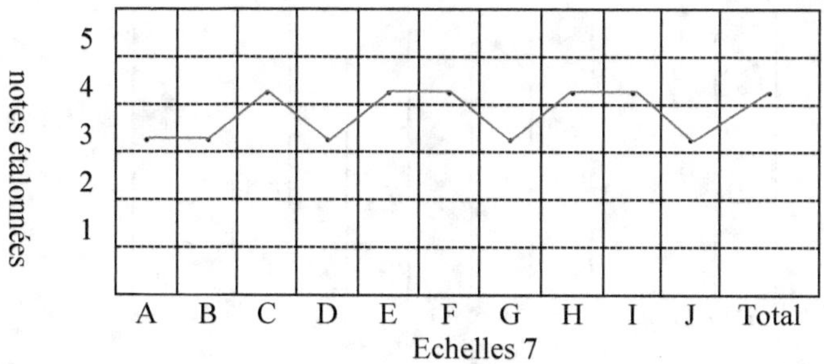

Résultats au TRAUMAQ

Teresa
Post test

Cotation des échelles de la première partie

Les notes brutes des échelles A à I correspondent à la somme des points attribués aux items. Pour l'échelle J, les réponses NON sont cotées 1 point et les réponses OUI sont cotées O point, à l'exception des items 4, 5, 6 et 11 pour lesquels la réponse OUI est cotée 1 point et la réponse NON est cotée O point

Conversion des notes brutes en notes étalonnées

Echelles	Notes brutes	Notes étalonnées 1	2	3	4	5
A	19	☐ 0-6	☐ 7-12	☐ 13-18	☒ 19-23	☐ 24
B	8	☐ 0	☐ 1-4	☐ 5-7	☒ 8-9	☐ 10 et +
C	12	☐ 0	☐ 1-3	☐ 4-9	☒ 10-13	☐ 14 et +
D	12	☐ 0	☐ 1-4	☐ 5-9	☒ 10-13	☐ 14 et +
E	14	☐ 0-1	☐ 2-4	☐ 5-9	☒ 10-14	☐ 15 et +
F	12	☐ 0	☐ 1-3	☐ 4-6	☐ 7-9	☒ 10 et +
G	7	☐ 0	☐ 1-2	☐ 3-5	☒ 6-7	☐ 8 et +
H	19	☐ 0	☐ 1-3	☐ 4-11	☐ 12-17	☒ 18 et +
I	17	☐ 0-1	☐ 2-5	☐ 6-9	☐ 10-16	☒ 17 et +
J	9	☐ 0	☐ 1	☐ 2-5	☐ 6-7	☒ 8 et +
Total	129	☐ 0-23	☐ 24-54	☐ 55-89	☐ 90-114	☒ 115 et+

Profil

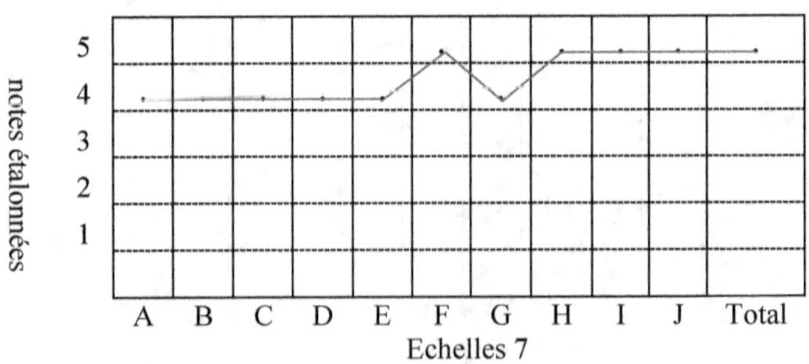

Résultats au TRAUMAQ

Youssef
Pré test

Cotation des échelles de la première partie

Les notes brutes des échelles A à I correspondent à la somme des points attribués aux items. Pour l'échelle J, les réponses NON sont cotées 1 point et les réponses OUI sont cotées O point, à l'exception des items 4, 5, 6 et 11 pour lesquels la réponse OUI est cotée 1 point et la réponse NON est cotée O point

Conversion des notes brutes en notes étalonnées

Echelles	Notes brutes	Notes étalonnées 1	2	3	4	5
A	12	☐ 0-6	☒ 7-12	☐ 13-18	☐ 19-23	☐ 24
B	5	☐ 0	☒ 1-4	☐ 5-7	☐ 8-9	☐ 10 et +
C	12	☐ 0	☐ 1-3	☐ 4-9	☐ 10-13	☒ 14 et +
D	8	☐ 0	☐ 1-4	☒ 5-9	☐ 10-13	☐ 14 et +
E	15	☐ 0-1	☐ 2-4	☐ 5-9	☐ 10-14	☒ 15 et +
F	6	☐ 0	☐ 1-3	☒ 4-6	☐ 7-9	☐ 10 et +
G	7	☐ 0	☐ 1-2	☐ 3-5	☒ 6-7	☐ 8 et +
H	10	☐ 0	☐ 1-3	☒ 4-11	☐ 12-17	☐ 18 et +
I	12	☐ 0-1	☐ 2-5	☐ 6-9	☒ 10-16	☐ 17 et +
J	8	☐ 0	☐ 1	☐ 2-5	☐ 6-7	☒ 8 et +
Total	95	☐ 0-23	☐ 24-54	☐ 55-89	☒ 90-114	☐ 115 et+

Profil

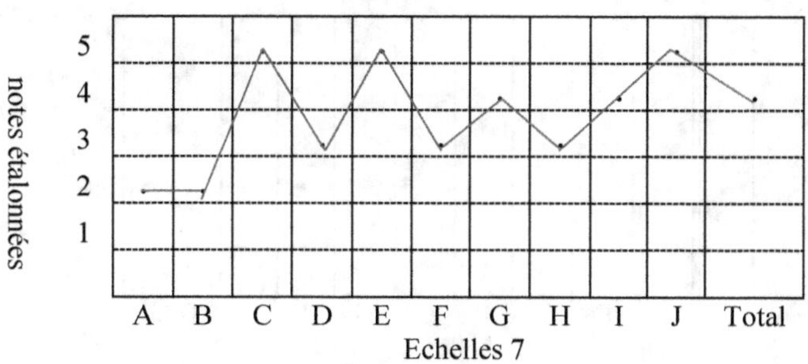

Résultats au TRAUMAQ

Youssef
Post test

Cotation des échelles de la première partie

Les notes brutes des échelles A à I correspondent à la somme des points attribués aux items. Pour l'échelle J, les réponses NON sont cotées 1 point et les réponses OUI sont cotées O point, à l'exception des items 4, 5, 6 et 11 pour lesquels la réponse OUI est cotée 1 point et la réponse NON est cotée O point

Conversion des notes brutes en notes étalonnées

Echelles	Notes brutes	Notes étalonnées 1	2	3	4	5
A	19	☐ 0-6	☐ 7-12	☐ 13-18	☒ 19-23	☐ 24
B	4	☐ 0	☒ 1-4	☐ 5-7	☐ 8-9	☐ 10 et +
C	10	☐ 0	☐ 1-3	☐ 4-9	☒ 10-13	☐ 14 et +
D	9	☐ 0	☐ 1-4	☒ 5-9	☐ 10-13	☐ 14 et +
E	13	☐ 0-1	☐ 2-4	☐ 5-9	☒ 10-14	☐ 15 et +
F	8	☐ 0	☐ 1-3	☐ 4-6	☒ 7-9	☐ 10 et +
G	7	☐ 0	☐ 1-2	☐ 3-5	☒ 6-7	☐ 8 et +
H	16	☐ 0	☐ 1-3	☐ 4-11	☒ 12-17	☐ 18 et +
I	15	☐ 0-1	☐ 2-5	☐ 6-9	☒ 10-16	☐ 17 et +
J	9	☐ 0	☐ 1	☐ 2-5	☐ 6-7	☒ 8 et +
Total	110	☐ 0-23	☐ 24-54	☐ 55-89	☒ 90-114	☐ 115 et+

Profil

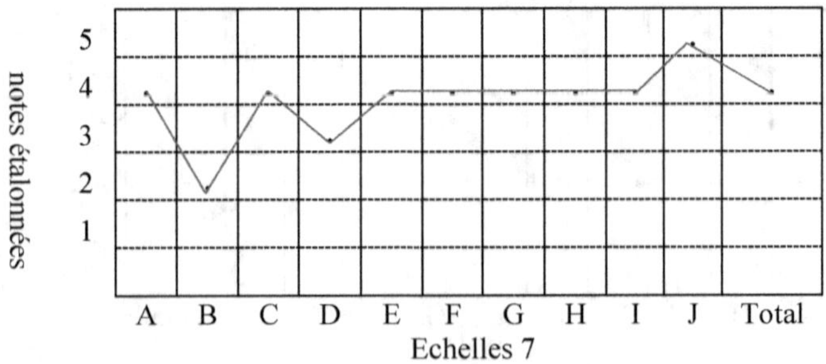

Résultats au TRAUMAQ

Colette
Pré test

Cotation des échelles de la première partie

Les notes brutes des échelles A à I correspondent à la somme des points attribués aux items. Pour l'échelle J, les réponses NON sont cotées 1 point et les réponses OUI sont cotées O point, à l'exception des items 4, 5, 6 et 11 pour lesquels la réponse OUI est cotée 1 point et la réponse NON est cotée O point

Conversion des notes brutes en notes étalonnées

Echelles	Notes brutes	Notes étalonnées 1	2	3	4	5
A	16	☐ 0-6	☐ 7-12	☒ 13-18	☐ 19-23	☐ 24
B	4	☐ 0	☐ 1-4	☒ 5-7	☐ 8-9	☐ 10 et +
C	6	☐ 0	☐ 1-3	☒ 4-9	☐ 10-13	☐ 14 et +
D	7	☐ 0	☐ 1-4	☒ 5-9	☐ 10-13	☐ 14 et +
E	13	☐ 0-1	☐ 2-4	☐ 5-9	☒ 10-14	☐ 15 et +
F	9	☐ 0	☐ 1-3	☐ 4-6	☒ 7-9	☐ 10 et +
G	7	☐ 0	☐ 1-2	☐ 3-5	☒ 6-7	☐ 8 et +
H	18	☐ 0	☐ 1-3	☐ 4-11	☐ 12-17	☒ 18 et +
I	12	☐ 0-1	☐ 2-5	☐ 6-9	☒ 10-16	☐ 17 et +
J	5	☐ 0	☐ 1	☒ 2-5	☐ 6-7	☐ 8 et +
Total	97	☐ 0-23	☐ 24-54	☐ 55-89	☒ 90-114	☐ 115 et+

Profil

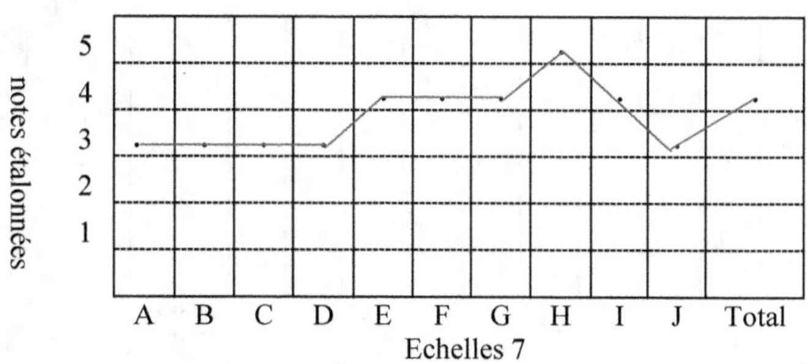

Résultats au TRAUMAQ

Colette
Post test

Cotation des échelles de la première partie

Les notes brutes des échelles A à I correspondent à la somme des points attribués aux items. Pour l'échelle J, les réponses NON sont cotées 1 point et les réponses OUI sont cotées O point, à l'exception des items 4, 5, 6 et 11 pour lesquels la réponse OUI est cotée 1 point et la réponse NON est cotée O point

Conversion des notes brutes en notes étalonnées

Echelles	Notes brutes	Notes étalonnées 1	2	3	4	5
A	18	☐ 0-6	☐ 7-12	☒ 13-18	☐ 19-23	☐ 24
B	9	☐ 0	☐ 1-4	☐ 5-7	☒ 8-9	☐ 10 et +
C	11	☐ 0	☐ 1-3	☐ 4-9	☒ 10-13	☐ 14 et +
D	8	☐ 0	☐ 1-4	☒ 5-9	☐ 10-13	☐ 14 et +
E	13	☐ 0-1	☐ 2-4	☐ 5-9	☒ 10-14	☐ 15 et +
F	9	☐ 0	☐ 1-3	☐ 4-6	☒ 7-9	☐ 10 et +
G	7	☐ 0	☐ 1-2	☐ 3-5	☒ 6-7	☐ 8 et +
H	15	☐ 0	☐ 1-3	☐ 4-11	☒ 12-17	☐ 18 et +
I	13	☐ 0-1	☐ 2-5	☐ 6-9	☒ 10-16	☐ 17 et +
J	8	☐ 0	☐ 1	☐ 2-5	☐ 6-7	☒ 8 et +
Total	111	☐ 0-23	☐ 24-54	☐ 55-89	☒ 90-114	☐ 115 et+

Profil

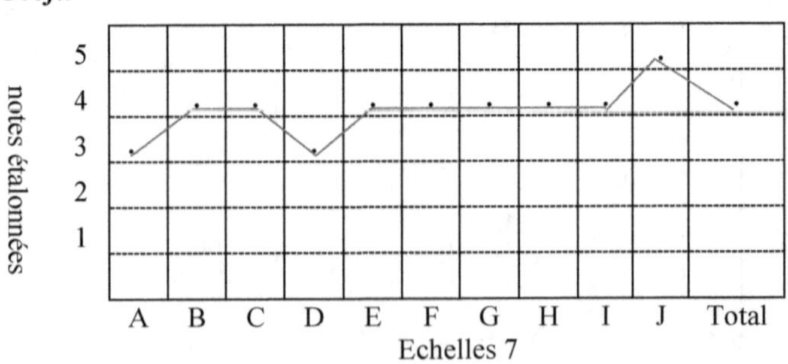

Annexe 10 : Questionnaire

Abed

Questionnaire adressé aux 8 parents d'enfants atteints d'un TSA

Le questionnaire suivant est anonyme. Je souhaiterais avoir, le plus possible, des réponses authentiques pour l'efficacité de mon étude. Je vous demande également d'être libres et de choisir d'y répondre avec transparence. Je vous remercie d'avoir accepté de rendre ce service à la science et à toute personne concernée par la problématique énoncée ci-dessus. Merci de prendre le temps de remplir ce questionnaire. Vos commentaires concernant cette enquête seront les bienvenus

Veuillez cocher la ou les cases correspondant à votre ou à vos réponses :

1-Identifiant : 1-1 Père ☒ 1—2 Mère ☐
2 -État matrimonial : 2—1 Marié (e) ☐ 2—2 Célibataire ☐ 2—3 Veuf (ve) ☒ 2—4 Divorcée ☐ 2—5 Autres ☐
3-Tranche d'âge : 3-1 entre 30-39 ☐ 3—2 entre 40-49 ☐ 3—3 entre 50 et + ☒
4-Niveau d'étude : 4-1 Scolaire ☒ 4—2 Universitaire ☐ 4—3 Autres (à préciser)
5-Diplôme (s) obtenu(s) : *classe de 7ème*
6-Profession : *Contrôleur. Assure la surveillance des chantiers de bâtiments en construction.*
7-Combien d'enfants avez-vous ? 7—1 Garçons ☐ 7—2 Filles ☒ *2*
8-La place de votre enfant atteint du trouble du spectre d'autisme (TSA) dans sa fratrie : *L'aînée*
9-L'âge de l'enfant atteint de TSA : *13 ans 9 mois*
10-Le sexe de l'enfant atteint de TSA : 10-1 Garçon ☐ 10—2 Fille ☒
11-L'âge de l'enfant au jour du diagnostic : *2 ans 6 mois*

12-Avez-vous bénéficié d'un accompagnement psychologique auparavant ?
12—1 Oui ☐ 12—2 Non ☒

I-Le plan affectif :

13-Je vois généralement l'avenir d'une manière positive.
Jamais ☒ Rarement ☐ Toujours ☐
Occasionnellement ☐ Très fortement ☐ Autres (à préciser)

14-J'ai souvent tendance à me focaliser sur ce qui ne va pas
Jamais ☐ Rarement ☐ Toujours ☐
Occasionnellement ☐ Très fortement ☒ Autres (à préciser)

15-En cas d'échec ou de malchance, il m'est arrivé de penser au suicide
Jamais ☐ Rarement ☐ Toujours ☐
Occasionnellement ☐ Très fortement ☒ Autres (à préciser)

16-Devant les difficultés, j'oublie directement les choses qui vont bien
Jamais ☐ Rarement ☐ Toujours ☒
Occasionnellement ☐ Très fortement ☐ Autres (à préciser)

17-Je suis généralement capable d'imaginer une ou plusieurs solutions à mes problèmes
Jamais ☒ Rarement ☐ Toujours ☐
Occasionnellement ☐ Très fortement ☐ Autres (à préciser)

18-Je suis quelqu'un qui voit la difficulté dans chaque opportunité
Jamais ☐ Rarement ☐ Toujours ☐
Occasionnellement ☐ Très fortement ☒ Autres (à préciser)

19-Quand je pense à ma vie, je vois qu'il y a eu des événements qui m'ont beaucoup bouleversé
Jamais ☐ Rarement ☐ Toujours ☐
Occasionnellement ☐ Très fortement ☒ Autres (à préciser)

20-Je suis quelqu'un qui voit l'opportunité dans chaque difficulté
Jamais ☒ Rarement ☐ Toujours ☐
Occasionnellement ☐ Très fortement ☐ Autres (à préciser)

II-Le plan cognitif :

21-J'ai parfois tendance à fuir les problèmes ou le stress en ayant recours :

À l'alcool ☐ À la drogue ☐ *cigarettes*
Aux médicaments ☐ À l'excès de travail ☐

22-Je suis capable de faire face aux imprévus sans que cela me trouble
Jamais ☒ Rarement ☐ Toujours ☐
Occasionnellement ☐ Très fortement ☐ Autres (à préciser)

23-La mort est parfois la seule solution pour ne plus avoir des problèmes
Jamais ☐ Rarement ☐ Toujours ☐
Occasionnellement ☐ Très fortement ☒ Autres (à préciser)

24-Je fais face aux problèmes tels qu'ils se présentent
Jamais ☒ Rarement ☐ Toujours ☐
Occasionnellement ☐ Très fortement ☐ Autres (à préciser)

25-Je sais que je peux surmonter les problèmes si je veux, étant donné que j'ai souvent su le faire par le passé
Jamais ☒ Rarement ☐ Toujours ☐
Occasionnellement ☐ Très fortement ☐ Autres (à préciser)

26-Devant une situation difficile et le sentiment d'effroi qui l'accompagne, je suis capable de faire une irruption brutale du fracas et de passer à autre chose
Jamais ☒ Rarement ☐ Toujours ☐
Occasionnellement ☐ Très fortement ☐ Autres (à préciser)

III-Le plan social

27-Je dépends généralement des autres pour gérer mes problèmes
Jamais ☐ Rarement ☐ Toujours ☐
Occasionnellement ☐ Très fortement ☒ Autres (à préciser)

28-J'ai suffisamment d'autodiscipline pour faire ce qui doit être fait
Jamais ☒ Rarement ☐ Toujours ☐
Occasionnellement ☐ Très fortement ☐ Autres (à préciser)

29-Ma confiance en moi m'aide à traverser les moments difficiles
Jamais ☒ Rarement ☐ Toujours ☐
Occasionnellement ☐ Très fortement ☐ Autres (à préciser)

30-Je suis satisfait(e) de moi
Jamais ☒ Rarement ☐ Toujours ☐
Occasionnellement ☐ Très fortement ☐ Autres (à préciser)

31-Je suis parfois jaloux (se) des gens qui savent toujours résoudre leurs problèmes eux-mêmes Jamais ☐ Rarement ☐ Toujours ☒ Occasionnellement ☐ Très fortement ☐ Autres (à préciser)

IV-Le plan conatif :

32-Je doute du sens de l'existence Jamais ☐ Rarement ☐ Toujours ☐ Occasionnellement ☐ Très fortement ☒ Autres (à préciser
33-Malgré les conditions de vie difficiles et en présence d'éléments déstabilisants, je cherche sans arrêt le beau, le vrai, le bon et le bien Jamais ☒ Rarement ☐ Toujours ☐ Occasionnellement ☐ Très fortement ☐ Autres (à préciser)

V-Divers

34-Après la difficulté dans laquelle je me retrouve : a-Étranger (e) à moi-même ✓ b-Mes attitudes, mes comportements ont complètement changé c-Autres
35-Avant d'agir face à une situation problématique, je la considère sous différents angles a-Oui b-Non ✓ c-Autres
36-Même dans les moments difficiles, je continue de m'intéresser aux choses a-Oui b-Non ✓ c-Autres
37-Même dans les temps difficiles, je trouve toujours une raison de me réjouir a-Oui b-Non ✓ c-Autres

Questionnaire adressé aux 8 parents d'enfants atteints d'un TSA

Le questionnaire suivant est anonyme. Je souhaiterais avoir, le plus possible, des réponses authentiques pour l'efficacité de mon étude. Je vous demande également d'être libres et de choisir d'y répondre avec transparence. Je vous remercie d'avoir accepté de rendre ce service à la science et à toute personne concernée par la problématique énoncée ci-dessus. Merci de prendre le temps de remplir ce questionnaire. Vos commentaires concernant cette enquête seront les bienvenus.

Veuillez cocher la ou les cases correspondant à votre ou à vos réponses :

1-Identifiant : 1-1 Père ☐ 1—2 Mère ☒
2 -État matrimonial : 2—1 Marié (e) ☒ 2—2 Célibataire ☐ 2—3 Veuf (ve) ☐ 2—4 Divorcée ☐ 2—5 Autres ☐
3-Tranche d'âge : 3-1 entre 30-39 ☐ 3—2 entre 40-49 ☒ 3—3 entre 50 et + ☐
4-Niveau d'étude : 4-1 Scolaire ☐ 4—2 Universitaire ☒ 4—3 Autres (à préciser)
5-Diplôme (s) obtenu(s) : *BT en soins infirmiers*
6-Profession : *Infirmière -Maîtresse de maisons*
7-Combien d'enfants avez-vous ? 7—1 Garçons ☒ *1* 7—2 Filles ☐
8-La place de votre enfant atteint du trouble du spectre d'autisme (TSA) dans sa fratrie : *Enfant UNIQUE*
9-L'âge de l'enfant atteint de TSA : *13 ans*
10-Le sexe de l'enfant atteint de TSA : 10-1 Garçon ☒ 10—2 Fille ☐
11-L'âge de l'enfant au jour du diagnostic :
12-Avez-vous bénéficié d'un accompagnement psychologique auparavant ?

12—1 Oui ☐	12—2 Non ☒

I-Le plan affectif :

13-Je vois généralement l'avenir d'une manière positive. Jamais ☒ Rarement ☐ Toujours ☐ Occasionnellement ☐ Très fortement ☐ Autres (à préciser)
14-J'ai souvent tendance à me focaliser sur ce qui ne va pas Jamais ☐ Rarement ☐ Toujours ☒ Occasionnellement ☐ Très fortement ☐ Autres (à préciser)
15-En cas d'échec ou de malchance, il m'est arrivé de penser au suicide Jamais ☐ Rarement ☐ Toujours ☐ Occasionnellement ☐ Très fortement ☒ Autres (à préciser)
16-Devant les difficultés, j'oublie directement les choses qui vont bien Jamais ☐ Rarement ☐ Toujours ☒ Occasionnellement ☐ Très fortement ☐ Autres (à préciser)
17-Je suis généralement capable d'imaginer une ou plusieurs solutions à mes problèmes Jamais ☒ Rarement ☐ Toujours ☐ Occasionnellement ☐ Très fortement ☐ Autres (à préciser)
18-Je suis quelqu'un qui voit la difficulté dans chaque opportunité Jamais ☒ Rarement ☐ Toujours ☐ Occasionnellement ☐ Très fortement ☐ Autres (à préciser)
19-Quand je pense à ma vie, je vois qu'il y a eu des événements qui m'ont beaucoup bouleversé Jamais ☐ Rarement ☐ Toujours ☒ Occasionnellement ☐ Très fortement ☐ Autres (à préciser)
20-Je suis quelqu'un qui voit l'opportunité dans chaque difficulté Jamais ☒ Rarement ☐ Toujours ☐ Occasionnellement ☐ Très fortement ☐ Autres (à préciser)

II-Le plan cognitif :

21-J'ai parfois tendance à fuir les problèmes ou le stress en ayant recours : À l'alcool ☐ À la drogue ☐ Aux médicaments ☒ À l'excès de travail ☐

22-Je suis capable de faire face aux imprévus sans que cela me trouble Jamais ☒ Rarement ☐ Toujours ☐ Occasionnellement ☐ Très fortement ☐ Autres (à préciser)
23-La mort est parfois la seule solution pour ne plus avoir des problèmes Jamais ☐ Rarement ☐ Toujours ☐ Occasionnellement ☐ Très fortement ☒ Autres (à préciser)
24-Je fais face aux problèmes tels qu'ils se présentent Jamais ☒ Rarement ☐ Toujours ☐ Occasionnellement ☐ Très fortement ☐ Autres (à préciser)
25-Je sais que je peux surmonter les problèmes si je veux, étant donné que j'ai souvent su le faire par le passé Jamais ☒ Rarement ☐ Toujours ☐ Occasionnellement ☐ Très fortement ☐ Autres (à préciser)
26-Devant une situation difficile et le sentiment d'effroi qui l'accompagne, je suis capable de faire une irruption brutale du fracas et de passer à autre chose Jamais ☒ Rarement ☐ Toujours ☐ Occasionnellement ☐ Très fortement ☐ Autres (à préciser)

III-Le plan social

27-Je dépends généralement des autres pour gérer mes problèmes Jamais ☐ Rarement ☐ Toujours ☐ Occasionnellement ☒ Très fortement ☐ Autres (à préciser)
28-J'ai suffisamment d'autodiscipline pour faire ce qui doit être fait Jamais ☐ Rarement ☒ Toujours ☐ Occasionnellement ☐ Très fortement ☐ Autres (à préciser)
29-Ma confiance en moi m'aide à traverser les moments difficiles Jamais ☒ Rarement ☐ Toujours ☐ Occasionnellement ☐ Très fortement ☐ Autres (à préciser)
30-Je suis satisfait(e) de moi Jamais ☒ Rarement ☐ Toujours ☐ Occasionnellement ☐ Très fortement ☐ Autres (à préciser)
31-Je suis parfois jaloux (se) des gens qui savent toujours résoudre leurs problèmes eux-mêmes

Jamais ☐ Rarement ☐ Toujours ☐ Occasionnellement ☐ Très fortement ☒ Autres (à préciser)

IV-Le plan conatif :

32-Je doute du sens de l'existence Jamais ☐ Rarement ☐ Toujours ☒ Occasionnellement ☐ Très fortement ☐ Autres (à préciser
33-Malgré les conditions de vie difficiles et en présence d'éléments déstabilisants, je cherche sans arrêt le beau, le vrai, le bon et le bien Jamais ☒ Rarement ☐ Toujours ☐ Occasionnellement ☐ Très fortement ☐ Autres (à préciser)

V-Divers

34-Après la difficulté dans laquelle je me retrouve : a-Étranger (e) à moi-même b-Mes attitudes, mes comportements ont complètement changé ✓ c-Autres
35-Avant d'agir face à une situation problématique, je la considère sous différents angles a-Oui b-Non ✓ c-Autres
36-Même dans les moments difficiles, je continue de m'intéresser aux choses a-Oui b-Non ✓ c-Autres
37-Même dans les temps difficiles, je trouve toujours une raison de me réjouir a-Oui b-Non ✓ c-Autres

Augustine

Questionnaire adressé aux 8 parents d'enfants atteints d'un TSA

Le questionnaire suivant est anonyme. Je souhaiterais avoir, le plus possible, des réponses authentiques pour l'efficacité de mon étude. Je vous demande également d'être libres et de choisir d'y répondre avec transparence. Je vous remercie d'avoir accepté de rendre ce service à la science et à toute personne concernée par la problématique énoncée ci-dessus. Merci de prendre le temps de remplir ce questionnaire. Vos commentaires concernant cette enquête seront les bienvenus.

Veuillez cocher la ou les cases correspondant à votre ou à vos réponses :

1-Identifiant : 1-1 Père ☐ 1—2 Mère ☒
2 -État matrimonial : 2—1 Marié (e) ☒ 2—2 Célibataire ☐ 2—3 Veuf (ve) ☐ 2—4 Divorcée ☐ 2—5 Autres ☐
3-Tranche d'âge : 3-1 entre 30-39 ☒ 3—2 entre 40-49 ☐ 3—3 entre 50 et + ☐
4-Niveau d'étude : 4-1 Scolaire ☒ 4—2 Universitaire ☐ 4—3 Autres (à préciser)
5-Diplôme (s) obtenu(s) : *classe de 7ème*
6-Profession : *Femme au foyer*
7-Combien d'enfants avez-vous ? 7—1 Garçons ☒ 2 7—2 Filles ☒ *1*
8-La place de votre enfant atteint du trouble du spectre d'autisme (TSA) dans sa fratrie : *L'aîné*
9-L'âge de l'enfant atteint de TSA :
10-Le sexe de l'enfant atteint de TSA : 10-1 Garçon ☒ 10—2 Fille ☐
11-L'âge de l'enfant au jour du diagnostic :
12-Avez-vous bénéficié d'un accompagnement psychologique auparavant ?

12—1 Oui	☐	12—2 Non ☒

I-Le plan affectif :

13-Je vois généralement l'avenir d'une manière positive. Jamais ☒ Rarement ☐ Toujours ☐ Occasionnellement ☐ Très fortement ☐ Autres (à préciser)
14-J'ai souvent tendance à me focaliser sur ce qui ne va pas Jamais ☐ Rarement ☐ Toujours ☒ Occasionnellement ☐ Très fortement ☐ Autres (à préciser)
15-En cas d'échec ou de malchance, il m'est arrivé de penser au suicide Jamais ☐ Rarement ☐ Toujours ☐ Occasionnellement ☒ Très fortement ☐ Autres (à préciser)
16-Devant les difficultés, j'oublie directement les choses qui vont bien Jamais ☐ Rarement ☐ Toujours ☒ Occasionnellement ☐ Très fortement ☐ Autres (à préciser)
17-Je suis généralement capable d'imaginer une ou plusieurs solutions à mes problèmes Jamais ☐ Rarement ☒ Toujours ☐ Occasionnellement ☐ Très fortement ☐ Autres (à préciser)
18-Je suis quelqu'un qui voit la difficulté dans chaque opportunité Jamais ☒ Rarement ☐ Toujours ☐ Occasionnellement ☐ Très fortement ☐ Autres (à préciser)
19-Quand je pense à ma vie, je vois qu'il y a eu des événements qui m'ont beaucoup bouleversé Jamais ☐ Rarement ☐ Toujours ☐ Occasionnellement ☐ Très fortement ☒ Autres (à préciser)
20-Je suis quelqu'un qui voit l'opportunité dans chaque difficulté Jamais ☒ Rarement ☐ Toujours ☐ Occasionnellement ☐ Très fortement ☐ Autres (à préciser)

II-Le plan cognitif :

21-J'ai parfois tendance à fuir les problèmes ou le stress en ayant recours : À l'alcool ☐ À la drogue ☐ Aux médicaments ☐ À l'excès de travail ☒

22-Je suis capable de faire face aux imprévus sans que cela me trouble Jamais ☒ Rarement ☐ Toujours ☐ Occasionnellement ☐ Très fortement ☐ Autres (à préciser)
23-La mort est parfois la seule solution pour ne plus avoir des problèmes Jamais ☐ Rarement ☒ Toujours ☐ Occasionnellement ☐ Très fortement ☐ Autres (à préciser)
24-Je fais face aux problèmes tels qu'ils se présentent Jamais ☐ Rarement ☒ Toujours ☐ Occasionnellement ☐ Très fortement ☐ Autres (à préciser)
25-Je sais que je peux surmonter les problèmes si je veux, étant donné que j'ai souvent su le faire par le passé Jamais ☐ Rarement ☒ Toujours ☐ Occasionnellement ☐ Très fortement ☐ Autres (à préciser)
26-Devant une situation difficile et le sentiment d'effroi qui l'accompagne, je suis capable de faire une irruption brutale du fracas et de passer à autre chose Jamais ☐ Rarement ☒ Toujours ☐ Occasionnellement ☐ Très fortement ☐ Autres (à préciser)

III-Le plan social

27-Je dépends généralement des autres pour gérer mes problèmes Jamais ☒ Rarement ☐ Toujours ☐ Occasionnellement ☐ Très fortement ☐ Autres (à préciser)
28-J'ai suffisamment d'autodiscipline pour faire ce qui doit être fait Jamais ☐ Rarement ☐ Toujours ☐ Occasionnellement ☐ Très fortement ☒ Autres (à préciser)
29-Ma confiance en moi m'aide à traverser les moments difficiles Jamais ☒ Rarement ☐ Toujours ☐ Occasionnellement ☐ Très fortement ☐ Autres (à préciser)
30-Je suis satisfait(e) de moi Jamais ☒ Rarement ☐ Toujours ☐ Occasionnellement ☐ Très fortement ☐ Autres (à préciser)
31-Je suis parfois jaloux (se) des gens qui savent toujours résoudre leurs problèmes eux-mêmes

Jamais ☐ Rarement ☐ Toujours ☐ Occasionnellement ☒ Très fortement ☐ Autres (à préciser)

IV-Le plan conatif :

32-Je doute du sens de l'existence Jamais ☐ Rarement ☐ Toujours ☐ Occasionnellement ☒ Très fortement ☐ Autres (à préciser
33-Malgré les conditions de vie difficiles et en présence d'éléments déstabilisants, je cherche sans arrêt le beau, le vrai, le bon et le bien Jamais ☒ Rarement ☐ Toujours ☐ Occasionnellement ☐ Très fortement ☐ Autres (à préciser)

V-Divers

34-Après la difficulté dans laquelle je me retrouve : a-Étranger (e) à moi-même ✓ b-Mes attitudes, mes comportements ont complètement changé c-Autres
35-Avant d'agir face à une situation problématique, je la considère sous différents angles a-Oui b-Non ✓ c-Autres
36-Même dans les moments difficiles, je continue de m'intéresser aux choses a-Oui b-Non ✓ c-Autres
37-Même dans les temps difficiles, je trouve toujours une raison de me réjouir a-Oui b-Non ✓ c-Autres

Colette (mère)

Questionnaire adressé aux 8 parents d'enfants atteints d'un TSA

Le questionnaire suivant est anonyme. Je souhaiterais avoir, le plus possible, des réponses authentiques pour l'efficacité de mon étude. Je vous demande également d'être libres et de choisir d'y répondre avec transparence. Je vous remercie d'avoir accepté de rendre ce service à la science et à toute personne concernée par la problématique énoncée ci-dessus. Merci de prendre le temps de remplir ce questionnaire. Vos commentaires concernant cette enquête seront les bienvenus.

Veuillez cocher la ou les cases correspondant à votre ou à vos réponses :

1-Identifiant : 1-1 Père ☐ 1—2 Mère ☒
2 -État matrimonial : 2—1 Marié (e) ☒ 2—2 Célibataire ☐ 2—3 Veuf (ve) ☐ 2—4 Divorcée ☐ 2—5 Autres ☐
3-Tranche d'âge : 3-1 entre 30-39 ☒ 3—2 entre 40-49 ☐ 3—3 entre 50 et + ☐
4-Niveau d'étude : 4-1 Scolaire ☐ 4—2 Universitaire ☒ 4—3 Autres (à préciser)
5-Diplôme (s) obtenu(s) : *Bac + 2*
6-Profession : *Femme au foyer*
7-Combien d'enfants avez-vous ? 7—1 Garçons ☒ 2 7—2 Filles ☒ *1*
8-La place de votre enfant atteint du trouble du spectre d'autisme (TSA) dans sa fratrie : *Le plus jeune (le dernier)*
9-L'âge de l'enfant atteint de TSA : *17 ans*
10-Le sexe de l'enfant atteint de TSA : 10-1 Garçon ☒ 10—2 Fille ☐
11-L'âge de l'enfant au jour du diagnostic : *2 ans*
12-Avez-vous bénéficié d'un accompagnement psychologique auparavant ?

12—1 Oui ☐ 12—2 Non ☒

I-Le plan affectif :

13-Je vois généralement l'avenir d'une manière positive. Jamais ☐ Rarement ☒ Toujours ☐ Occasionnellement ☐ Très fortement ☐ Autres (à préciser)
14-J'ai souvent tendance à me focaliser sur ce qui ne va pas Jamais ☐ Rarement ☒ Toujours ☐ Occasionnellement ☐ Très fortement ☐ Autres (à préciser)
15-En cas d'échec ou de malchance, il m'est arrivé de penser au suicide Jamais ☐ Rarement ☐ Toujours ☐ Occasionnellement ☒ Très fortement ☐ Autres (à préciser)
16-Devant les difficultés, j'oublie directement les choses qui vont bien Jamais ☒ Rarement ☐ Toujours ☐ Occasionnellement ☐ Très fortement ☐ Autres (à préciser)
17-Je suis généralement capable d'imaginer une ou plusieurs solutions à mes problèmes Jamais ☐ Rarement ☒ Toujours ☐ Occasionnellement ☐ Très fortement ☐ Autres (à préciser)
18-Je suis quelqu'un qui voit la difficulté dans chaque opportunité Jamais ☐ Rarement ☐ Toujours ☐ Occasionnellement ☐ Très fortement ☒ Autres (à préciser)
19-Quand je pense à ma vie, je vois qu'il y a eu des événements qui m'ont beaucoup bouleversé Jamais ☐ Rarement ☐ Toujours ☐ Occasionnellement ☒ Très fortement ☐ Autres (à préciser)
20-Je suis quelqu'un qui voit l'opportunité dans chaque difficulté Jamais ☐ Rarement ☐ Toujours ☐ Occasionnellement ☒ Très fortement ☐ Autres (à préciser)

II-Le plan cognitif :

21-J'ai parfois tendance à fuir les problèmes ou le stress en ayant recours : À l'alcool ☐ À la drogue ☐ Aux médicaments ☐ À l'excès de travail ☒

22-Je suis capable de faire face aux imprévus sans que cela me trouble Jamais ☐ Rarement ☐ Toujours ☐ Occasionnellement ☒ Très fortement ☐ Autres (à préciser)
23-La mort est parfois la seule solution pour ne plus avoir des problèmes Jamais ☐ Rarement ☐ Toujours ☐ Occasionnellement ☐ Très fortement ☒ Autres (à préciser)
24-Je fais face aux problèmes tels qu'ils se présentent Jamais ☒ Rarement ☐ Toujours ☐ Occasionnellement ☐ Très fortement ☐ Autres (à préciser)
25-Je sais que je peux surmonter les problèmes si je veux, étant donné que j'ai souvent su le faire par le passé Jamais ☐ Rarement ☒ Toujours ☐ Occasionnellement ☐ Très fortement ☐ Autres (à préciser)
26-Devant une situation difficile et le sentiment d'effroi qui l'accompagne, je suis capable de faire une irruption brutale du fracas et de passer à autre chose Jamais ☐ Rarement ☒ Toujours ☐ Occasionnellement ☐ Très fortement ☐ Autres (à préciser)

III-Le plan social

27-Je dépends généralement des autres pour gérer mes problèmes Jamais ☐ Rarement ☐ Toujours ☐ Occasionnellement ☐ Très fortement ☒ Autres (à préciser)
28-J'ai suffisamment d'autodiscipline pour faire ce qui doit être fait Jamais ☐ Rarement ☐ Toujours ☐ Occasionnellement ☒ Très fortement ☐ Autres (à préciser)
29-Ma confiance en moi m'aide à traverser les moments difficiles Jamais ☒ Rarement ☐ Toujours ☐ Occasionnellement ☐ Très fortement ☐ Autres (à préciser)
30-Je suis satisfait(e) de moi Jamais ☒ Rarement ☐ Toujours ☐ Occasionnellement ☐ Très fortement ☐ Autres (à préciser)
31-Je suis parfois jaloux (se) des gens qui savent toujours résoudre leurs problèmes eux-mêmes

Jamais ☐ Rarement ☐ Toujours ☐ Occasionnellement ☒ Très fortement ☐ Autres (à préciser)

IV-Le plan conatif :

32-Je doute du sens de l'existence Jamais ☐ Rarement ☒ Toujours ☐ Occasionnellement ☐ Très fortement ☐ Autres (à préciser
33-Malgré les conditions de vie difficiles et en présence d'éléments déstabilisants, je cherche sans arrêt le beau, le vrai, le bon et le bien Jamais ☐ Rarement ☐ Toujours ☐ Occasionnellement ☒ Très fortement ☐ Autres (à préciser)

V-Divers

34-Après la difficulté dans laquelle je me retrouve : a-Étranger (e) à moi-même ✓ b-Mes attitudes, mes comportements ont complètement changé c-Autres
35-Avant d'agir face à une situation problématique, je la considère sous différents angles a-Oui b-Non ✓ c-Autres
36-Même dans les moments difficiles, je continue de m'intéresser aux choses a-Oui ✓ b-Non c-Autres
37-Même dans les temps difficiles, je trouve toujours une raison de me réjouir a-Oui ✓ b-Non c-Autres

Questionnaire adressé aux 8 parents d'enfants atteints d'un TSA

Le questionnaire suivant est anonyme. Je souhaiterais avoir, le plus possible, des réponses authentiques pour l'efficacité de mon étude. Je vous demande également d'être libres et de choisir d'y répondre avec transparence. Je vous remercie d'avoir accepté de rendre ce service à la science et à toute personne concernée par la problématique énoncée ci-dessus. Merci de prendre le temps de remplir ce questionnaire. Vos commentaires concernant cette enquête seront les bienvenus.

Veuillez cocher la ou les cases correspondant à votre ou à vos réponses :

1-Identifiant : 1-1 Père ☒ 1—2 Mère ☐
2 -État matrimonial : 2—1 Marié (e) ☒ 2—2 Célibataire ☐ 2—3 Veuf (ve) ☐ 2—4 Divorcée ☐ 2—5 Autres ☐
3-Tranche d'âge : 3-1 entre 30-39 ☐ 3—2 entre 40-49 ☐ 3—3 entre 50 et + ☒
4-Niveau d'étude : 4-1 Scolaire ☒ 4—2 Universitaire ☐ 4—3 Autres (à préciser)
5-Diplôme (s) obtenu(s) : *Classe de 5ème*
6-Profession : *Travail occasionnel (gardien) -Homme au foyer*
7-Combien d'enfants avez-vous ? 7—1 Garçons ☒ *1* 7—2 Filles ☐
8-La place de votre enfant atteint du trouble du spectre d'autisme (TSA) dans sa fratrie : *Enfant UNIQUE*
9-L'âge de l'enfant atteint de TSA : *13 ans*
10-Le sexe de l'enfant atteint de TSA : 10-1 Garçon ☒ 10—2 Fille ☐
11-L'âge de l'enfant au jour du diagnostic :
12-Avez-vous bénéficié d'un accompagnement psychologique auparavant ?

12—1 Oui ☐ 12—2 Non ☒

I-Le plan affectif :

13-Je vois généralement l'avenir d'une manière positive. Jamais ☐ Rarement ☒ Toujours ☐ Occasionnellement ☐ Très fortement ☐ Autres (à préciser)
14-J'ai souvent tendance à me focaliser sur ce qui ne va pas Jamais ☐ Rarement ☐ Toujours ☐ Occasionnellement ☒ Très fortement ☐ Autres (à préciser)
15-En cas d'échec ou de malchance, il m'est arrivé de penser au suicide Jamais ☐ Rarement ☒ Toujours ☐ Occasionnellement ☐ Très fortement ☐ Autres (à préciser)
16-Devant les difficultés, j'oublie directement les choses qui vont bien Jamais ☐ Rarement ☐ Toujours ☐ Occasionnellement ☐ Très fortement ☒ Autres (à préciser)
17-Je suis généralement capable d'imaginer une ou plusieurs solutions à mes problèmes Jamais ☐ Rarement ☒ Toujours ☐ Occasionnellement ☐ Très fortement ☐ Autres (à préciser)
18-Je suis quelqu'un qui voit la difficulté dans chaque opportunité Jamais ☐ Rarement ☒ Toujours ☐ Occasionnellement ☐ Très fortement ☐ Autres (à préciser)
19-Quand je pense à ma vie, je vois qu'il y a eu des événements qui m'ont beaucoup bouleversé Jamais ☐ Rarement ☐ Toujours ☒ Occasionnellement ☐ Très fortement ☐ Autres (à préciser)
20-Je suis quelqu'un qui voit l'opportunité dans chaque difficulté Jamais ☒ Rarement ☐ Toujours ☐ Occasionnellement ☐ Très fortement ☐ Autres (à préciser)

II-Le plan cognitif :

21-J'ai parfois tendance à fuir les problèmes ou le stress en ayant recours : À l'alcool ☒ À la drogue ☐ Aux médicaments ☐ À l'excès de travail ☐

22-Je suis capable de faire face aux imprévus sans que cela me trouble
Jamais ☐ Rarement ☒ Toujours ☐
Occasionnellement ☐ Très fortement ☐ Autres (à préciser)

23-La mort est parfois la seule solution pour ne plus avoir des problèmes
Jamais ☐ Rarement ☐ Toujours ☐
Occasionnellement ☒ Très fortement ☐ Autres (à préciser)

24-Je fais face aux problèmes tels qu'ils se présentent
Jamais ☐ Rarement ☒ Toujours ☐
Occasionnellement ☐ Très fortement ☐ Autres (à préciser)

25-Je sais que je peux surmonter les problèmes si je veux, étant donné que j'ai souvent su le faire par le passé
Jamais ☐ Rarement ☒ Toujours ☐
Occasionnellement ☐ Très fortement ☐ Autres (à préciser)

26-Devant une situation difficile et le sentiment d'effroi qui l'accompagne, je suis capable de faire une irruption brutale du fracas et de passer à autre chose
Jamais ☒ Rarement ☐ Toujours ☐
Occasionnellement ☐ Très fortement ☐ Autres (à préciser)

III-Le plan social

27-Je dépends généralement des autres pour gérer mes problèmes
Jamais ☐ Rarement ☐ Toujours ☐
Occasionnellement ☐ Très fortement ☒ Autres (à préciser)

28-J'ai suffisamment d'autodiscipline pour faire ce qui doit être fait
Jamais ☐ Rarement ☒ Toujours ☐
Occasionnellement ☐ Très fortement ☐ Autres (à préciser)

29-Ma confiance en moi m'aide à traverser les moments difficiles
Jamais ☐ Rarement ☒ Toujours ☐
Occasionnellement ☐ Très fortement ☐ Autres (à préciser)

30-Je suis satisfait(e) de moi
Jamais ☐ Rarement ☒ Toujours ☐
Occasionnellement ☐ Très fortement ☐ Autres (à préciser)

31-Je suis parfois jaloux (se) des gens qui savent toujours résoudre leurs problèmes eux-mêmes

Jamais ☐ Rarement ☐ Toujours ☐ Occasionnellement ☐ Très fortement ☒ Autres (à préciser)

IV-Le plan conatif :

32-Je doute du sens de l'existence Jamais ☐ Rarement ☐ Toujours ☐ Occasionnellement ☐ Très fortement ☒ Autres (à préciser
33-Malgré les conditions de vie difficiles et en présence d'éléments déstabilisants, je cherche sans arrêt le beau, le vrai, le bon et le bien Jamais ☐ Rarement ☒ Toujours ☐ Occasionnellement ☐ Très fortement ☐ Autres (à préciser)

V-Divers

34-Après la difficulté dans laquelle je me retrouve : a-Étranger (e) à moi-même ✓ b-Mes attitudes, mes comportements ont complètement changé ✓ c-Autres
35-Avant d'agir face à une situation problématique, je la considère sous différents angles a-Oui b-Non ✓ c-Autres
36-Même dans les moments difficiles, je continue de m'intéresser aux choses a-Oui b-Non ✓ c-Autres
37-Même dans les temps difficiles, je trouve toujours une raison de me réjouir a-Oui b-Non ✓ c-Autres

Questionnaire adressé aux 8 parents d'enfants atteints d'un TSA

Le questionnaire suivant est anonyme. Je souhaiterais avoir, le plus possible, des réponses authentiques pour l'efficacité de mon étude. Je vous demande également d'être libres et de choisir d'y répondre avec transparence. Je vous remercie d'avoir accepté de rendre ce service à la science et à toute personne concernée par la problématique énoncée ci-dessus. Merci de prendre le temps de remplir ce questionnaire. Vos commentaires concernant cette enquête seront les bienvenus.

Veuillez cocher la ou les cases correspondant à votre ou à vos réponses :

1-Identifiant : 1-1 Père ☒ 1—2 Mère ☐
2 -État matrimonial : 2—1 Marié (e) ☒ 2—2 Célibataire ☐ 2—3 Veuf (ve) ☐ 2—4 Divorcée ☐ 2—5 Autres ☐
3-Tranche d'âge : 3-1 entre 30-39 ☐ 3—2 entre 40-49 ☐ 3—3 entre 50 et + ☒
4-Niveau d'étude : 4-1 Scolaire ☐ 4—2 Universitaire ☒ 4—3 Autres (à préciser)
5-Diplôme (s) obtenu(s) : *TS en électricité*
6-Profession : *Electricien*
7-Combien d'enfants avez-vous ? 7—1 Garçons ☒ *1* 7—2 Filles ☒ *1*
8-La place de votre enfant atteint du trouble du spectre d'autisme (TSA) dans sa fratrie : *Nabil, l'aîné*
9-L'âge de l'enfant atteint de TSA : *17 ans*
10-Le sexe de l'enfant atteint de TSA : 10-1 Garçon ☒ 10—2 Fille ☐
11-L'âge de l'enfant au jour du diagnostic : *3 ans et demi*
12-Avez-vous bénéficié d'un accompagnement psychologique auparavant ?

12—1 Oui ☐ 12—2 Non ☒

I-Le plan affectif :

13-Je vois généralement l'avenir d'une manière positive. Jamais ☒ Rarement ☐ Toujours ☐ Occasionnellement ☐ Très fortement ☐ Autres (à préciser)
14-J'ai souvent tendance à me focaliser sur ce qui ne va pas Jamais ☐ Rarement ☒ Toujours ☐ Occasionnellement ☐ Très fortement ☐ Autres (à préciser)
15-En cas d'échec ou de malchance, il m'est arrivé de penser au suicide Jamais ☒ Rarement ☐ Toujours ☐ Occasionnellement ☐ Très fortement ☐ Autres (à préciser)
16-Devant les difficultés, j'oublie directement les choses qui vont bien Jamais ☐ Rarement ☐ Toujours ☐ Occasionnellement ☐ Très fortement ☒ Autres (à préciser)
17-Je suis généralement capable d'imaginer une ou plusieurs solutions à mes problèmes Jamais ☐ Rarement ☒ Toujours ☐ Occasionnellement ☐ Très fortement ☐ Autres (à préciser)
18-Je suis quelqu'un qui voit la difficulté dans chaque opportunité Jamais ☐ Rarement ☐ Toujours ☐ Occasionnellement ☒ Très fortement ☐ Autres (à préciser)
19-Quand je pense à ma vie, je vois qu'il y a eu des événements qui m'ont beaucoup bouleversé Jamais ☐ Rarement ☐ Toujours ☒ Occasionnellement ☐ Très fortement ☐ Autres (à préciser)
20-Je suis quelqu'un qui voit l'opportunité dans chaque difficulté Jamais ☐ Rarement ☐ Toujours ☐ Occasionnellement ☒ Très fortement ☐ Autres (à préciser)

II-Le plan cognitif :

21-J'ai parfois tendance à fuir les problèmes ou le stress en ayant recours : À l'alcool ☐ À la drogue ☐ Aux médicaments ☐ À l'excès de travail ☒

22-Je suis capable de faire face aux imprévus sans que cela me trouble
Jamais ☐ Rarement ☒ Toujours ☐
Occasionnellement ☐ Très fortement ☐ Autres (à préciser)

23-La mort est parfois la seule solution pour ne plus avoir des problèmes
Jamais ☒ Rarement ☐ Toujours ☐
Occasionnellement ☐ Très fortement ☐ Autres (à préciser)

24-Je fais face aux problèmes tels qu'ils se présentent
Jamais ☐ Rarement ☒ Toujours ☐
Occasionnellement ☐ Très fortement ☐ Autres (à préciser)

25-Je sais que je peux surmonter les problèmes si je veux, étant donné que j'ai souvent su le faire par le passé
Jamais ☐ Rarement ☒ Toujours ☐
Occasionnellement ☐ Très fortement ☐ Autres (à préciser)

26-Devant une situation difficile et le sentiment d'effroi qui l'accompagne, je suis capable de faire une irruption brutale du fracas et de passer à autre chose
Jamais ☐ Rarement ☒ Toujours ☐
Occasionnellement ☐ Très fortement ☐ Autres (à préciser)

III-Le plan social

27-Je dépends généralement des autres pour gérer mes problèmes
Jamais ☐ Rarement ☒ Toujours ☐
Occasionnellement ☐ Très fortement ☐ Autres (à préciser)

28-J'ai suffisamment d'autodiscipline pour faire ce qui doit être fait
Jamais ☐ Rarement ☒ Toujours ☐
Occasionnellement ☐ Très fortement ☐ Autres (à préciser)

29-Ma confiance en moi m'aide à traverser les moments difficiles
Jamais ☐ Rarement ☒ Toujours ☐
Occasionnellement ☐ Très fortement ☐ Autres (à préciser)

30-Je suis satisfait(e) de moi
Jamais ☐ Rarement ☒ Toujours ☐
Occasionnellement ☐ Très fortement ☐ Autres (à préciser)

31-Je suis parfois jaloux (se) des gens qui savent toujours résoudre leurs problèmes eux-mêmes

Jamais ☒ Rarement ☐ Toujours ☐ Occasionnellement ☐ Très fortement ☐ Autres (à préciser)

IV-Le plan conatif :

32-Je doute du sens de l'existence Jamais ☐ Rarement ☐ Toujours ☒ Occasionnellement ☐ Très fortement ☐ Autres (à préciser
33-Malgré les conditions de vie difficiles et en présence d'éléments déstabilisants, je cherche sans arrêt le beau, le vrai, le bon et le bien Jamais ☐ Rarement ☒ Toujours ☐ Occasionnellement ☐ Très fortement ☐ Autres (à préciser)

V-Divers

34-Après la difficulté dans laquelle je me retrouve : a-Étranger (e) à moi-même b-Mes attitudes, mes comportements ont complètement changé ✓ c-Autres
35-Avant d'agir face à une situation problématique, je la considère sous différents angles a-Oui ✓ b-Non c-Autres
36-Même dans les moments difficiles, je continue de m'intéresser aux choses a-Oui ✓ b-Non c-Autres
37-Même dans les temps difficiles, je trouve toujours une raison de me réjouir a-Oui b-Non ✓ c-Autres

Térésa (mère)

Questionnaire adressé aux 8 parents d'enfants atteints d'un TSA

Le questionnaire suivant est anonyme. Je souhaiterais avoir, le plus possible, des réponses authentiques pour l'efficacité de mon étude. Je vous demande également d'être libres et de choisir d'y répondre avec transparence. Je vous remercie d'avoir accepté de rendre ce service à la science et à toute personne concernée par la problématique énoncée ci-dessus. Merci de prendre le temps de remplir ce questionnaire. Vos commentaires concernant cette enquête seront les bienvenus.

Veuillez cocher la ou les cases correspondant à votre ou à vos réponses :

1-Identifiant : 1-1 Père ☐ 1—2 Mère ☒
2 -État matrimonial : 2—1 Marié (e) ☒ 2—2 Célibataire ☐ 2—3 Veuf (ve) ☐ 2—4 Divorcée ☐ 2—5 Autres ☐
3-Tranche d'âge : 3-1 entre 30-39 ☒ 3—2 entre 40-49 ☐ 3—3 entre 50 et + ☐
4-Niveau d'étude : 4-1 Scolaire ☒ 4—2 Universitaire ☐ 4—3 Autres (à préciser)
5-Diplôme (s) obtenu(s) : *Baccalauréat libanais*
6-Profession : *Éducatrice préscolaire -École officielle*
7-Combien d'enfants avez-vous ? 7—1 Garçons ☒ *1* 7—2 Filles ☒ *2*
8-La place de votre enfant atteint du trouble du spectre d'autisme (TSA) dans sa fratrie : *L'aînée*
9-L'âge de l'enfant atteint de TSA : *13 ans*
10-Le sexe de l'enfant atteint de TSA : 10-1 Garçon ☐ 10—2 Fille ☒
11-L'âge de l'enfant au jour du diagnostic : *2 ans et demi*
12-Avez-vous bénéficié d'un accompagnement psychologique auparavant ?

12—1 Oui ☐ 12—2 Non ☒

I-Le plan affectif :

13-Je vois généralement l'avenir d'une manière positive. Jamais ☐ Rarement ☒ Toujours ☐ Occasionnellement ☐ Très fortement ☐ Autres (à préciser)
14-J'ai souvent tendance à me focaliser sur ce qui ne va pas Jamais ☐ Rarement ☒ Toujours ☐ Occasionnellement ☐ Très fortement ☐ Autres (à préciser)
15-En cas d'échec ou de malchance, il m'est arrivé de penser au suicide Jamais ☐ Rarement ☐ Toujours ☐ Occasionnellement ☒ Très fortement ☐ Autres (à préciser)
16-Devant les difficultés, j'oublie directement les choses qui vont bien Jamais ☐ Rarement ☐ Toujours ☒ Occasionnellement ☐ Très fortement ☐ Autres (à préciser)
17-Je suis généralement capable d'imaginer une ou plusieurs solutions à mes problèmes Jamais ☐ Rarement ☒ Toujours ☐ Occasionnellement ☐ Très fortement ☐ Autres (à préciser)
18-Je suis quelqu'un qui voit la difficulté dans chaque opportunité Jamais ☐ Rarement ☐ Toujours ☒ Occasionnellement ☐ Très fortement ☐ Autres (à préciser)
19-Quand je pense à ma vie, je vois qu'il y a eu des événements qui m'ont beaucoup bouleversé Jamais ☐ Rarement ☐ Toujours ☐ Occasionnellement ☐ Très fortement ☒ Autres (à préciser)
20-Je suis quelqu'un qui voit l'opportunité dans chaque difficulté Jamais ☐ Rarement ☒ Toujours ☐ Occasionnellement ☐ Très fortement ☐ Autres (à préciser)

II-Le plan cognitif :

21-J'ai parfois tendance à fuir les problèmes ou le stress en ayant recours : À l'alcool ☐ À la drogue ☐ Aux médicaments ☒ À l'excès de travail ☐

22-Je suis capable de faire face aux imprévus sans que cela me trouble Jamais ☒ Rarement ☐ Toujours ☐ Occasionnellement ☐ Très fortement ☐ Autres (à préciser)
23-La mort est parfois la seule solution pour ne plus avoir des problèmes Jamais ☐ Rarement ☐ Toujours ☐ Occasionnellement ☒ Très fortement ☐ Autres (à préciser)
24-Je fais face aux problèmes tels qu'ils se présentent Jamais ☐ Rarement ☒ Toujours ☐ Occasionnellement ☐ Très fortement ☐ Autres (à préciser)
25-Je sais que je peux surmonter les problèmes si je veux, étant donné que j'ai souvent su le faire par le passé Jamais ☐ Rarement ☒ Toujours ☐ Occasionnellement ☐ Très fortement ☐ Autres (à préciser)
26-Devant une situation difficile et le sentiment d'effroi qui l'accompagne, je suis capable de faire une irruption brutale du fracas et de passer à autre chose Jamais ☐ Rarement ☒ Toujours ☐ Occasionnellement ☐ Très fortement ☐ Autres (à préciser)

III-Le plan social

27-Je dépends généralement des autres pour gérer mes problèmes Jamais ☐ Rarement ☐ Toujours ☐ Occasionnellement ☐ Très fortement ☒ Autres (à préciser)
28-J'ai suffisamment d'autodiscipline pour faire ce qui doit être fait Jamais ☐ Rarement ☒ Toujours ☐ Occasionnellement ☐ Très fortement ☐ Autres (à préciser)
29-Ma confiance en moi m'aide à traverser les moments difficiles Jamais ☒ Rarement ☐ Toujours ☐ Occasionnellement ☐ Très fortement ☐ Autres (à préciser)
30-Je suis satisfait(e) de moi Jamais ☐ Rarement ☒ Toujours ☐ Occasionnellement ☐ Très fortement ☐ Autres (à préciser)
31-Je suis parfois jaloux (se) des gens qui savent toujours résoudre leurs problèmes eux-mêmes

Jamais ☐ Rarement ☐ Toujours ☒ Occasionnellement ☐ Très fortement ☐ Autres (à préciser)

IV-Le plan conatif :

32-Je doute du sens de l'existence Jamais ☐ Rarement ☐ Toujours ☒ Occasionnellement ☐ Très fortement ☐ Autres (à préciser
33-Malgré les conditions de vie difficiles et en présence d'éléments déstabilisants, je cherche sans arrêt le beau, le vrai, le bon et le bien Jamais ☐ Rarement ☒ Toujours ☐ Occasionnellement ☐ Très fortement ☐ Autres (à préciser)

V-Divers

34-Après la difficulté dans laquelle je me retrouve : a-Étranger (e) à moi-même ✓ b-Mes attitudes, mes comportements ont complètement changé ✓ c-Autres
35-Avant d'agir face à une situation problématique, je la considère sous différents angles a-Oui b-Non ✓ c-Autres
36-Même dans les moments difficiles, je continue de m'intéresser aux choses a-Oui b-Non ✓ c-Autres
37-Même dans les temps difficiles, je trouve toujours une raison de me réjouir a-Oui b-Non ✓ c-Autres

Questionnaire adressé aux 8 parents d'enfants atteints d'un TSA

Le questionnaire suivant est anonyme. Je souhaiterais avoir, le plus possible, des réponses authentiques pour l'efficacité de mon étude. Je vous demande également d'être libres et de choisir d'y répondre avec transparence. Je vous remercie d'avoir accepté de rendre ce service à la science et à toute personne concernée par la problématique énoncée ci-dessus. Merci de prendre le temps de remplir ce questionnaire. Vos commentaires concernant cette enquête seront les bienvenus.

Veuillez cocher la ou les cases correspondant à votre ou à vos réponses :

1-Identifiant : 1-1 Père ☒ 1—2 Mère ☐
2 -État matrimonial : 2—1 Marié (e) ☒ 2—2 Célibataire ☐ 2—3 Veuf (ve) ☐ 2—4 Divorcée ☐ 2—5 Autres ☐
3-Tranche d'âge : 3-1 entre 30-39 ☐ 3—2 entre 40-49 ☐ 3—3 entre 50 et + ☒
4-Niveau d'étude : 4-1 Scolaire ☐ 4—2 Universitaire ☒ 4—3 Autres (à préciser)
5-Diplôme (s) obtenu(s) : *Licence en droit*
6-Profession : *Responsable d'un cycle scolaire dans une école privée*
7-Combien d'enfants avez-vous ? 7—1 Garçons ☒ *4* 7—2 Filles ☒ *2*
8-La place de votre enfant atteint du trouble du spectre d'autisme (TSA) dans sa fratrie : *Raoûl, le cadet (n°3)*
9-L'âge de l'enfant atteint de TSA : *14 ans*
10-Le sexe de l'enfant atteint de TSA : 10-1 Garçon ☒ 10—2 Fille ☐
11-L'âge de l'enfant au jour du diagnostic :
12-Avez-vous bénéficié d'un accompagnement psychologique auparavant ?

12—1 Oui ☐ 12—2 Non ☒

I-Le plan affectif :

13-Je vois généralement l'avenir d'une manière positive. Jamais ☒ Rarement ☐ Toujours ☐ Occasionnellement ☐ Très fortement ☐ Autres (à préciser)
14-J'ai souvent tendance à me focaliser sur ce qui ne va pas Jamais ☐ Rarement ☐ Toujours ☐ Occasionnellement ☐ Très fortement ☒ Autres (à préciser)
15-En cas d'échec ou de malchance, il m'est arrivé de penser au suicide Jamais ☐ Rarement ☐ Toujours ☐ Occasionnellement ☒ Très fortement ☐ Autres (à préciser)
16-Devant les difficultés, j'oublie directement les choses qui vont bien Jamais ☐ Rarement ☐ Toujours ☒ Occasionnellement ☐ Très fortement ☐ Autres (à préciser)
17-Je suis généralement capable d'imaginer une ou plusieurs solutions à mes problèmes Jamais ☐ Rarement ☒ Toujours ☐ Occasionnellement ☐ Très fortement ☐ Autres (à préciser)
18-Je suis quelqu'un qui voit la difficulté dans chaque opportunité Jamais ☐ Rarement ☐ Toujours ☐ Occasionnellement ☐ Très fortement ☒ Autres (à préciser)
19-Quand je pense à ma vie, je vois qu'il y a eu des événements qui m'ont beaucoup bouleversé Jamais ☐ Rarement ☐ Toujours ☐ Occasionnellement ☐ Très fortement ☒ Autres (à préciser)
20-Je suis quelqu'un qui voit l'opportunité dans chaque difficulté Jamais ☐ Rarement ☒ Toujours ☐ Occasionnellement ☐ Très fortement ☐ Autres (à préciser)

II-Le plan cognitif :

21-J'ai parfois tendance à fuir les problèmes ou le stress en ayant recours : À l'alcool ☐ À la drogue ☐ Aux médicaments ☐ À l'excès de travail ☒

22-Je suis capable de faire face aux imprévus sans que cela me trouble Jamais ☐ Rarement ☒ Toujours ☐ Occasionnellement ☐ Très fortement ☐ Autres (à préciser)
23-La mort est parfois la seule solution pour ne plus avoir des problèmes Jamais ☐ Rarement ☐ Toujours ☐ Occasionnellement ☐ Très fortement ☒ Autres (à préciser)
24-Je fais face aux problèmes tels qu'ils se présentent Jamais ☐ Rarement ☒ Toujours ☐ Occasionnellement ☐ Très fortement ☐ Autres (à préciser)
25-Je sais que je peux surmonter les problèmes si je veux, étant donné que j'ai souvent su le faire par le passé Jamais ☐ Rarement ☐ Toujours ☐ Occasionnellement ☒ Très fortement ☐ Autres (à préciser)
26-Devant une situation difficile et le sentiment d'effroi qui l'accompagne, je suis capable de faire une irruption brutale du fracas et de passer à autre chose Jamais ☐ Rarement ☒ Toujours ☐ Occasionnellement ☐ Très fortement ☐ Autres (à préciser)

III-Le plan social

27-Je dépends généralement des autres pour gérer mes problèmes Jamais ☐ Rarement ☐ Toujours ☐ Occasionnellement ☐ Très fortement ☒ Autres (à préciser)
28-J'ai suffisamment d'autodiscipline pour faire ce qui doit être fait Jamais ☒ Rarement ☐ Toujours ☐ Occasionnellement ☐ Très fortement ☐ Autres (à préciser)
29-Ma confiance en moi m'aide à traverser les moments difficiles Jamais ☐ Rarement ☒ Toujours ☐ Occasionnellement ☐ Très fortement ☐ Autres (à préciser)
30-Je suis satisfait(e) de moi Jamais ☐ Rarement ☐ Toujours ☐ Occasionnellement ☒ Très fortement ☐ Autres (à préciser)
31-Je suis parfois jaloux (se) des gens qui savent toujours résoudre leurs problèmes eux-mêmes

Jamais ☐ Rarement ☐ Toujours ☐ Occasionnellement ☐ Très fortement ☒ Autres (à préciser)

IV-Le plan conatif :

32-Je doute du sens de l'existence Jamais ☐ Rarement ☐ Toujours ☐ Occasionnellement ☐ Très fortement ☒ Autres (à préciser
33-Malgré les conditions de vie difficiles et en présence d'éléments déstabilisants, je cherche sans arrêt le beau, le vrai, le bon et le bien Jamais ☐ Rarement ☒ Toujours ☐ Occasionnellement ☐ Très fortement ☐ Autres (à préciser)

V-Divers

34-Après la difficulté dans laquelle je me retrouve : a-Étranger (e) à moi-même b-Mes attitudes, mes comportements ont complètement changé ✓ c-Autres
35-Avant d'agir face à une situation problématique, je la considère sous différents angles a-Oui ✓ b-Non c-Autres
36-Même dans les moments difficiles, je continue de m'intéresser aux choses a-Oui ✓ b-Non c-Autres
37-Même dans les temps difficiles, je trouve toujours une raison de me réjouir a-Oui ✓ b-Non c-Autres

Structures éditoriales du groupe L'Harmattan

L'Harmattan Italie
Via degli Artisti, 15
10124 Torino
harmattan.italia@gmail.com

L'Harmattan Hongrie
Kossuth l. u. 14-16.
1053 Budapest
harmattan@harmattan.hu

L'Harmattan Sénégal
10 VDN SICAP AMITIE 3
BP 45034 Dakar-Fann
direction@senharmattan.com

L'Harmattan Cameroun
Tsinga/Derrière polyclinique FECAFOOT
BP 11486 Yaoundé
Jacques.koukam@harmattan.fr

L'Harmattan Burkina Faso
Villa 281, secteur 23 623, rue 14.32
Ouagadougou
zagbie@outlook.fr

L'Harmattan Guinée
Almamya, rue KA 028 OKB Agency
BP 3470 Conakry
harmattanguinee@yahoo.fr

L'Harmattan RDC
185, avenue Nyangwe
Commune de Lingwala – Kinshasa
matangilamusadila@yahoo.fr

L'Harmattan Congo
219, avenue Nelson Mandela
BP 2874 Brazzaville
deunovmikhael@gmail.com

L'Harmattan Mali
Immeuble Mgr Jean Marie Cissé
Aci Hamadallaye
BP 145 Bamako
syllaka@yahoo.fr

L'Harmattan Togo
Djidjole – Maison Amela
face EPP BATOME
02 BP 20680 Lomé
didieramela11@gmail.com

L'Harmattan Côte d'Ivoire
Résidence Karl – Cité des Arts
Abidjan-Cocody
03 BP 1588 Abidjan
harmattan.ivoire@gmail.com

L'Harmattan Bénin
Rue 604, (Immeuble à l'entrée
de la rue UCAO- Cite de Saint-Jean)
Cotonou
stepcorpus@gmail.com

Nos librairies en France

Librairie internationale
16, rue des Écoles
75005 Paris
librairie.internationale@harmattan.fr
01 40 46 79 11
www.librairieharmattan.com

Librairie des savoirs
21, rue des Écoles
75005 Paris
librairie.sh@harmattan.fr
01 46 34 13 71
www.librairieharmattansh.com

www.ingramcontent.com/pod-product-compliance
Lightning Source LLC
LaVergne TN
LVHW011154061026
849535LV00003B/727
* 9 7 8 2 3 3 6 5 7 0 7 4 7 *